Radiodiagnostische Übungen

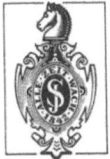

Pierre Bourjat

Radiologie der Hand

147 diagnostische Übungen für Studenten und praktische Radiologen

Mit 284 Abbildungen

Springer-Verlag
Berlin Heidelberg New York
London Paris Tokyo

Professor PIERRE BOURJAT
Hospices Civils de Strasbourg
Centre Hospitalier Régional
1, Place de l'Hôpital
F-67091 Strasbourg

Übersetzt aus dem Französischen von
ELEONORE BROMHORST und Dr. ELISABETH HAUENSTEIN

CIP-Kurztitelaufnahme der Deutschen Bibliothek
Bourjat, Pierre: Radiologie der Hand : 147 diagnost. Übungen für Studenten u. prakt. Radiologen / Pierre Bourjat – Berlin ; Heidelberg ; New York ; London ; Paris ; Tokyo : Springer, 1987.
(Radiodiagnostische Übungen) Engl. Ausg. u.d.T.: Bourjat, Pierre: Radiology of the hand. – Franz. Ausg. u.d.T.: Bourjat, Pierre: La main

ISBN-13: 978-3-540-16538-5   e-ISBN-13: 978-3-642-71191-6
DOI: 10.1007/978-3-642-71191-6

[Übers. aus d. Franz. von Eleonore Bromhorst u. Elisabeth Hauenstein].
Das Werk ist urheberrechtlich geschützt. Die dadurch begründeten Rechte, insbesondere die der Übersetzung, des Nachdruckes, der Entnahme von Abbildungen, der Funksendung, der Wiedergabe auf photomechanischem oder ähnlichem Wege und der Speicherung in Datenverarbeitungsanlagen bleiben, auch bei nur auszugsweiser Verwertung, vorbehalten. Die Vergütungsansprüche des § 54, Abs. 2 UrhG werden durch die „Verwertungsgesellschaft Wort", München, wahrgenommen.

© Springer-Verlag Berlin Heidelberg 1987

Die Wiedergabe von Gebrauchsnamen, Handelsnamen, Warenbezeichnungen usw. in diesem Werk berechtigt auch ohne besondere Kennzeichnung nicht zu der Annahme, daß solche Namen im Sinne der Warenzeichen- und Markenschutz-Gesetzgebung als frei zu betrachten wären und daher von jedermann benutzt werden dürften.

Produkthaftung: Für Angaben über Dosierungsanweisungen und Applikationsformen kann vom Verlag keine Gewähr übernommen werden. Derartige Angaben müssen vom jeweiligen Anwender im Einzelfall anhand anderer Literaturstellen auf ihre Richtigkeit überprüft werden.

2127/3130-543210

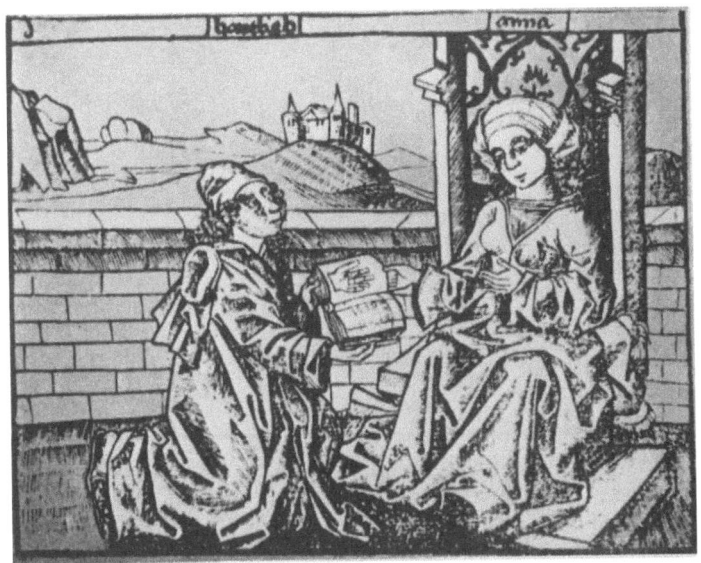

Johannes Hartlieb, Arzt in Wien, widmet sein „Buch von der Hand" im Jahre 1448 der Herzogin Anna von Bayern.

Vorwort

Die „Radiologie der Hand" wird die von A. WACKENHEIM herausgegebene Reihe „Radiodiagnostische Übungen" fortsetzen.

Schon immer versuchten die Menschen, die verschiedenen Formen und Linien der Hand zu deuten, um den Charakter eines Menschen und seinen Lebenslauf zu erkennen. Der Symbolismus der Hand spielte eine wichtige Rolle im Kulturleben der Alten Welt. Daher ist es nicht verwunderlich, daß sich das erste Buch über die Hand von Johannes Hartlieb mit der Chiromancie befaßte und daß es seit der zweiten Hälfte des 15. Jahrhunderts bereits in vier Auflagen vorlag.

Als 1895 Wilhelm Röntgen die Hand seiner Frau auf eine photographische, mit schwarzem Papier umhüllte Platte legte und anschließend in die neuentdeckte Strahlung hielt, war die Radiologie geboren. Nur 2 bis 4% aller radiologischen Untersuchungen entfallen heute auf die Hand. Dieser Band soll dem Leser zeigen, wie überraschend vielfältig und verschieden die Pathologie der Hand ist.

Besonderen Dank möchte ich meinen Freunden Y. DIRHEIMER (Rheumatologe), J. C. DOSCH (Traumatologe) und G. FOUCHER (Handchirurg) für das freundlicherweise zur Verfügung gestellte Bildmaterial aussprechen.

P. BOURJAT

Inhaltsverzeichnis

1. Teil: Röntgenbilder 1

2. Teil: Text und Schemata 117

Sachverzeichnis 203

1. Teil
Röntgenbilder

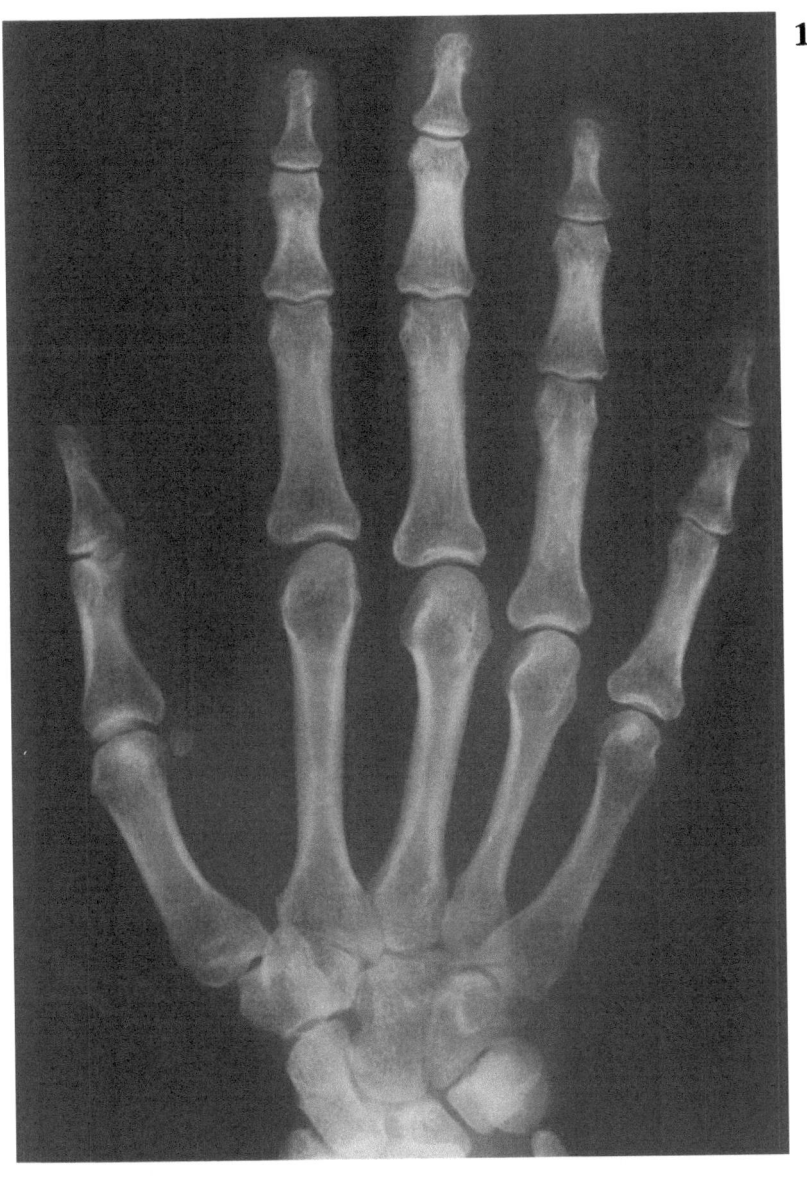

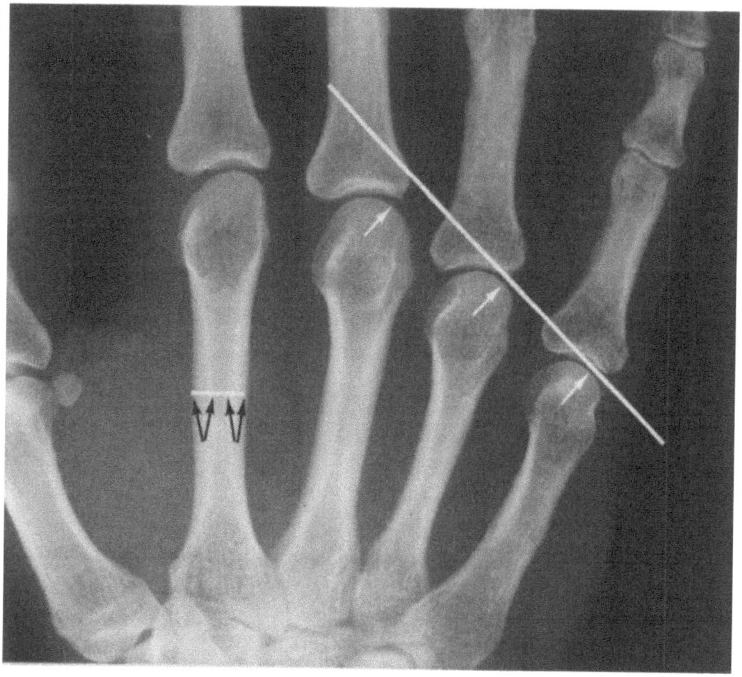

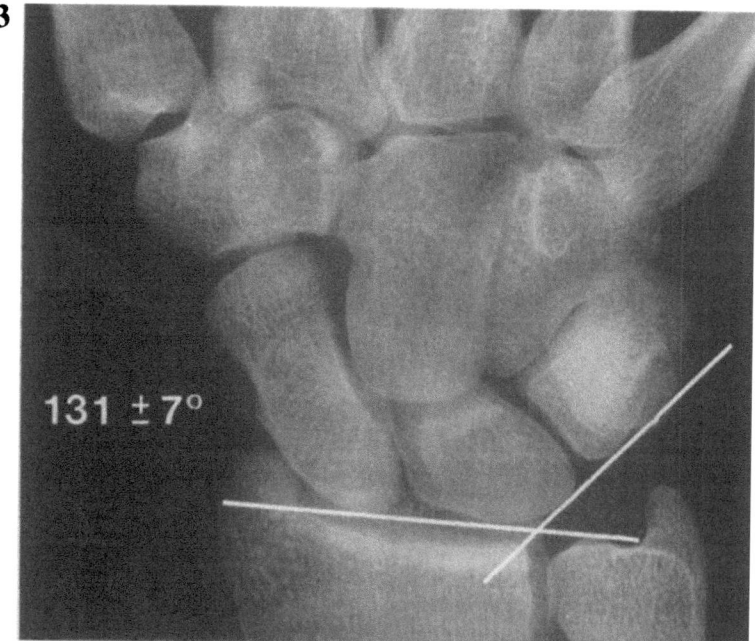

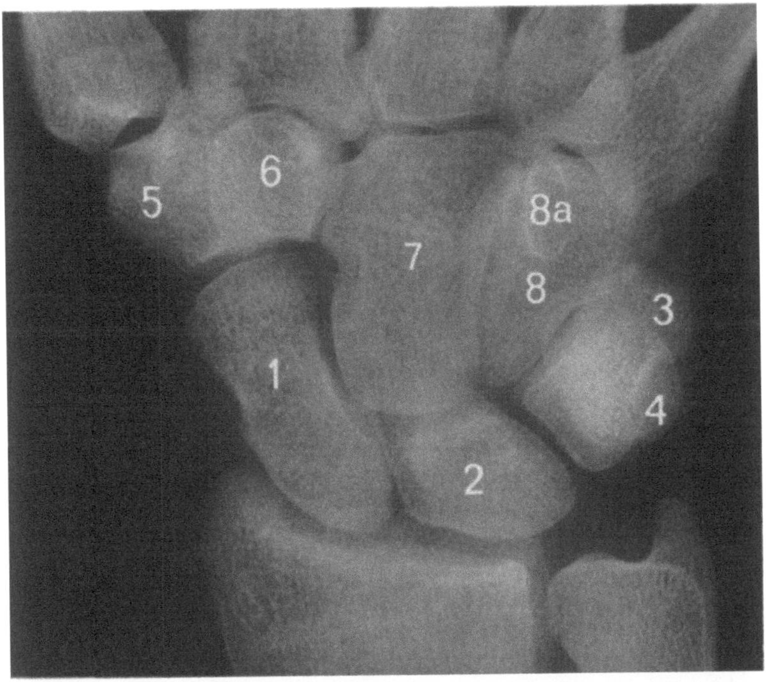

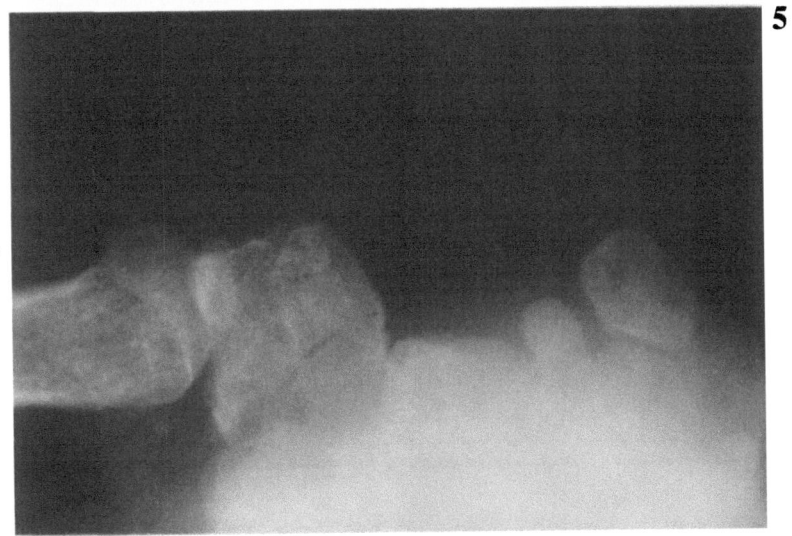

6

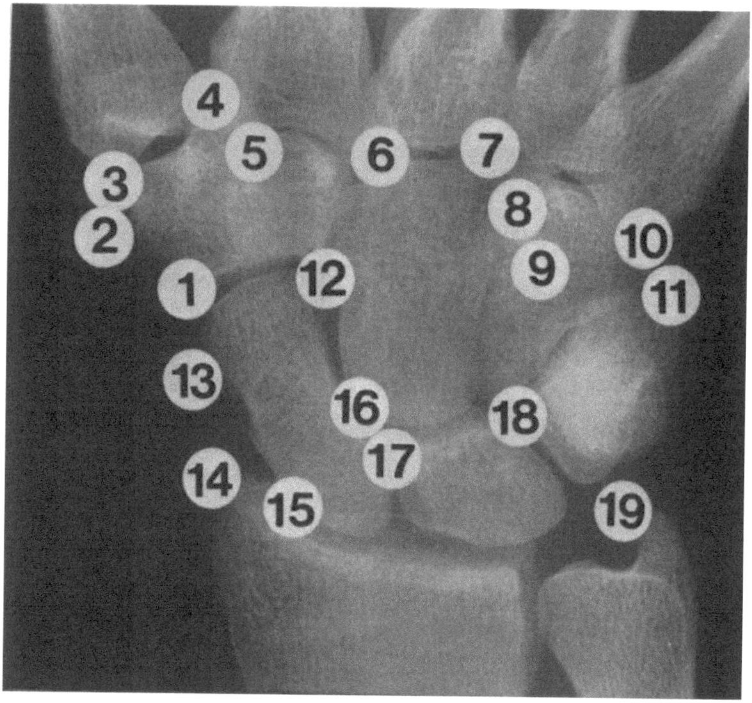

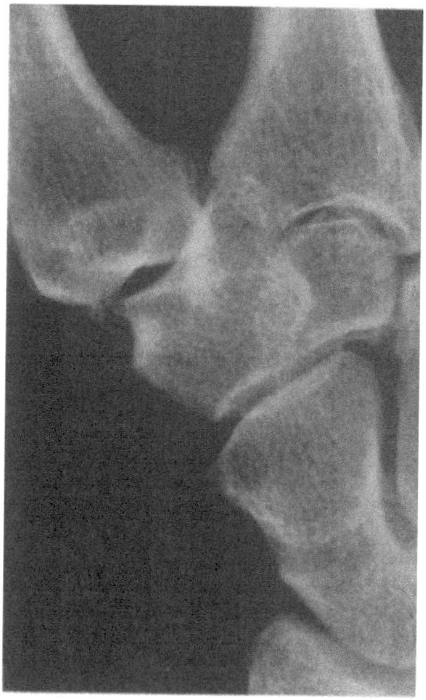

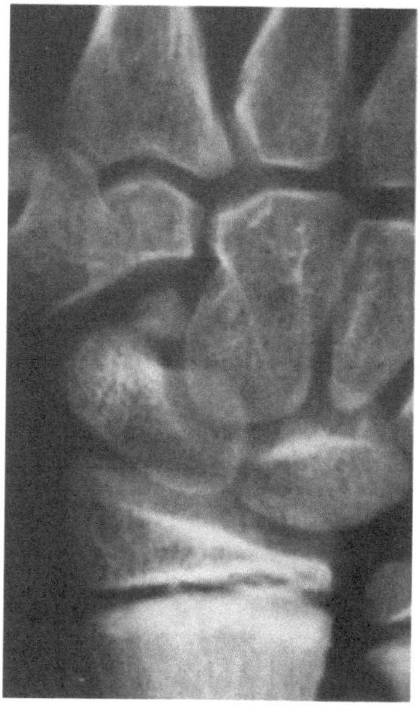

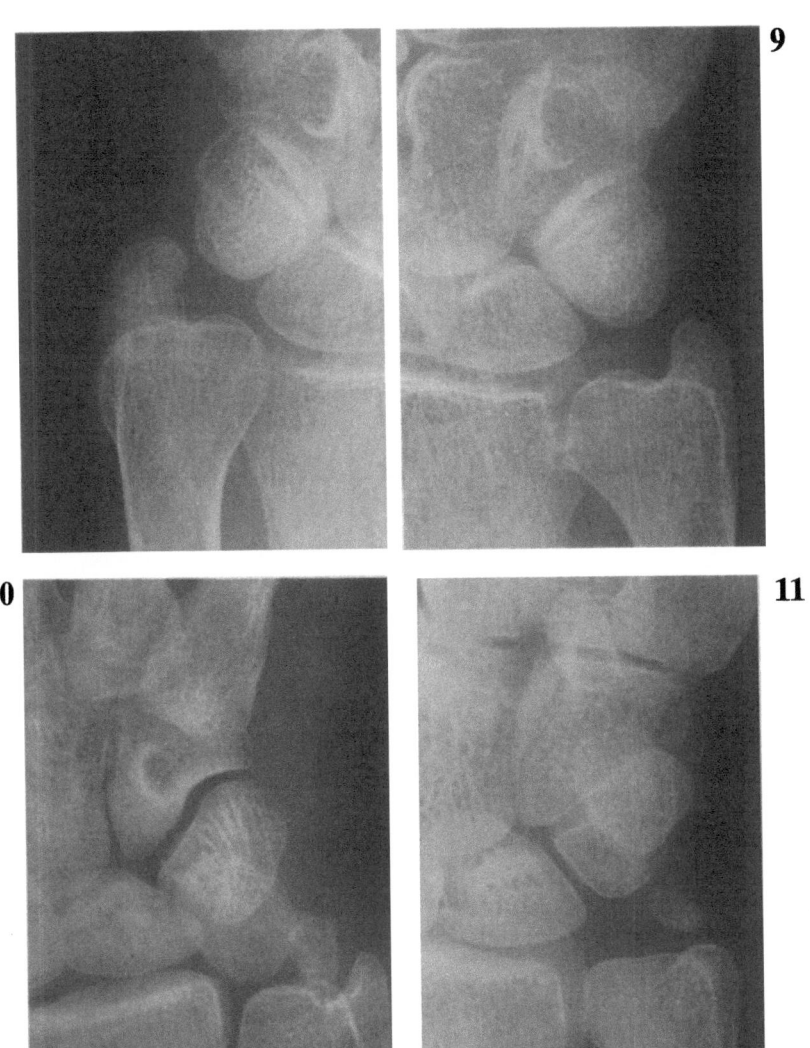

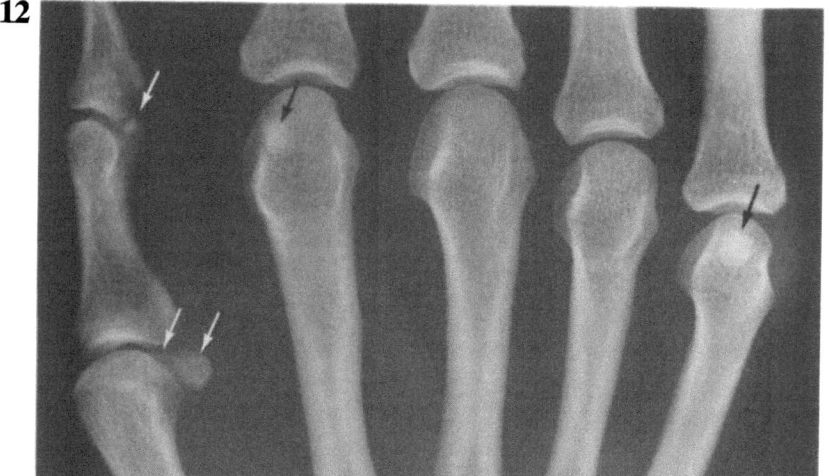

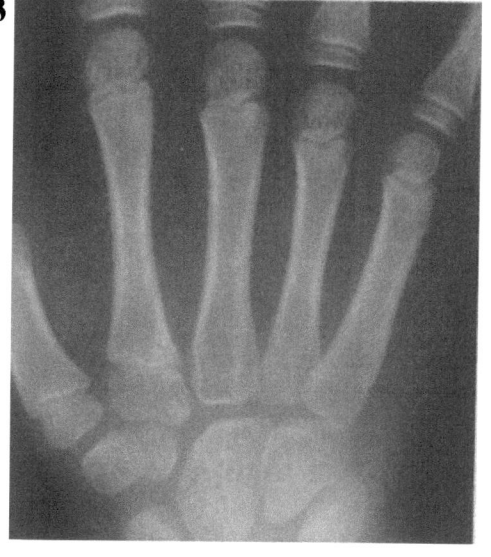

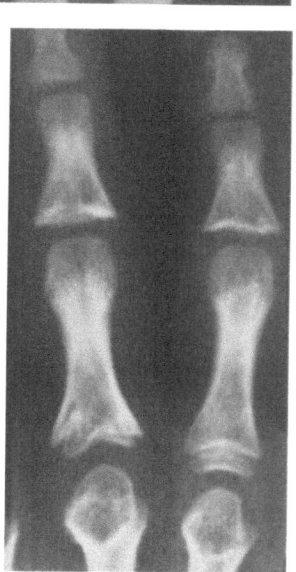

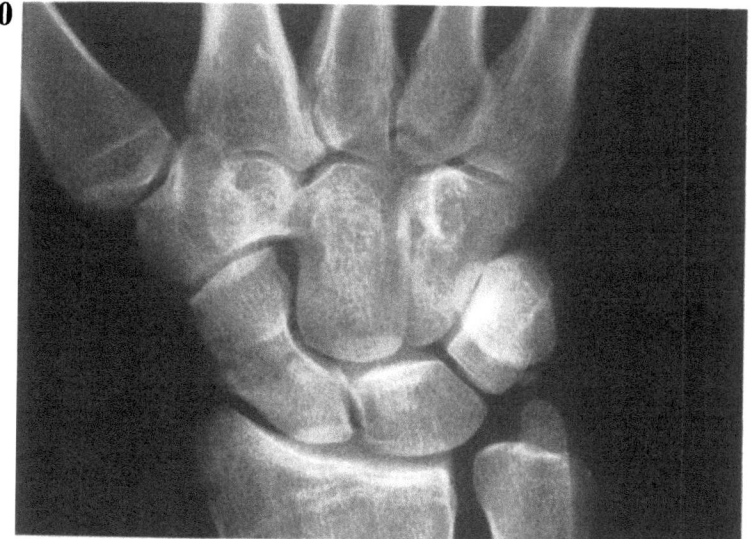

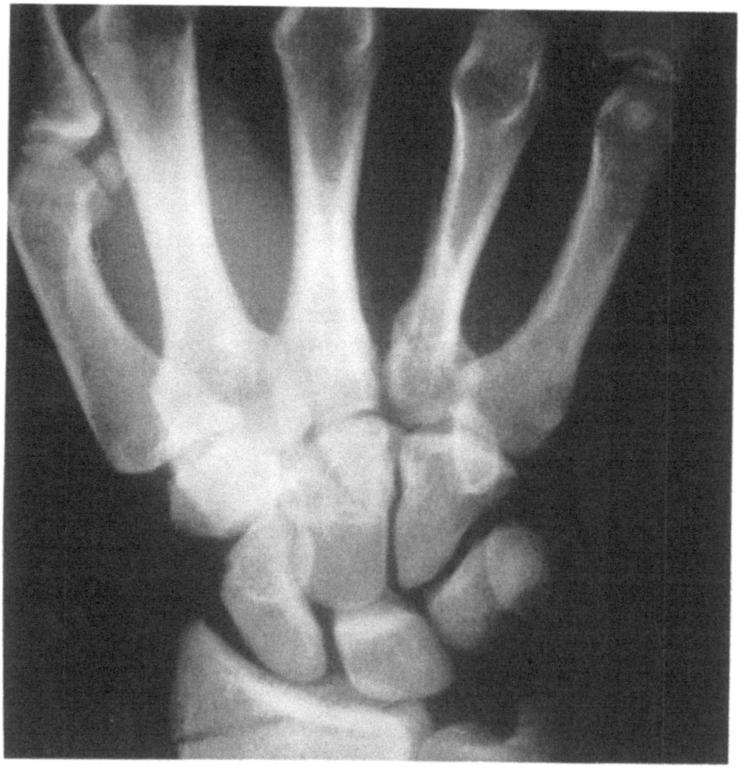

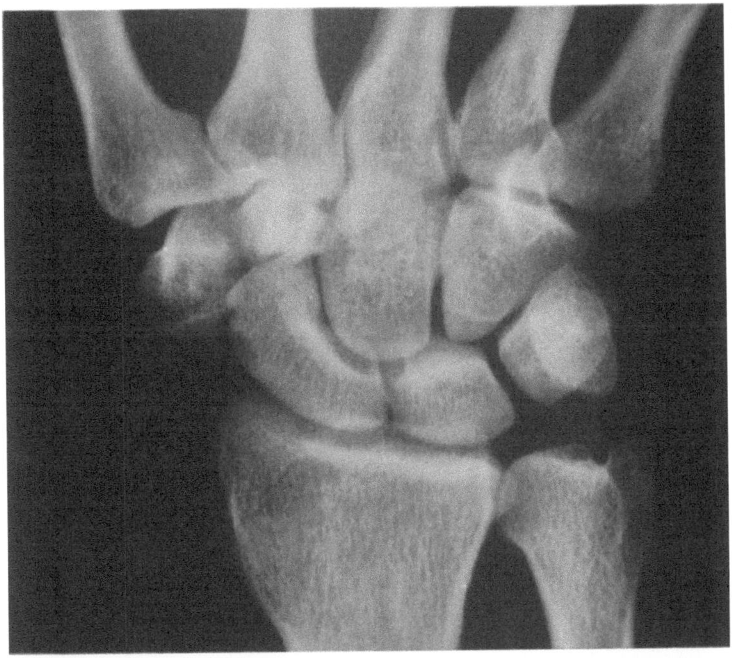

22

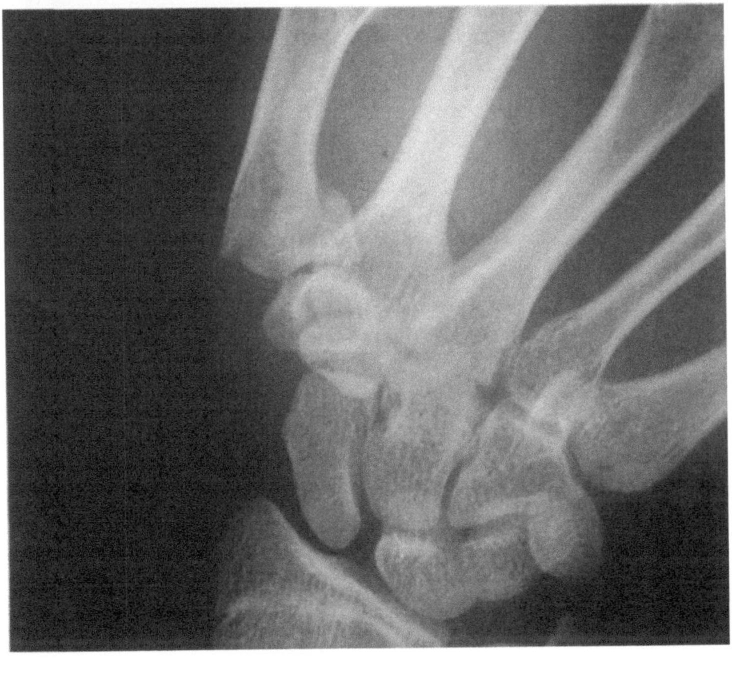

23

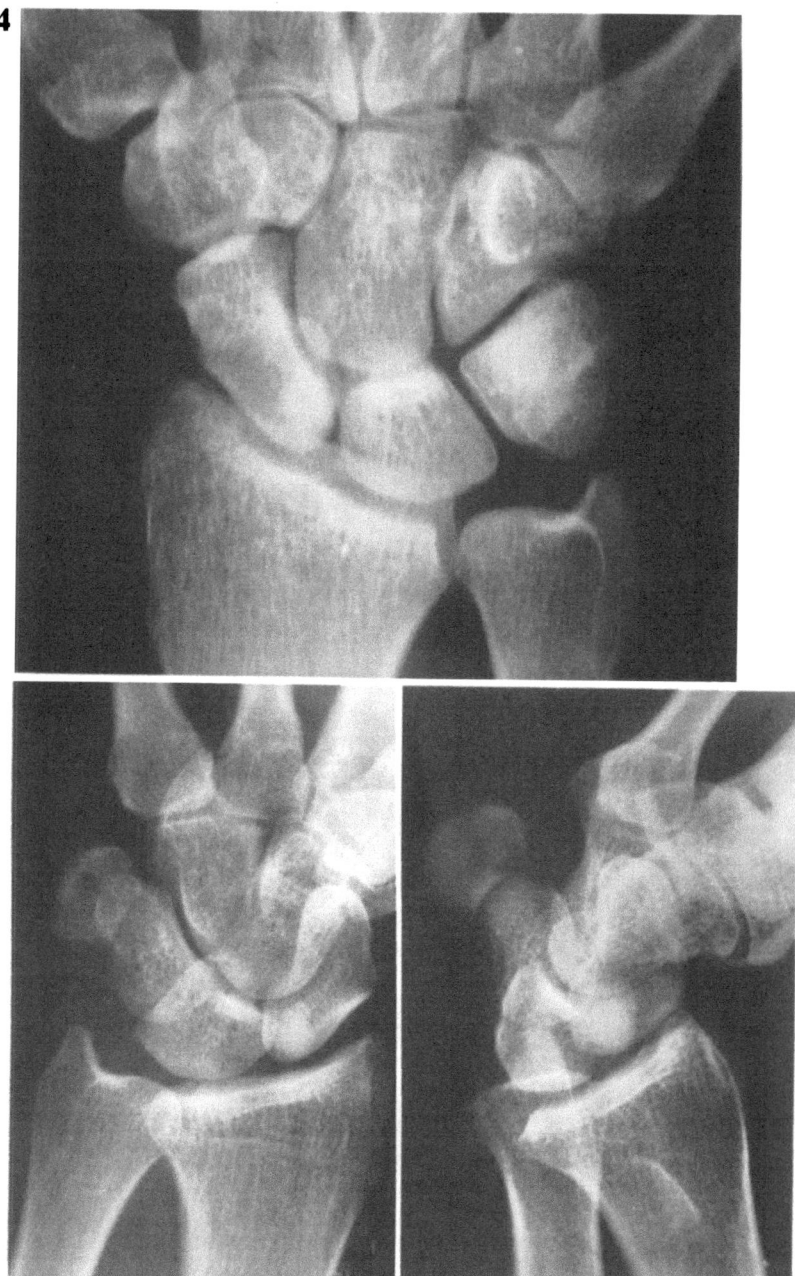

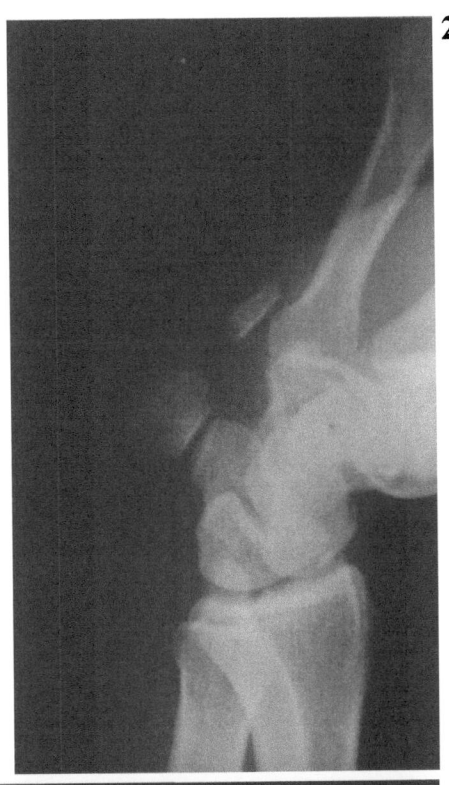
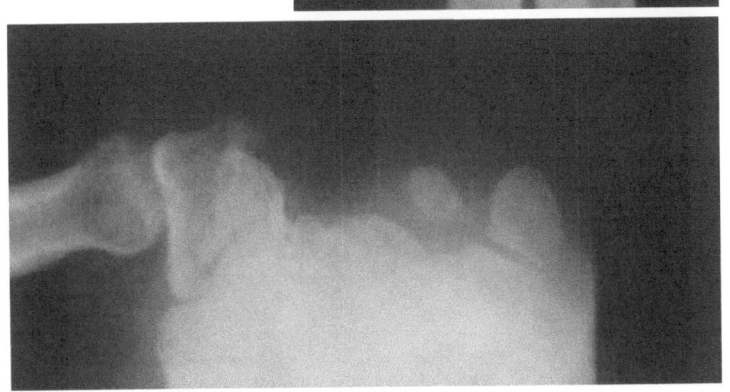

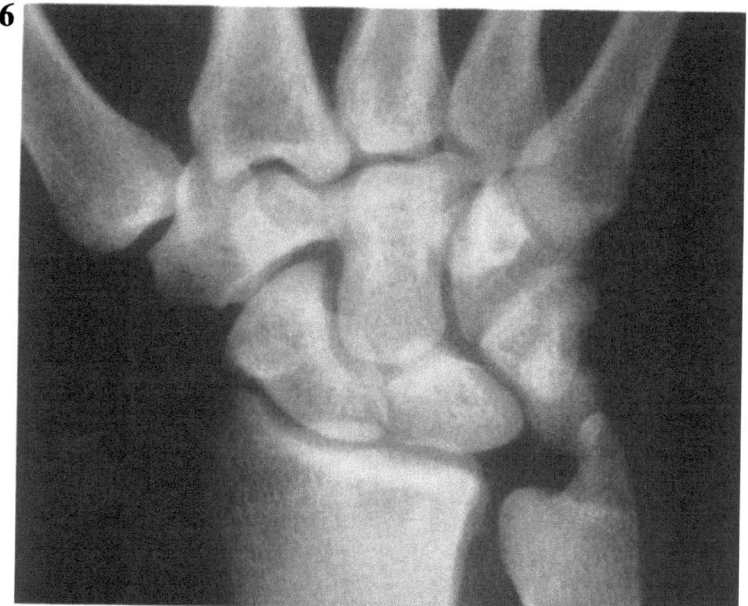
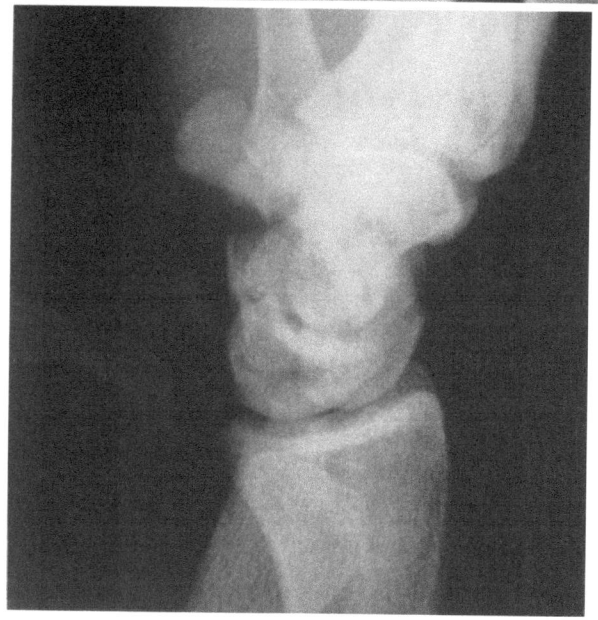

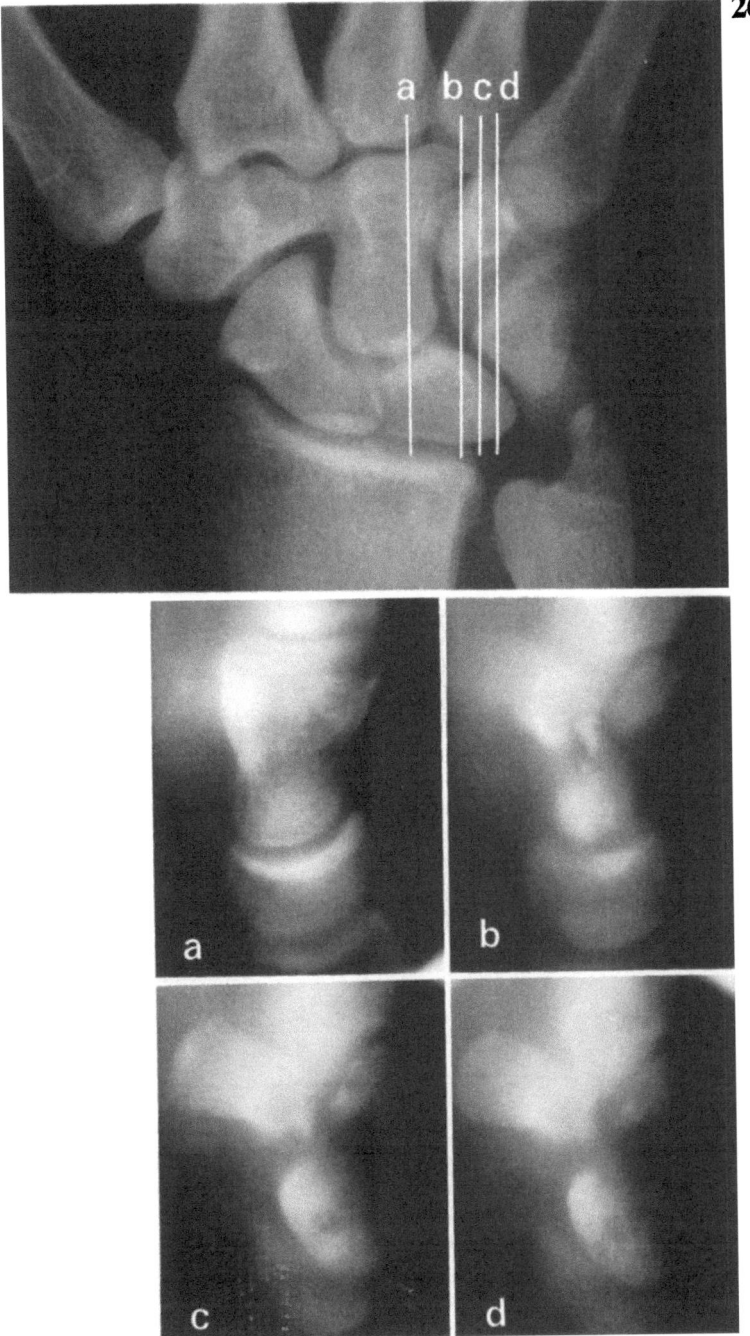

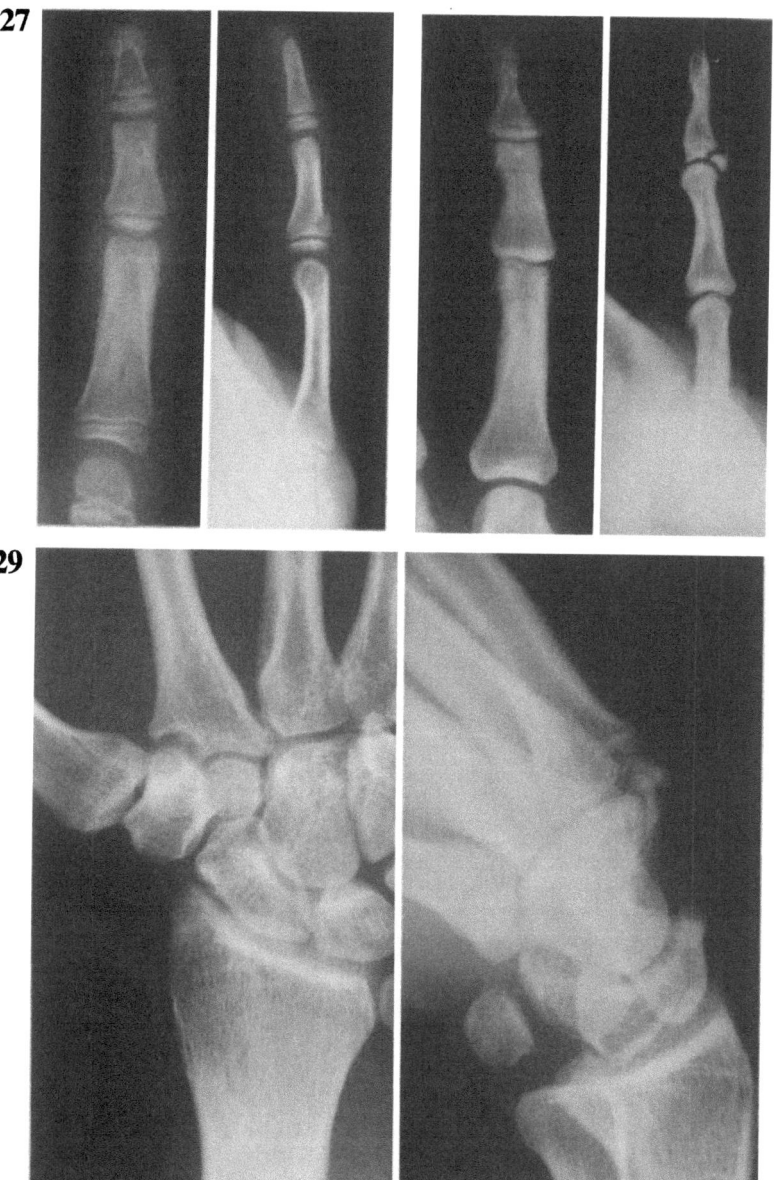

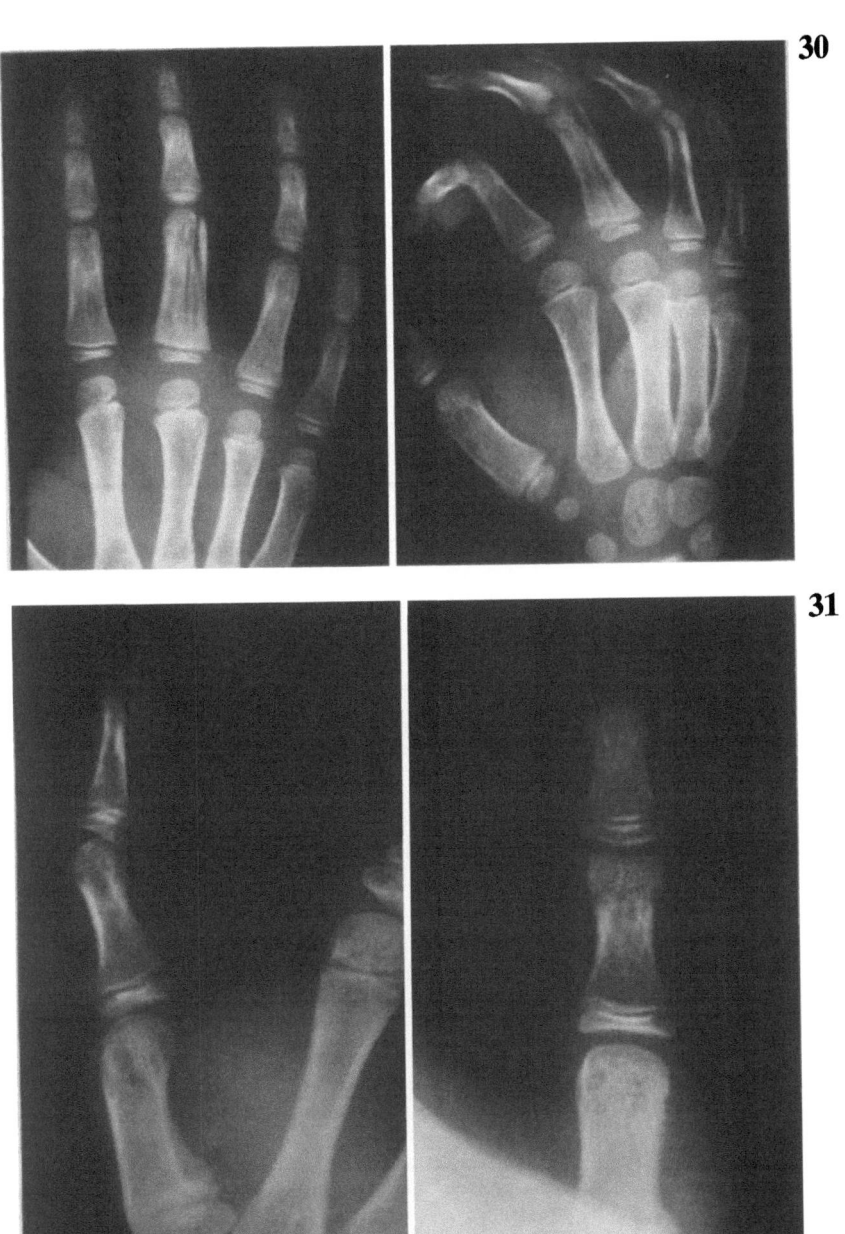

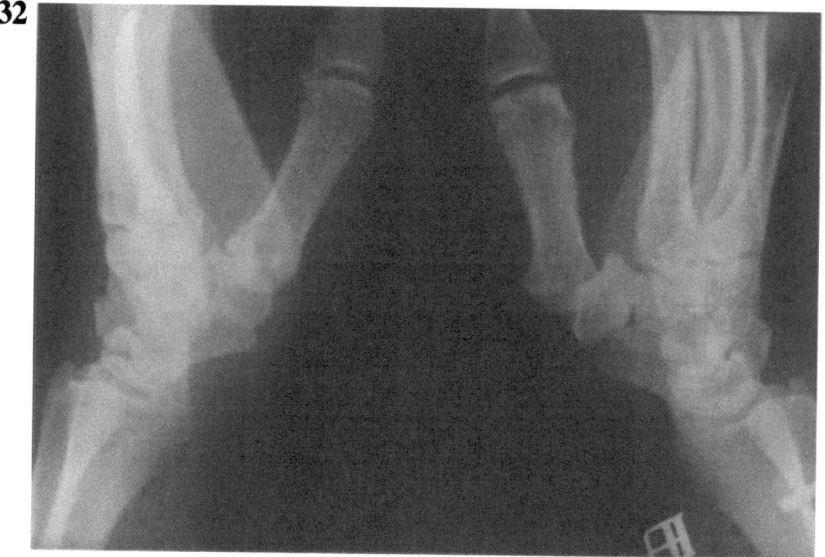

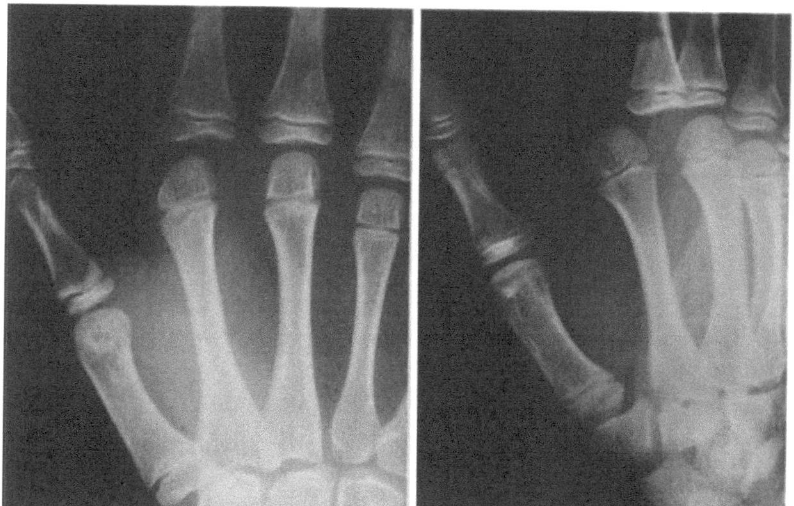

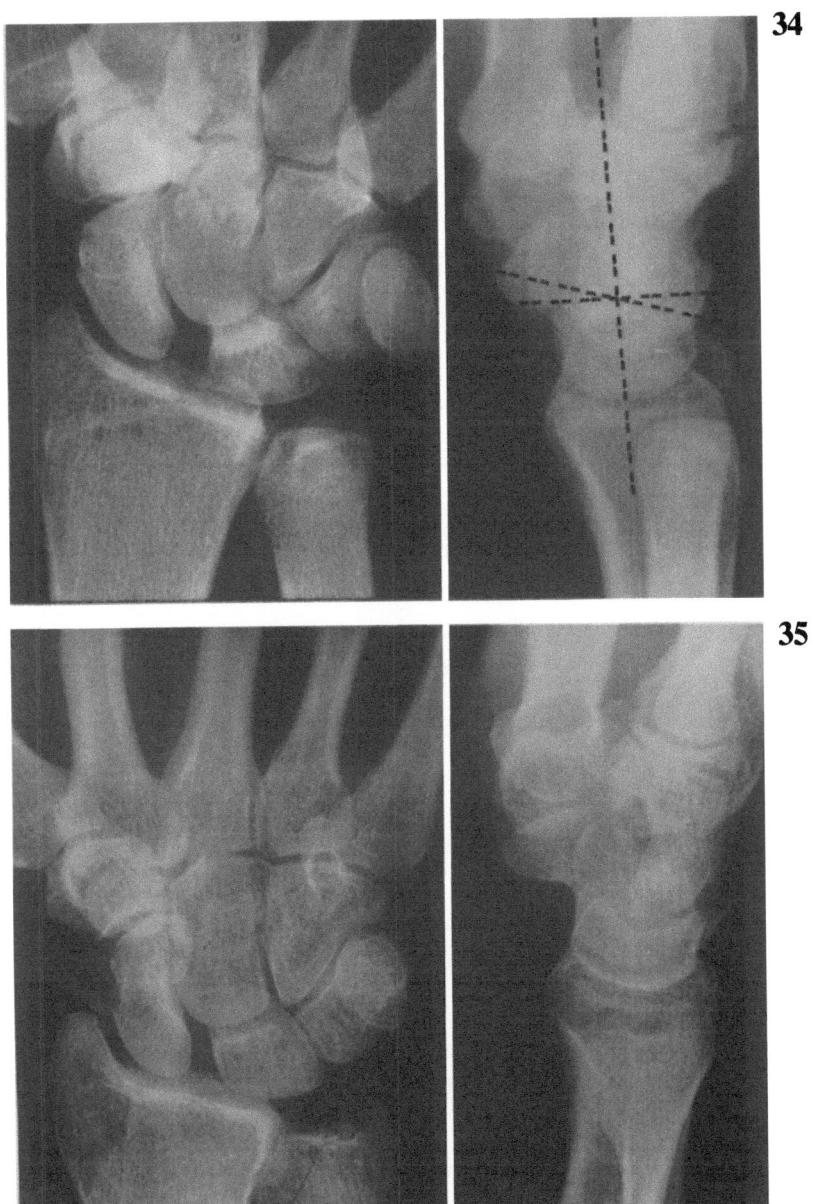

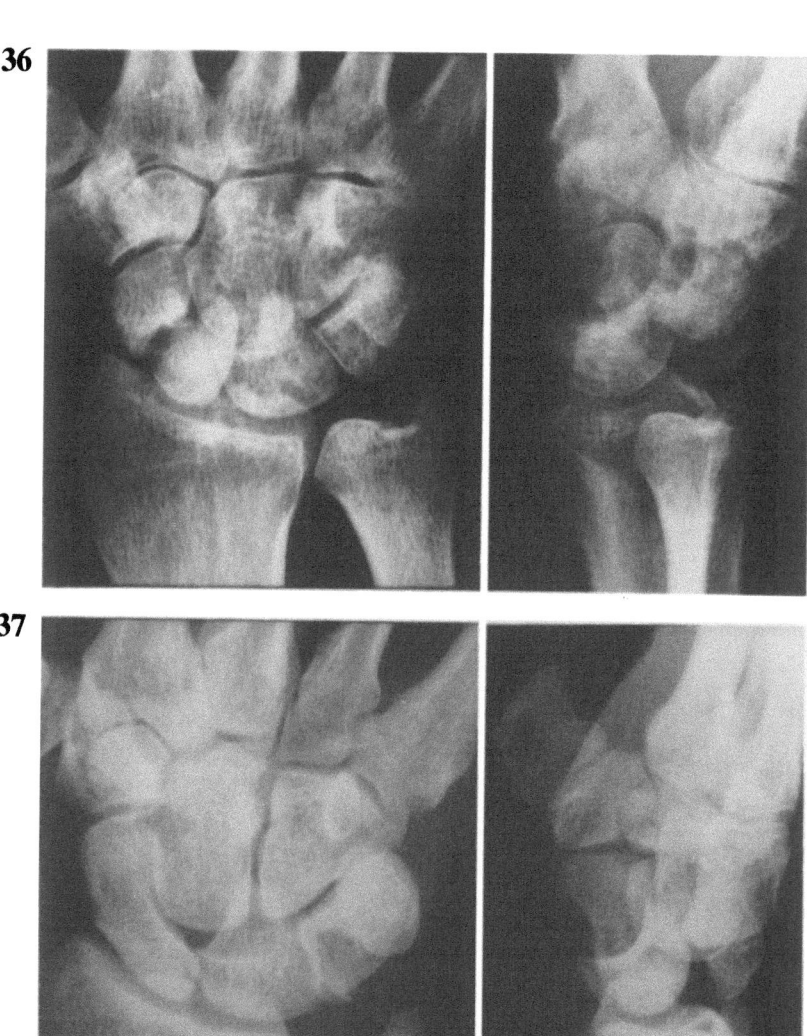

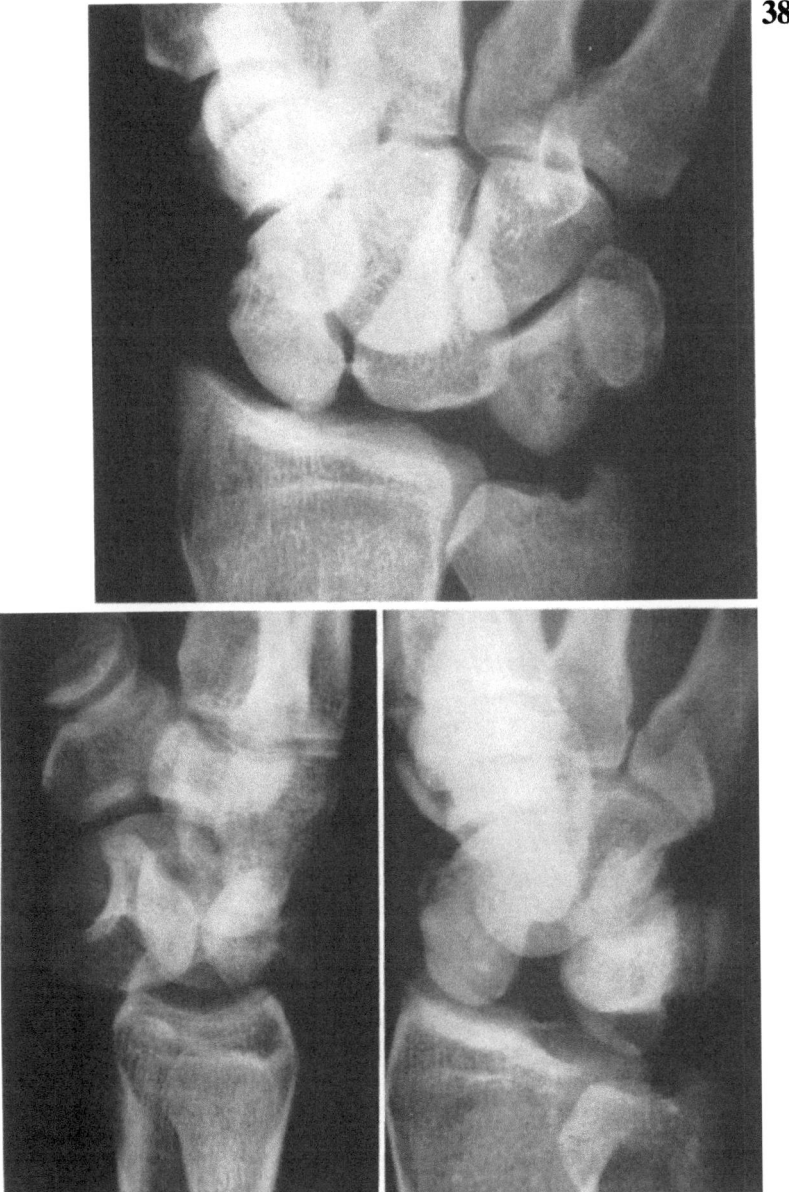

39

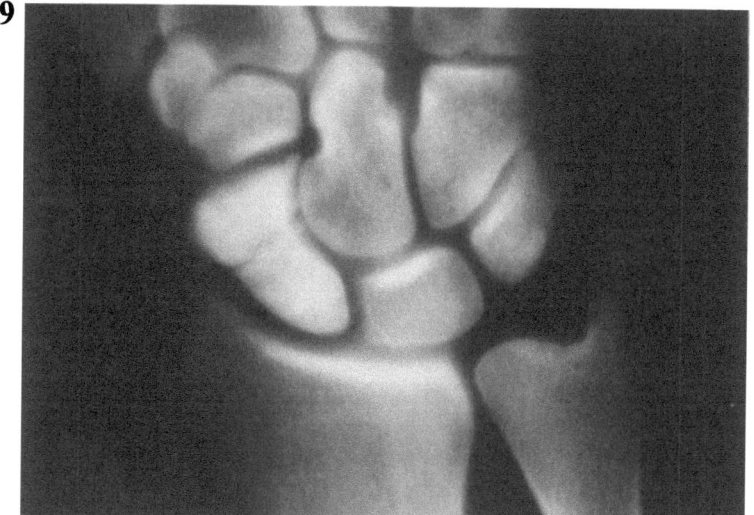

40

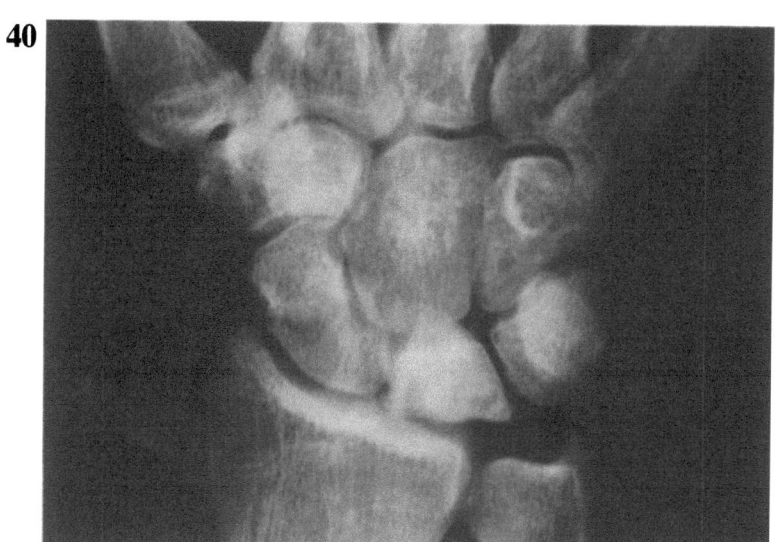

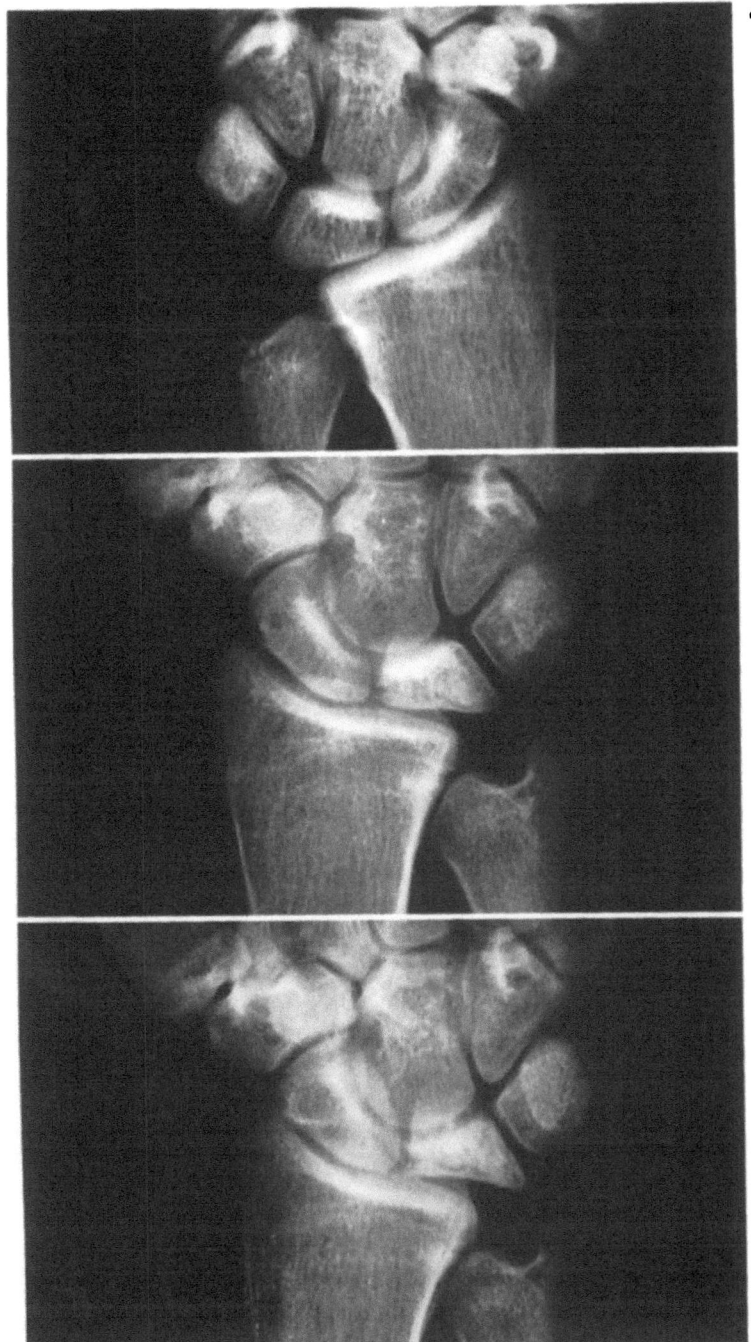

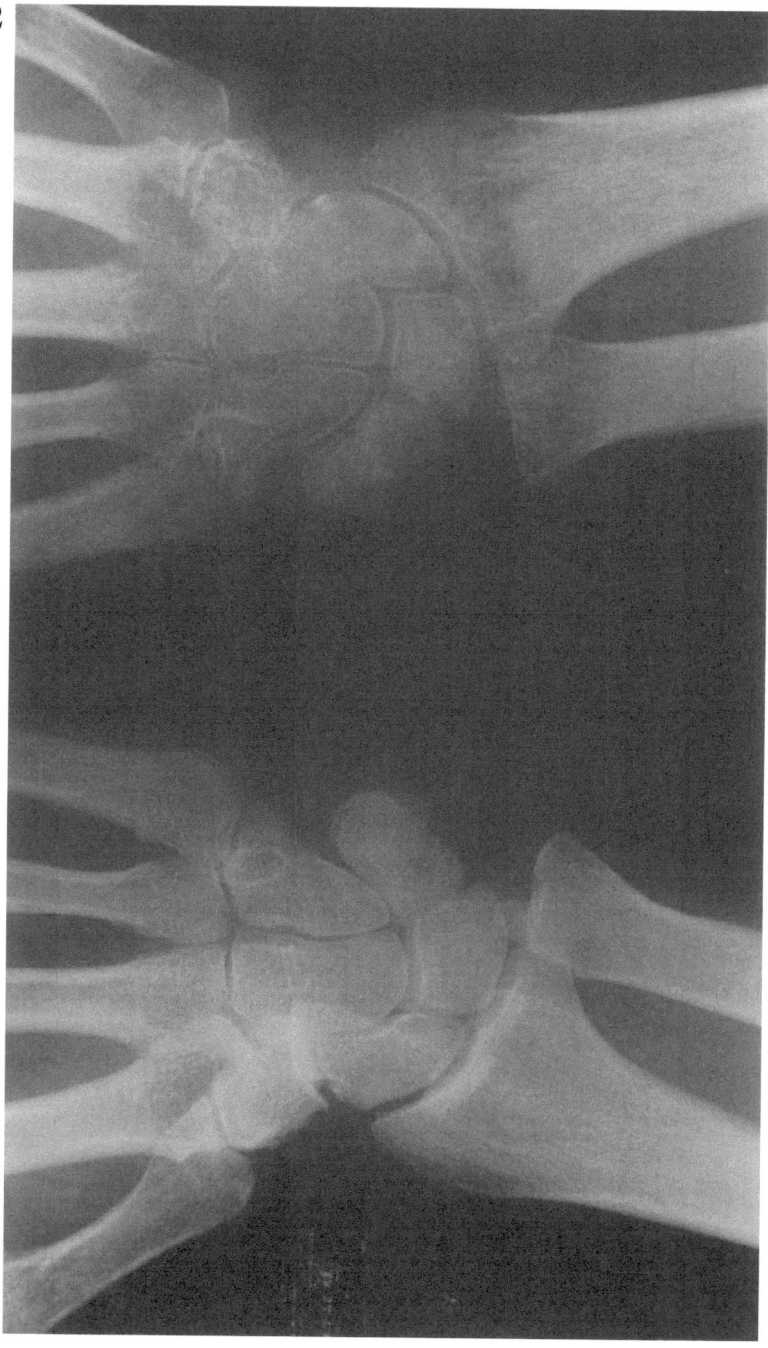

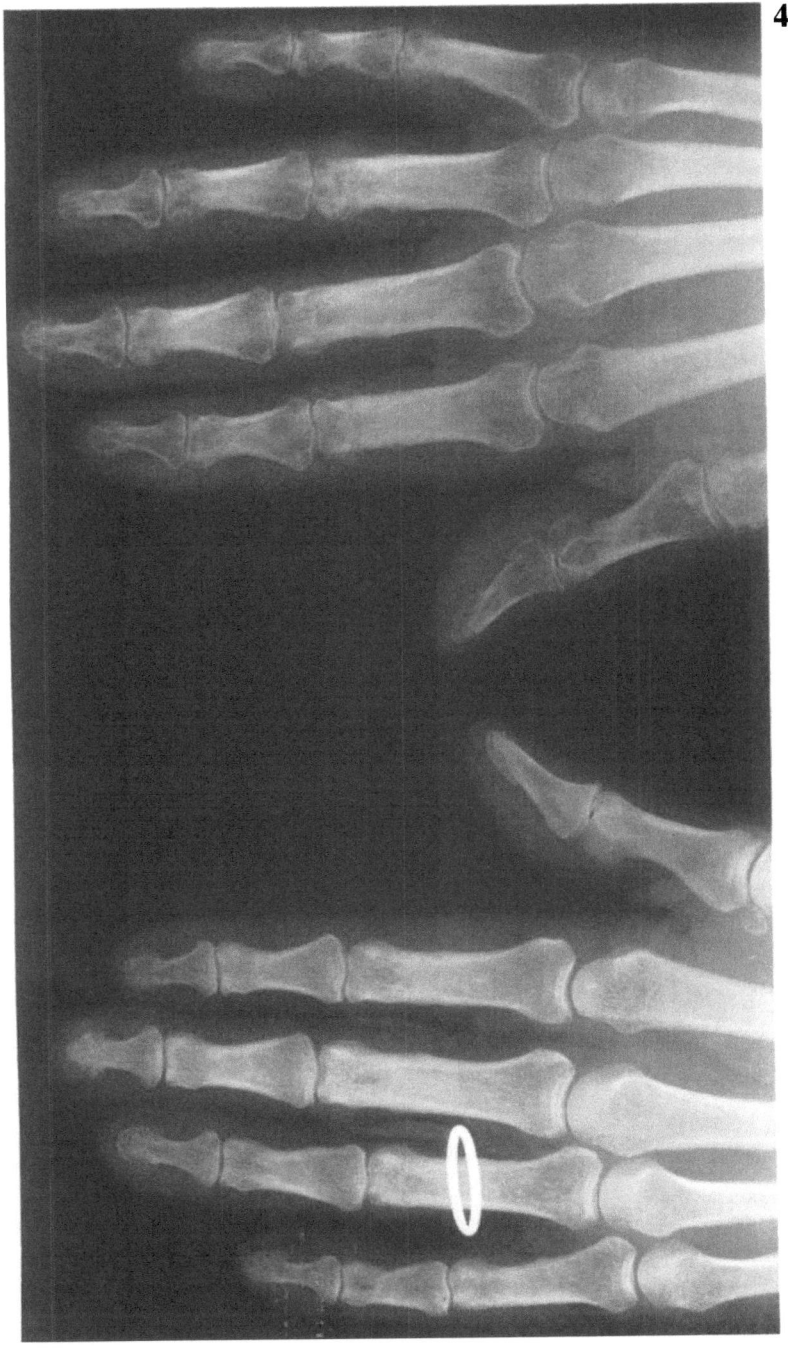

43

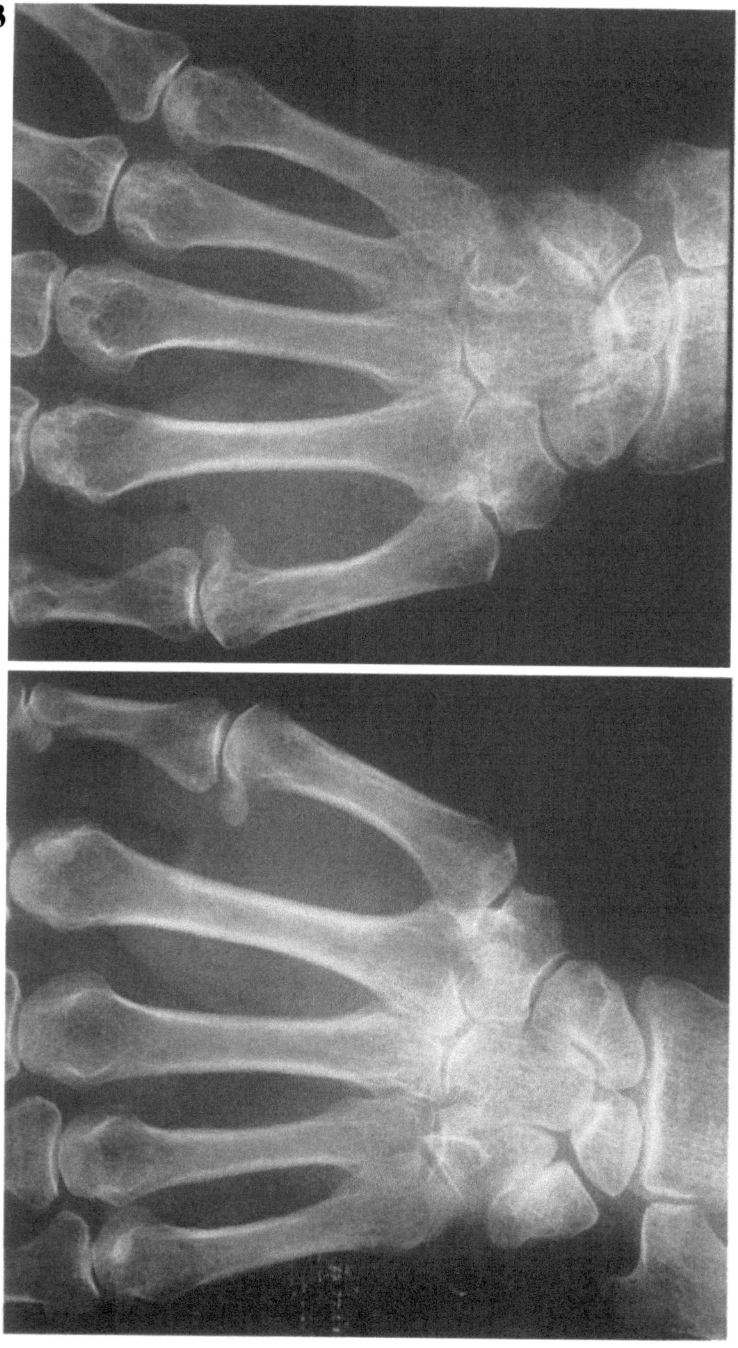

44

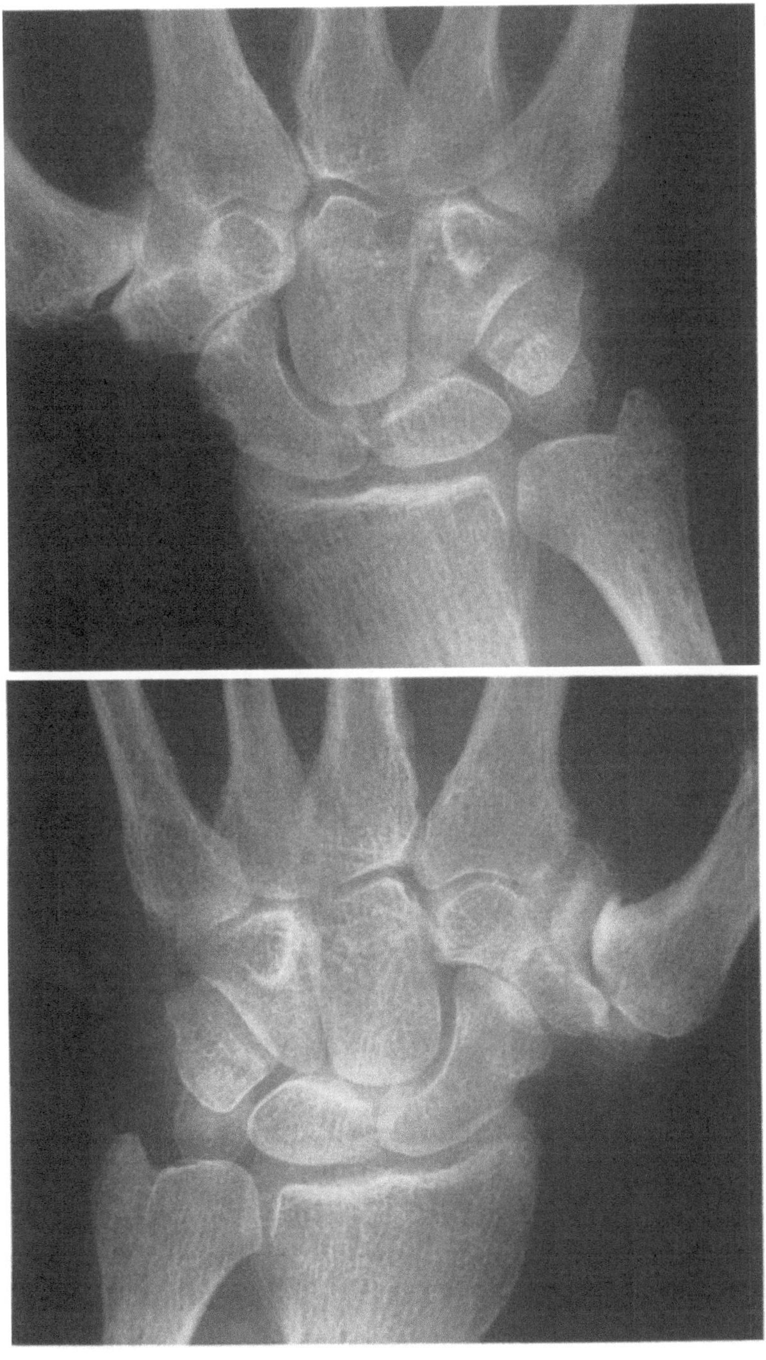

45

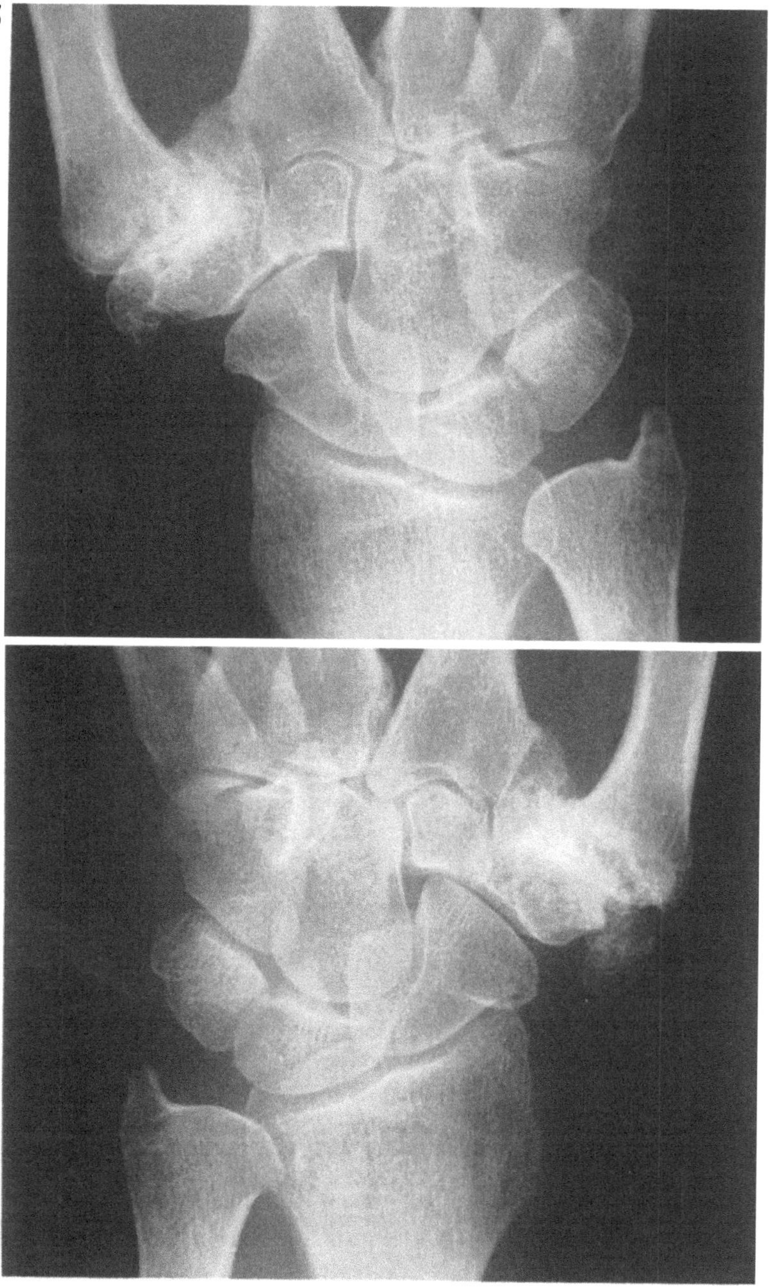

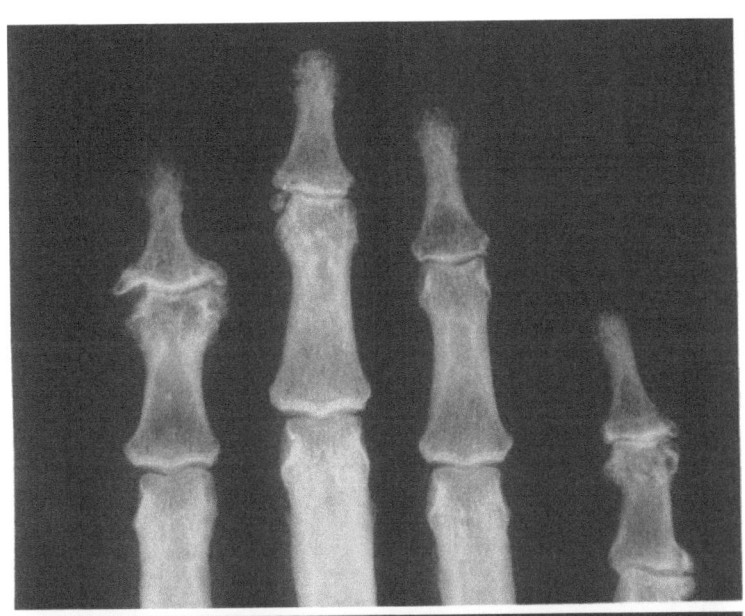

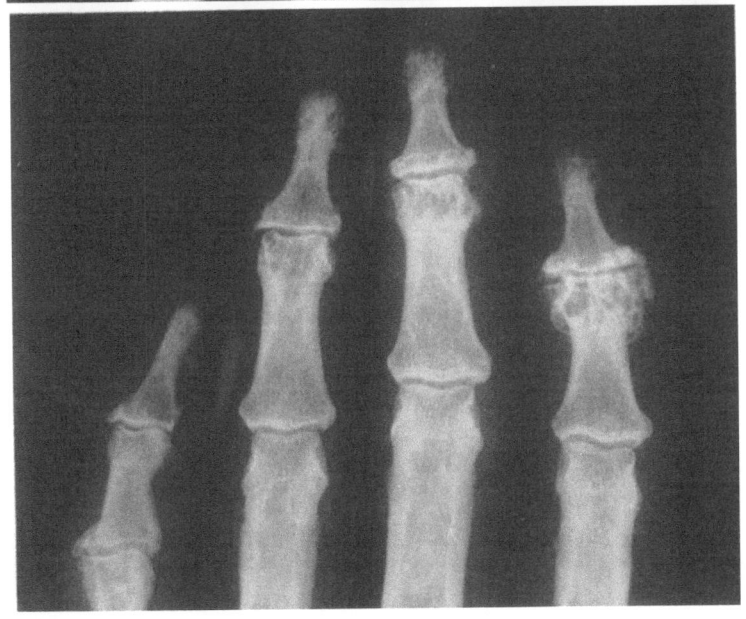

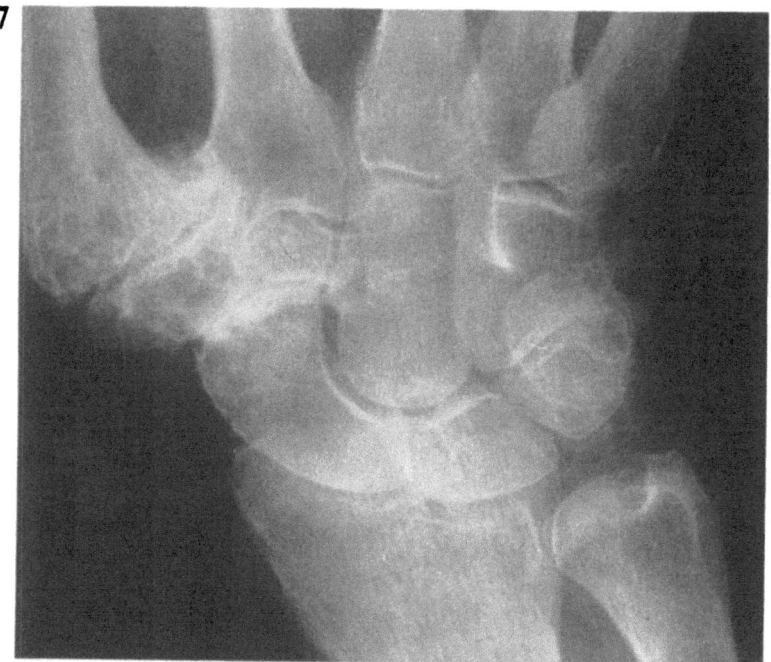

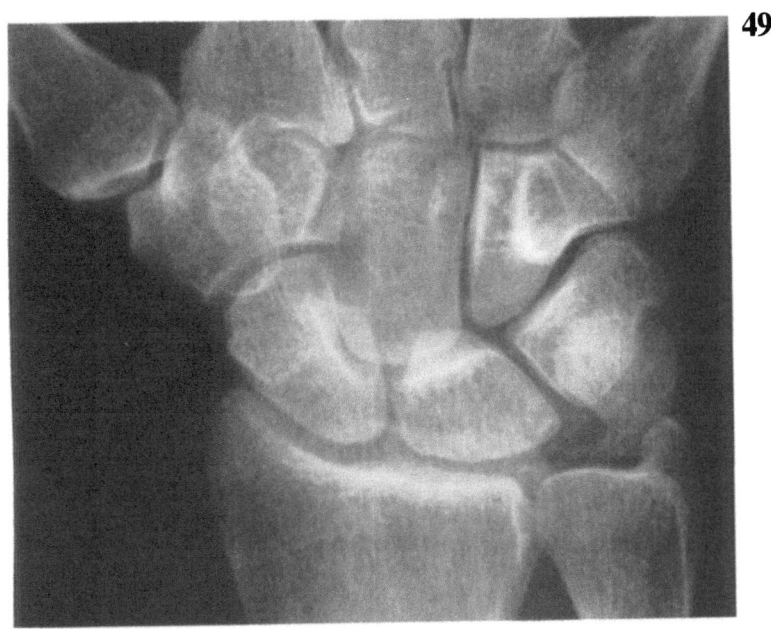

49

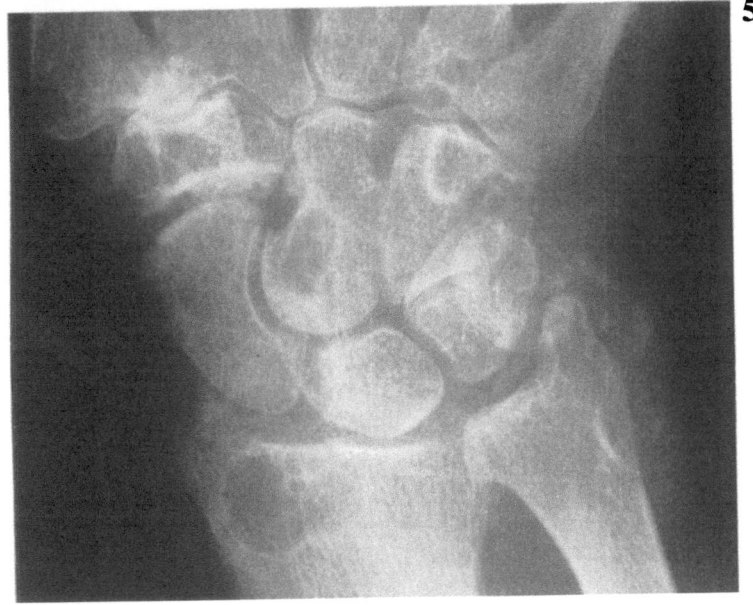

50

51

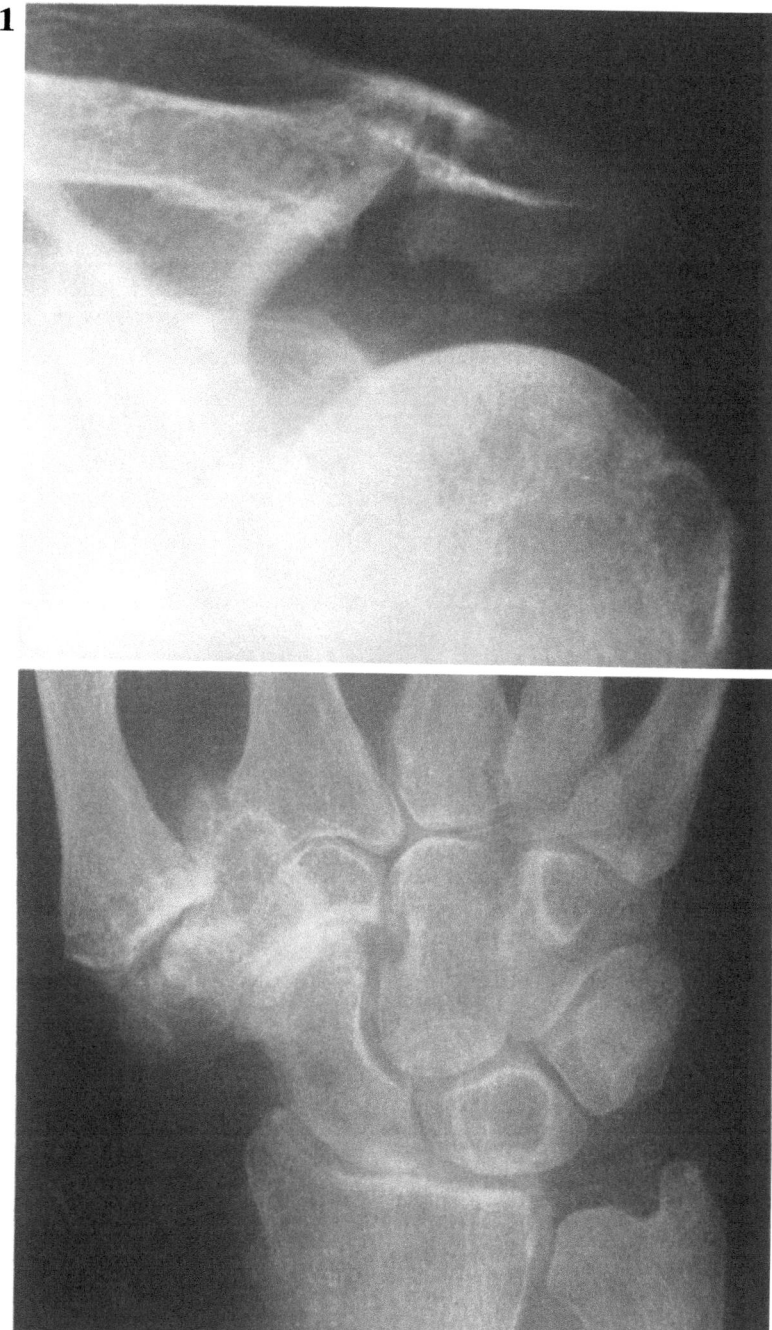

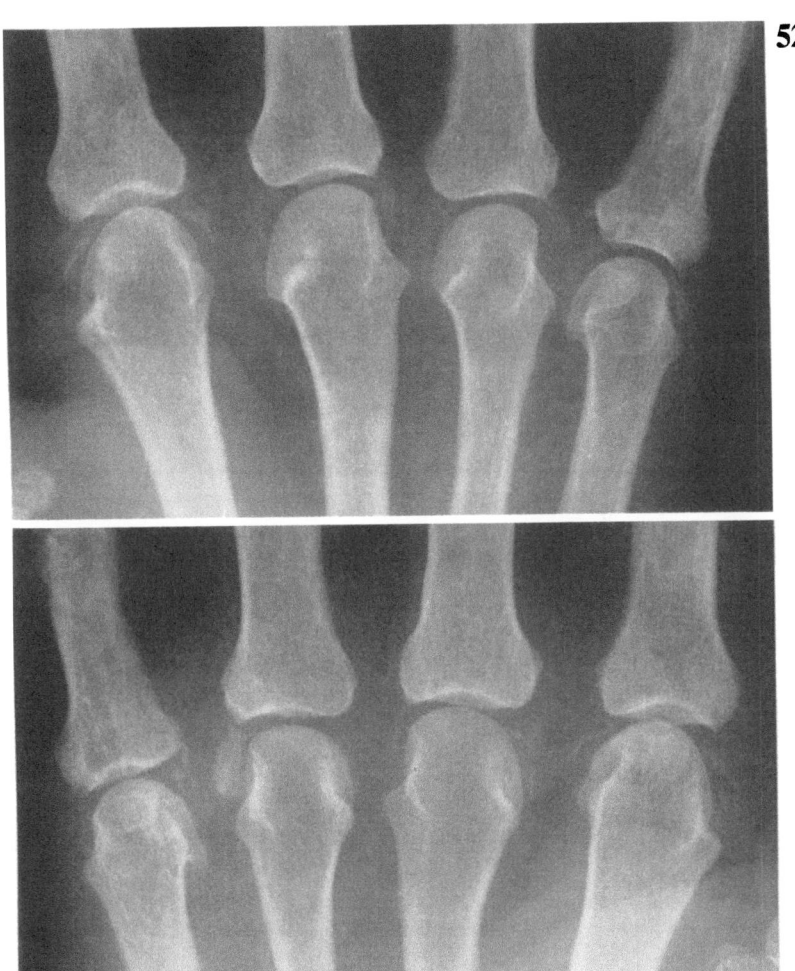

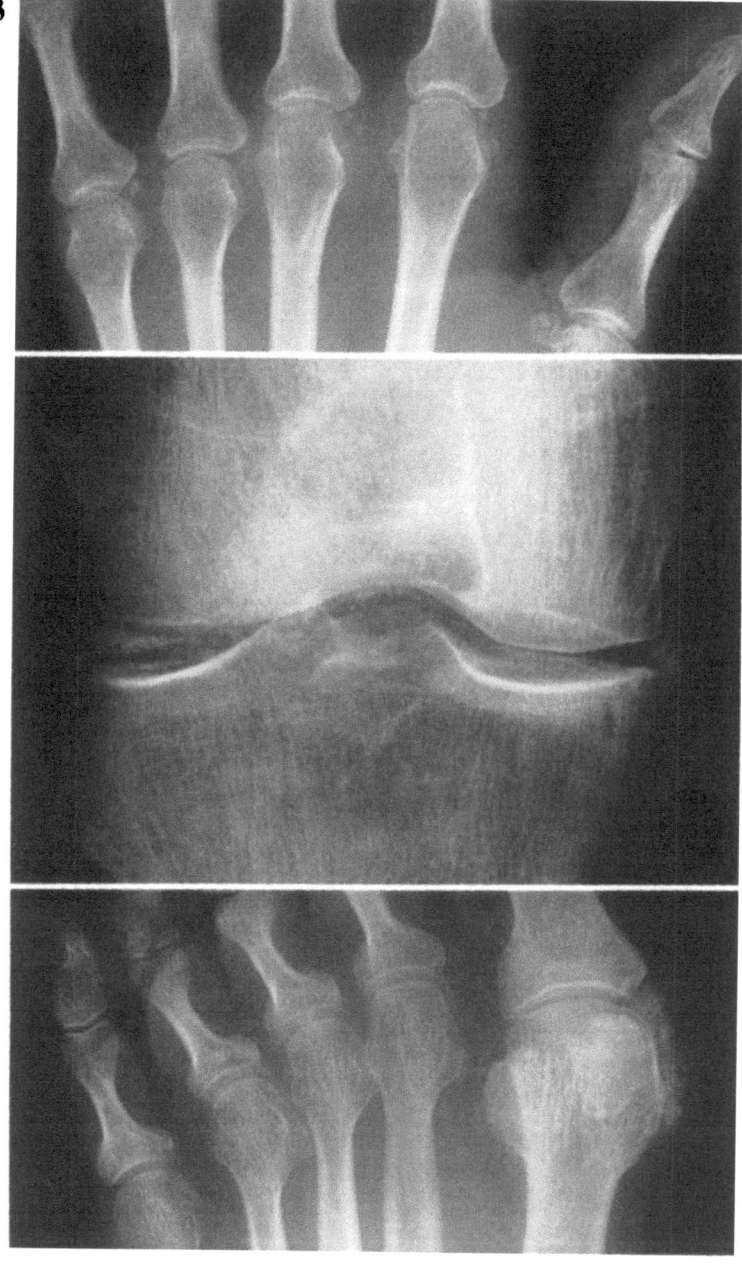

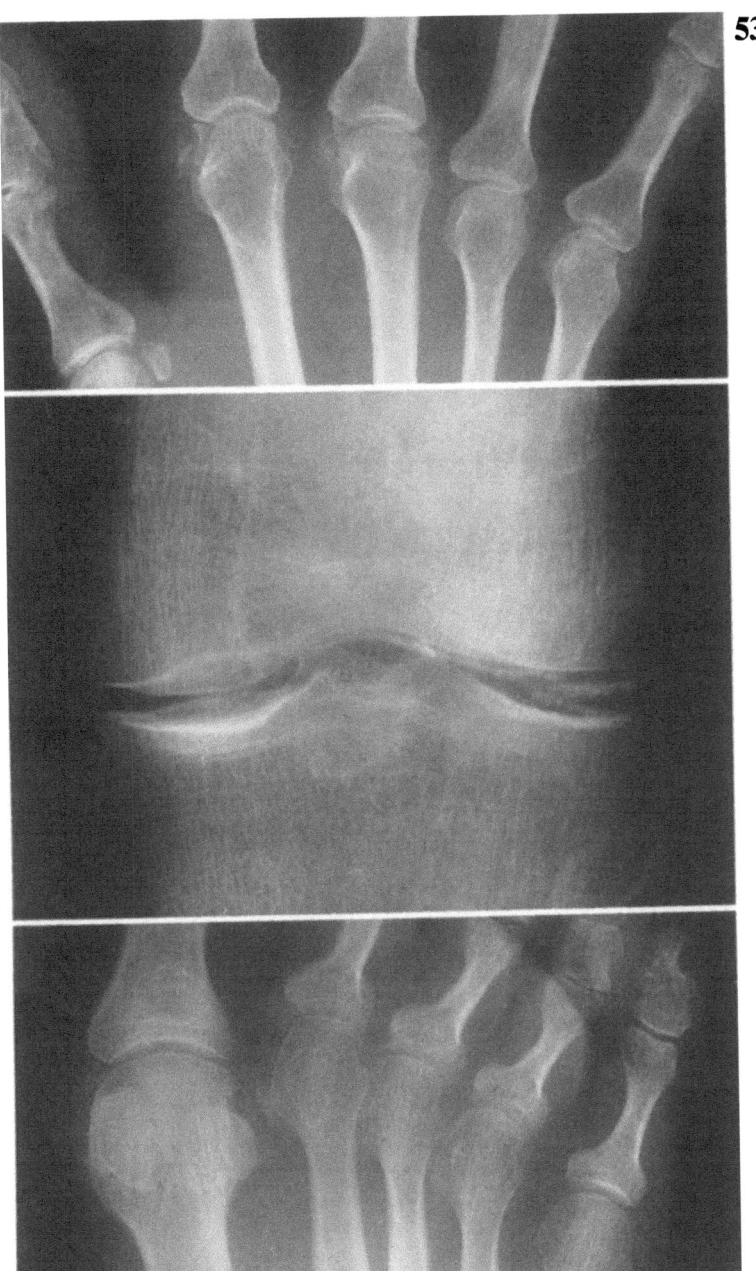

54

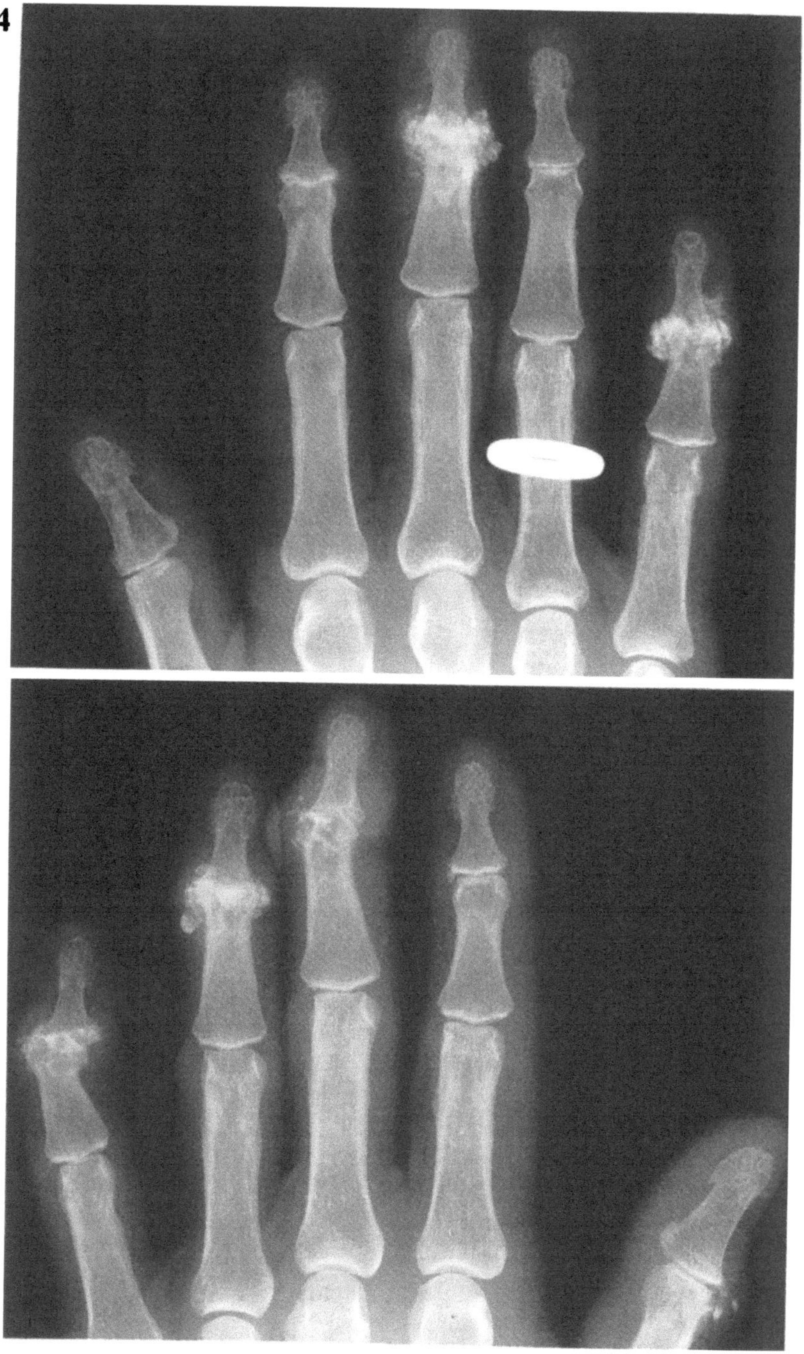

55

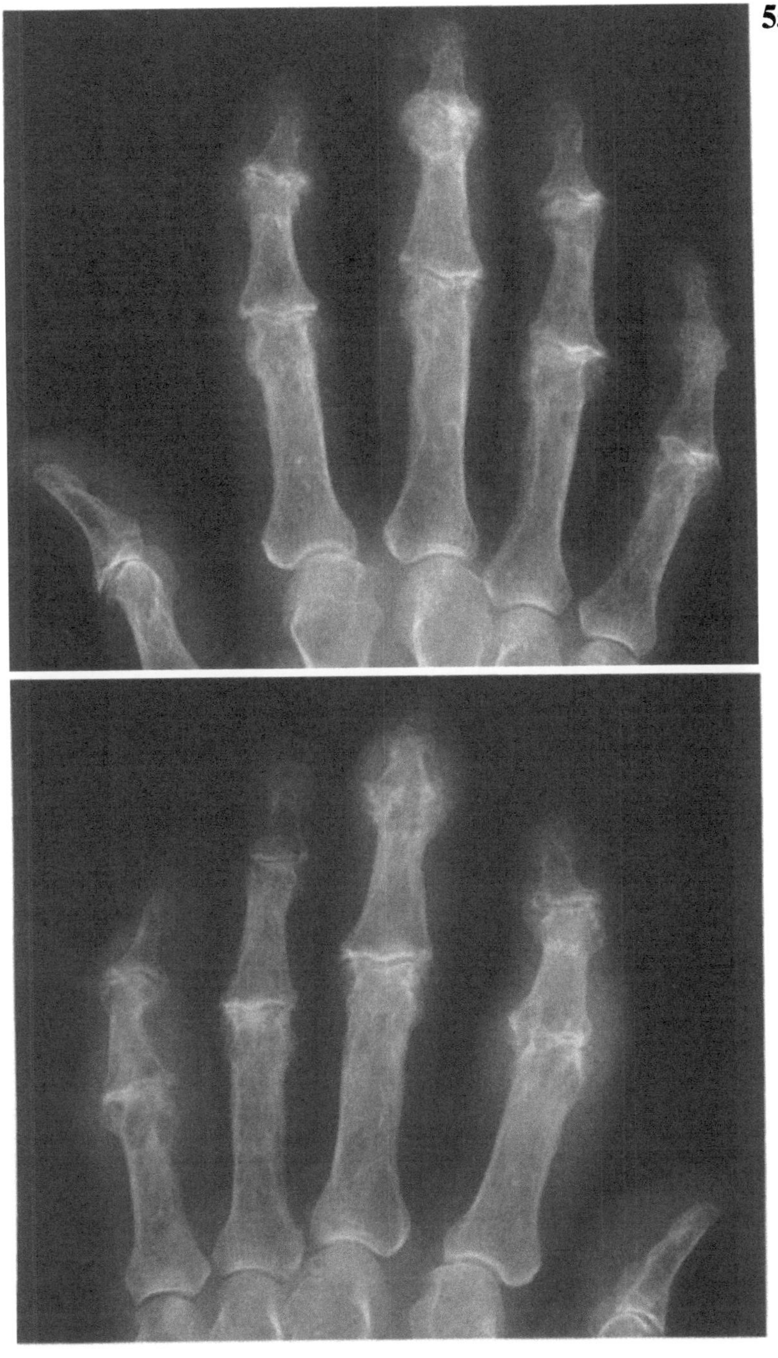

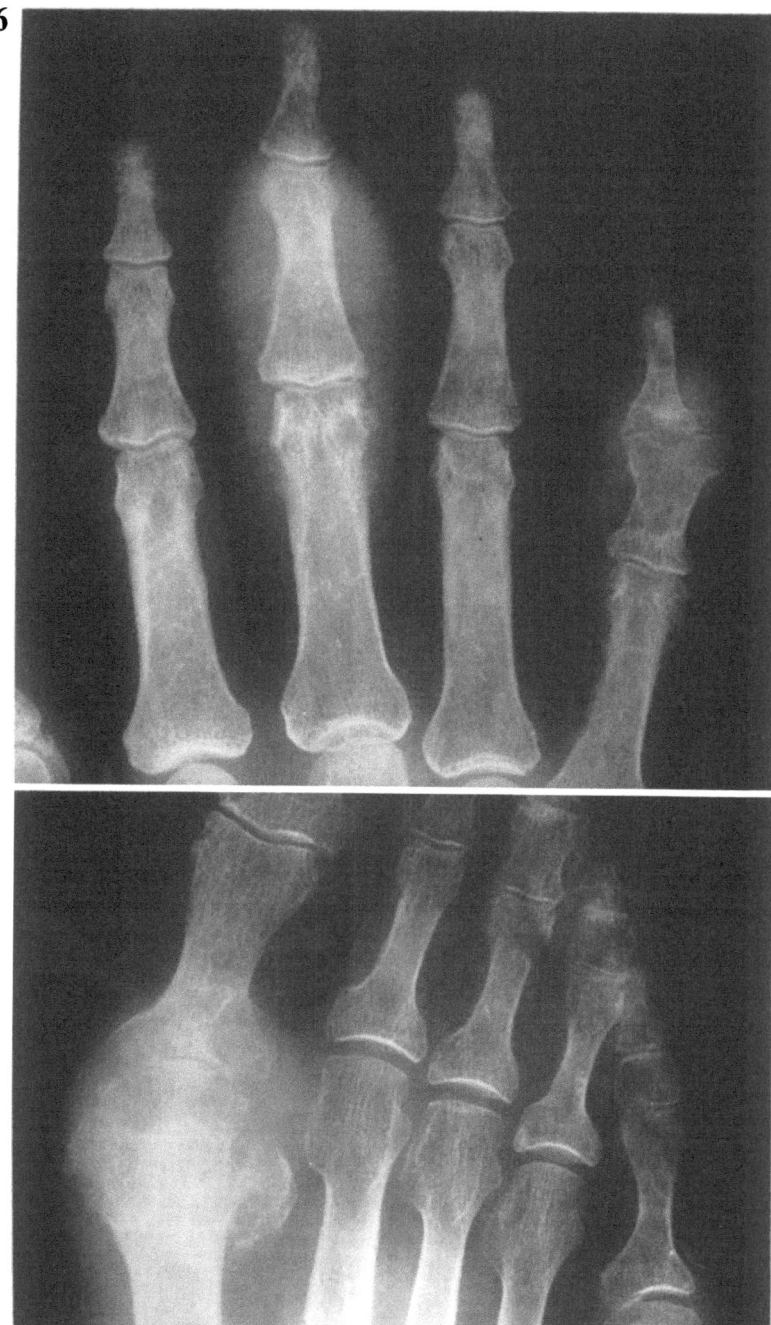

57

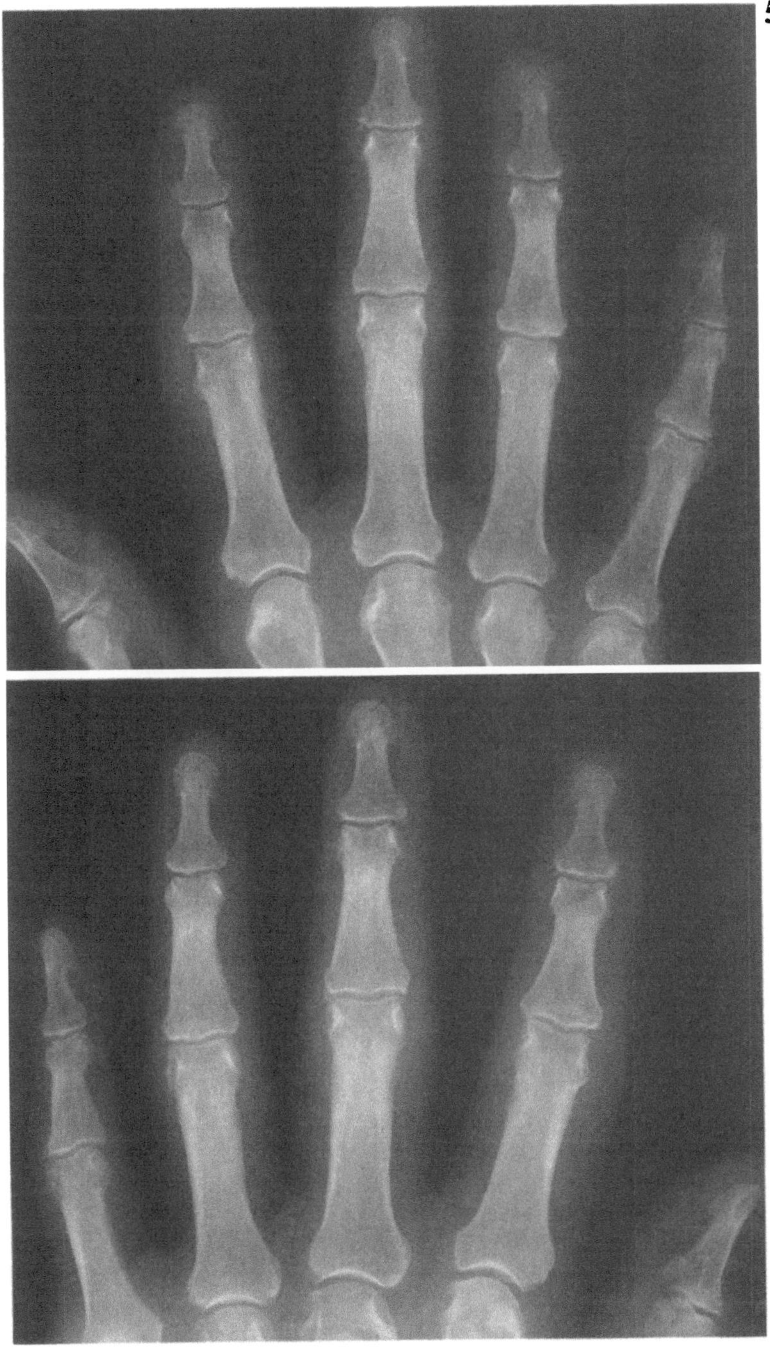

58

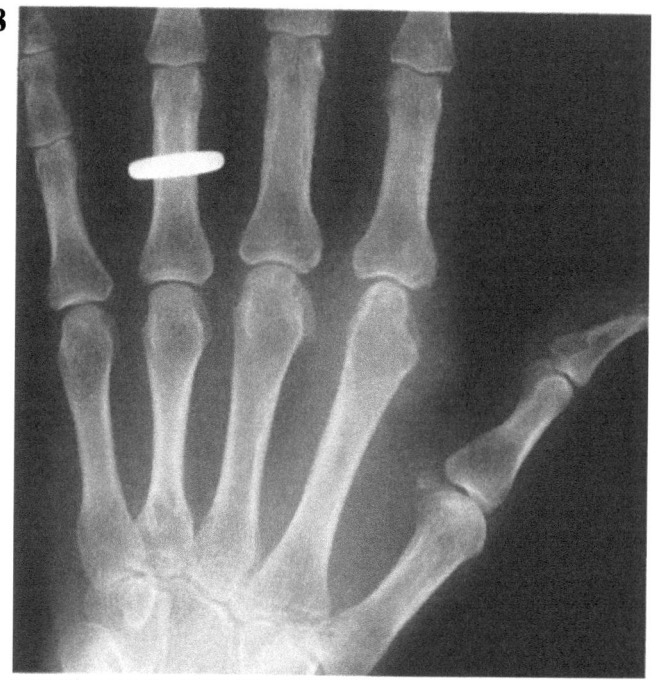
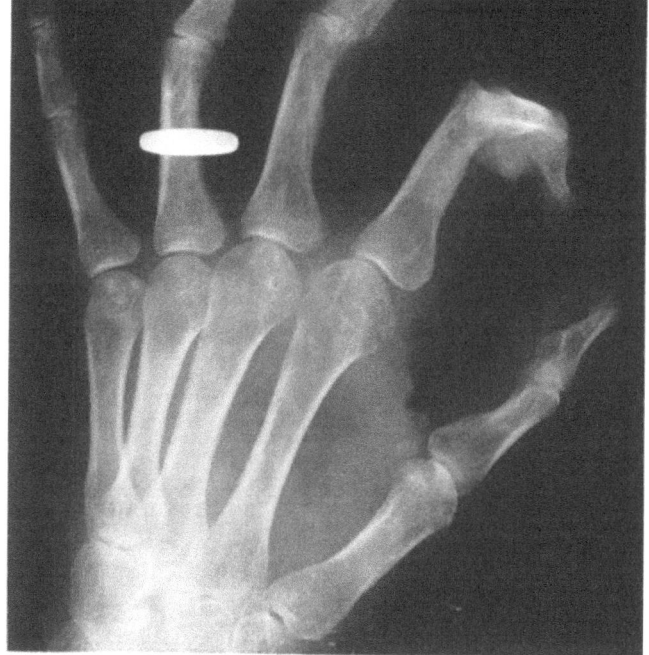

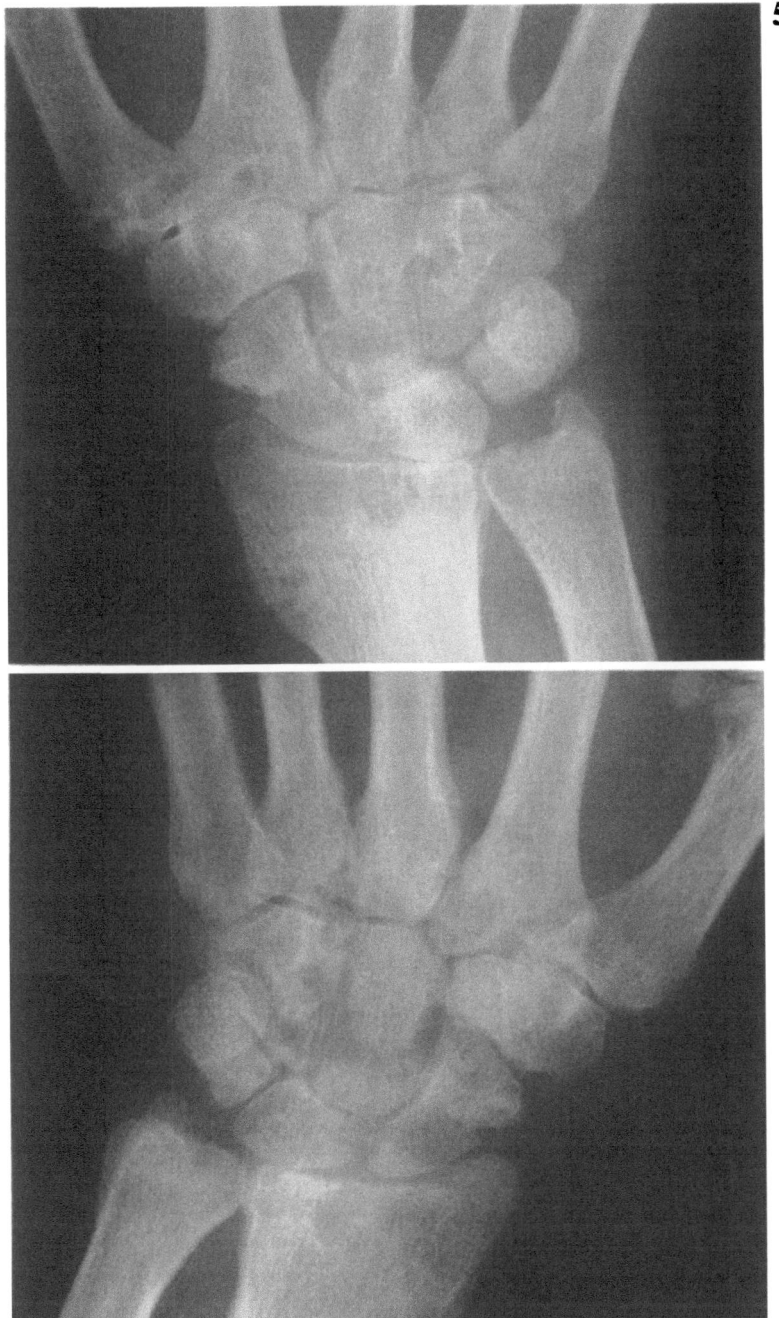

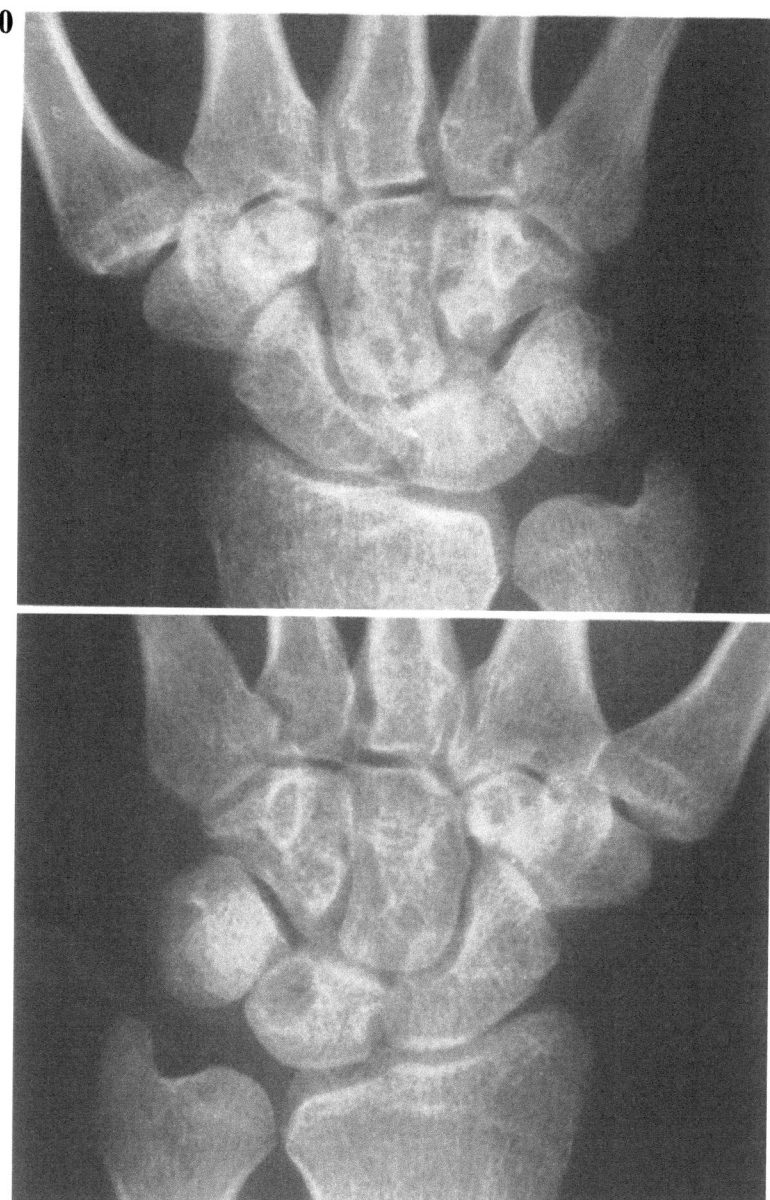

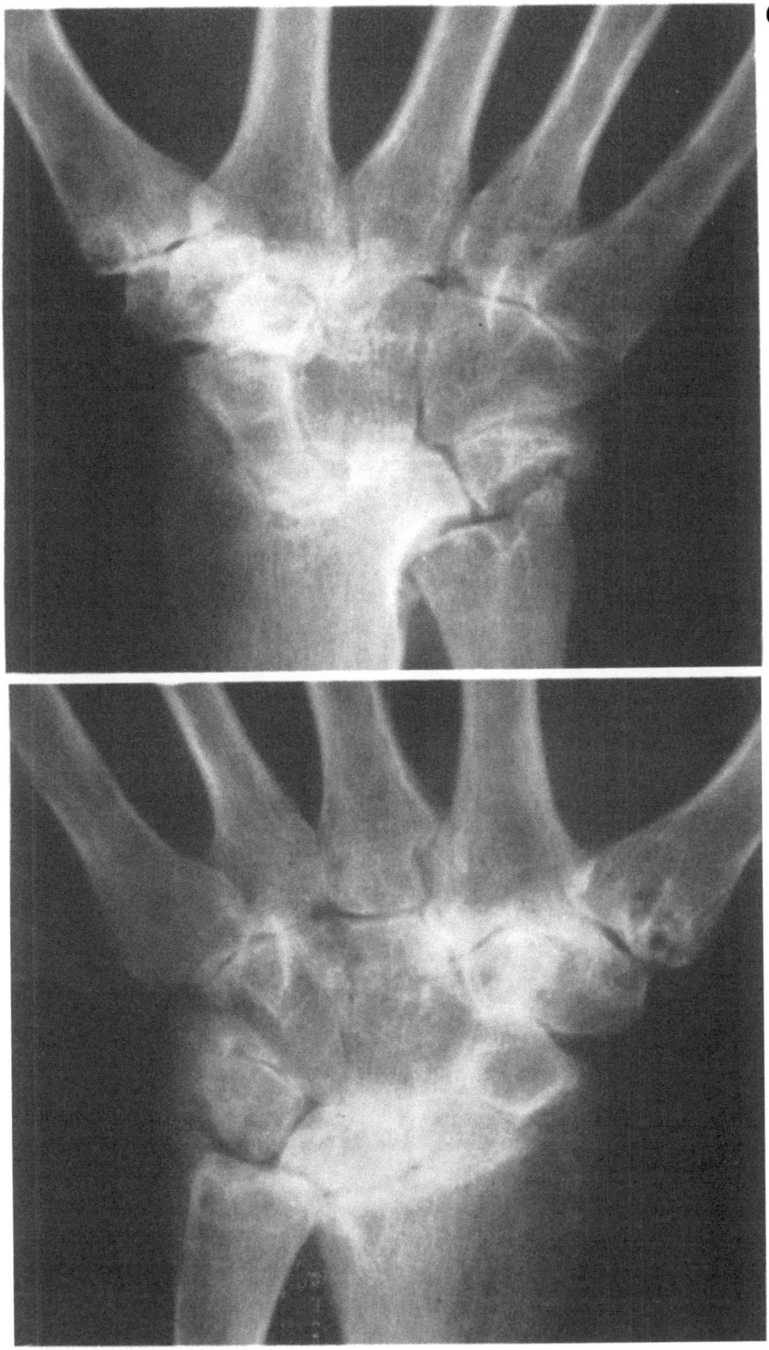

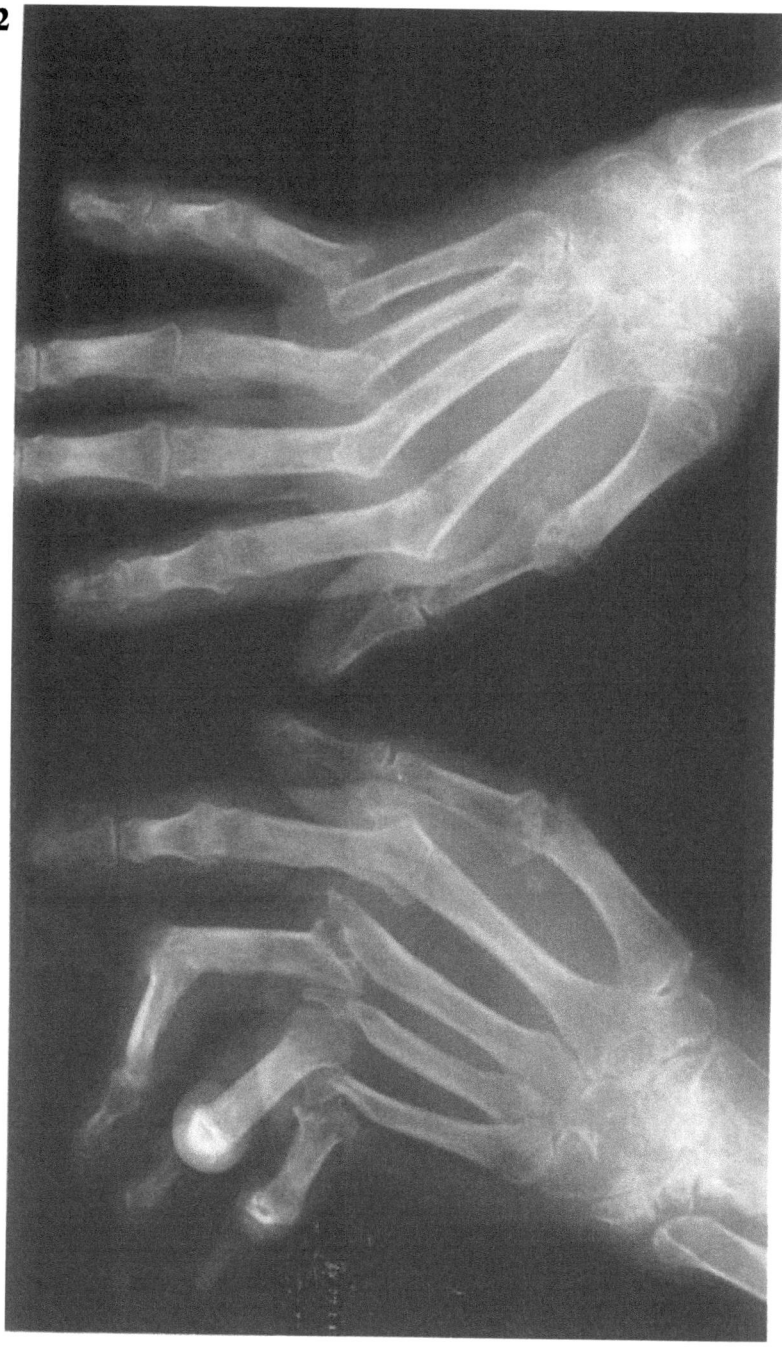

63

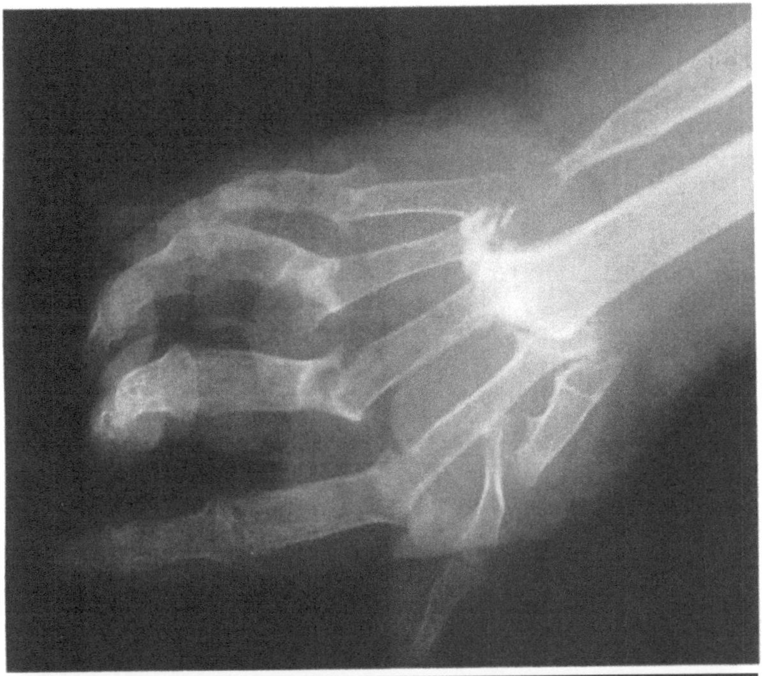

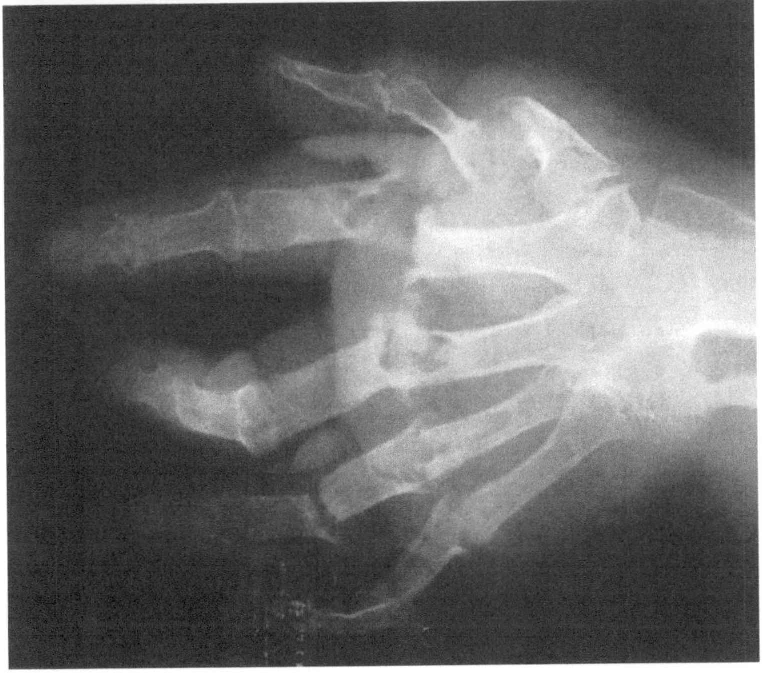

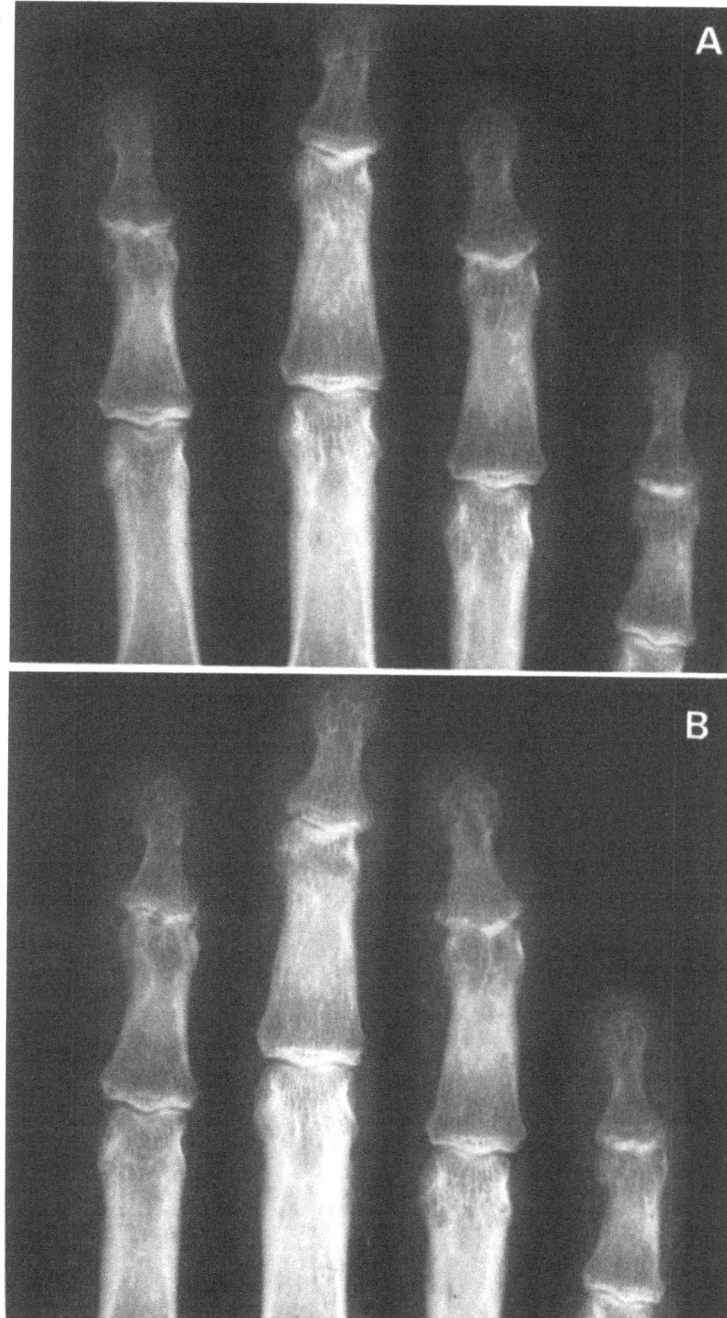

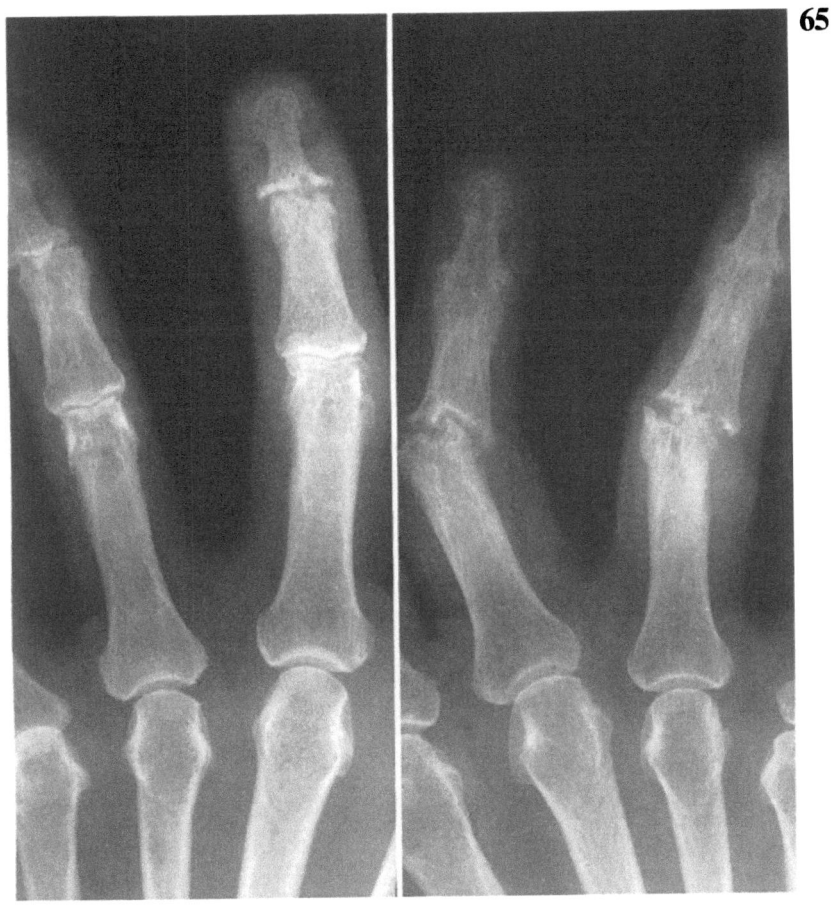

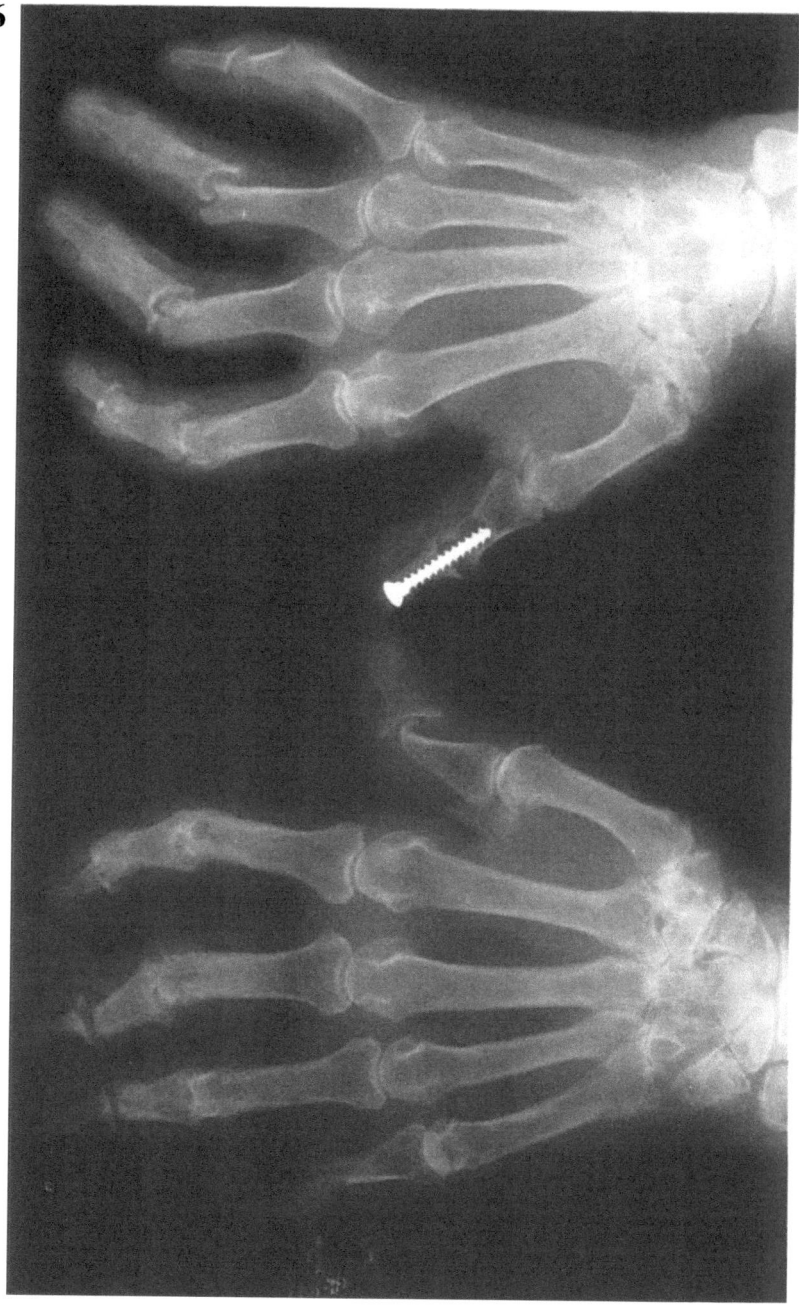

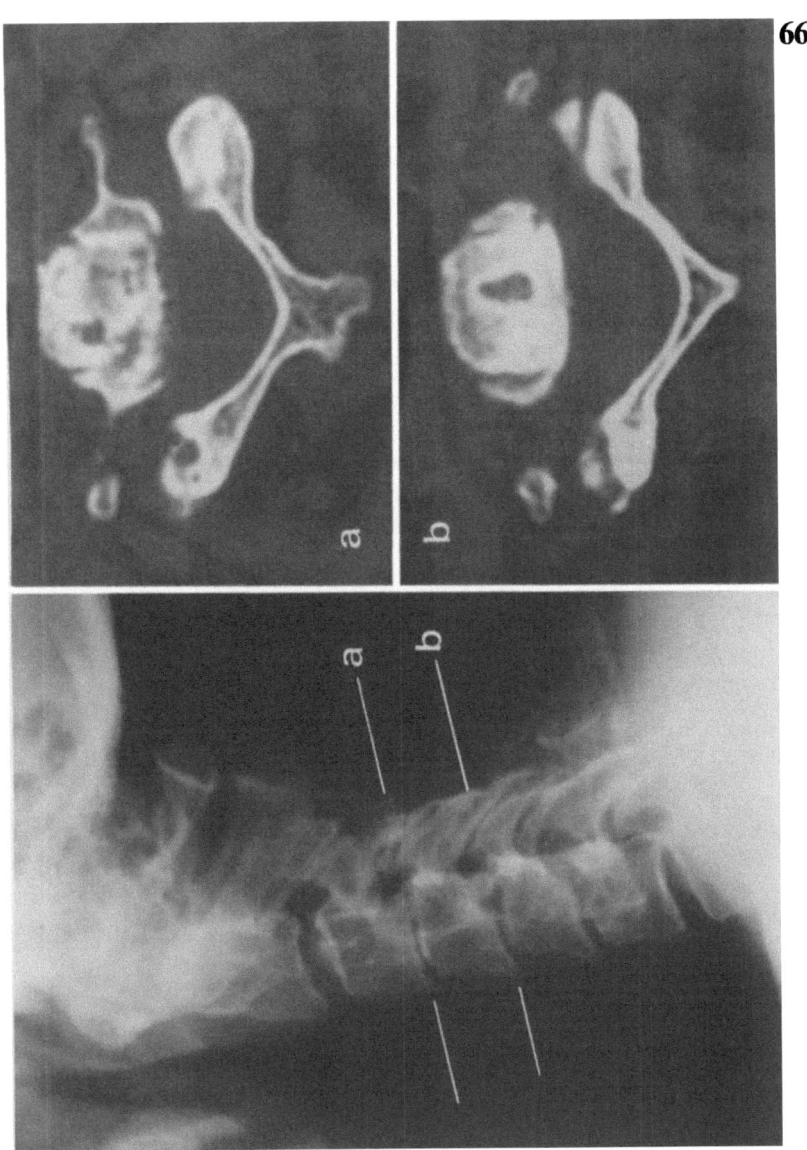

67

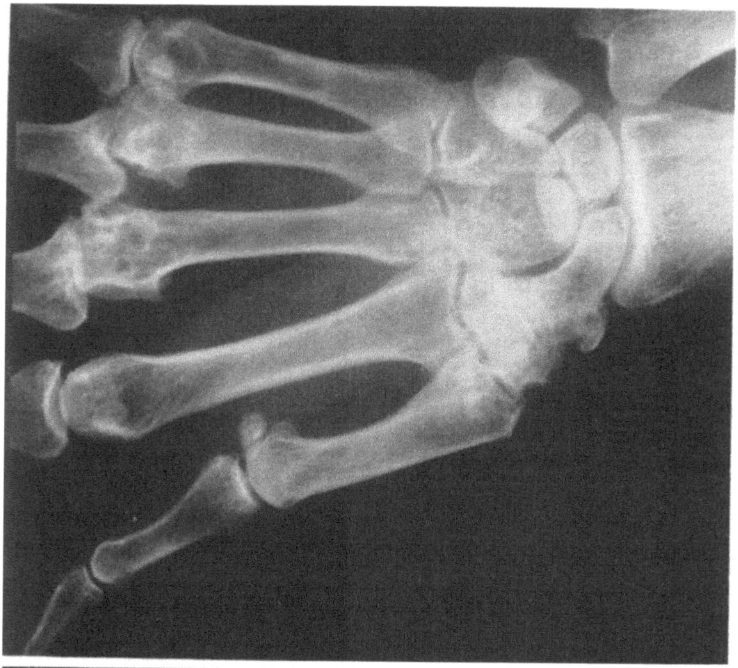

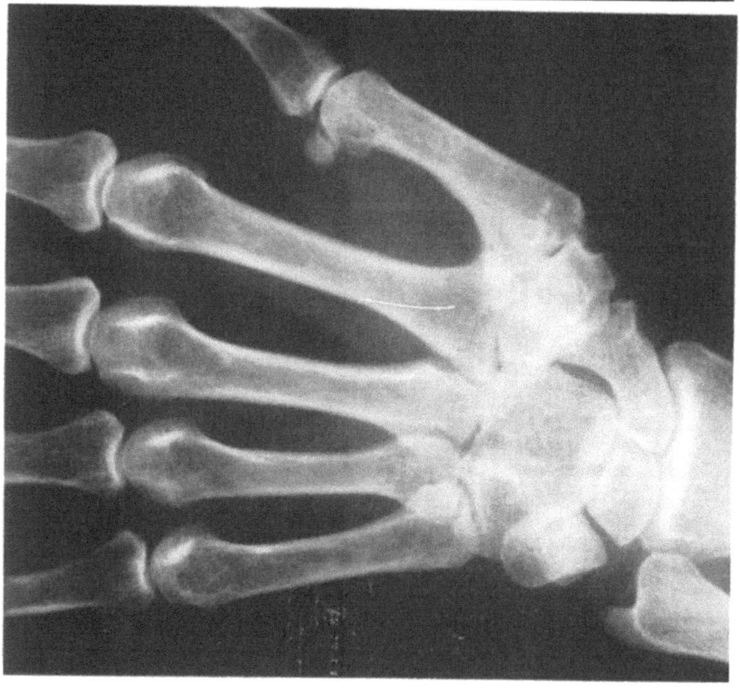

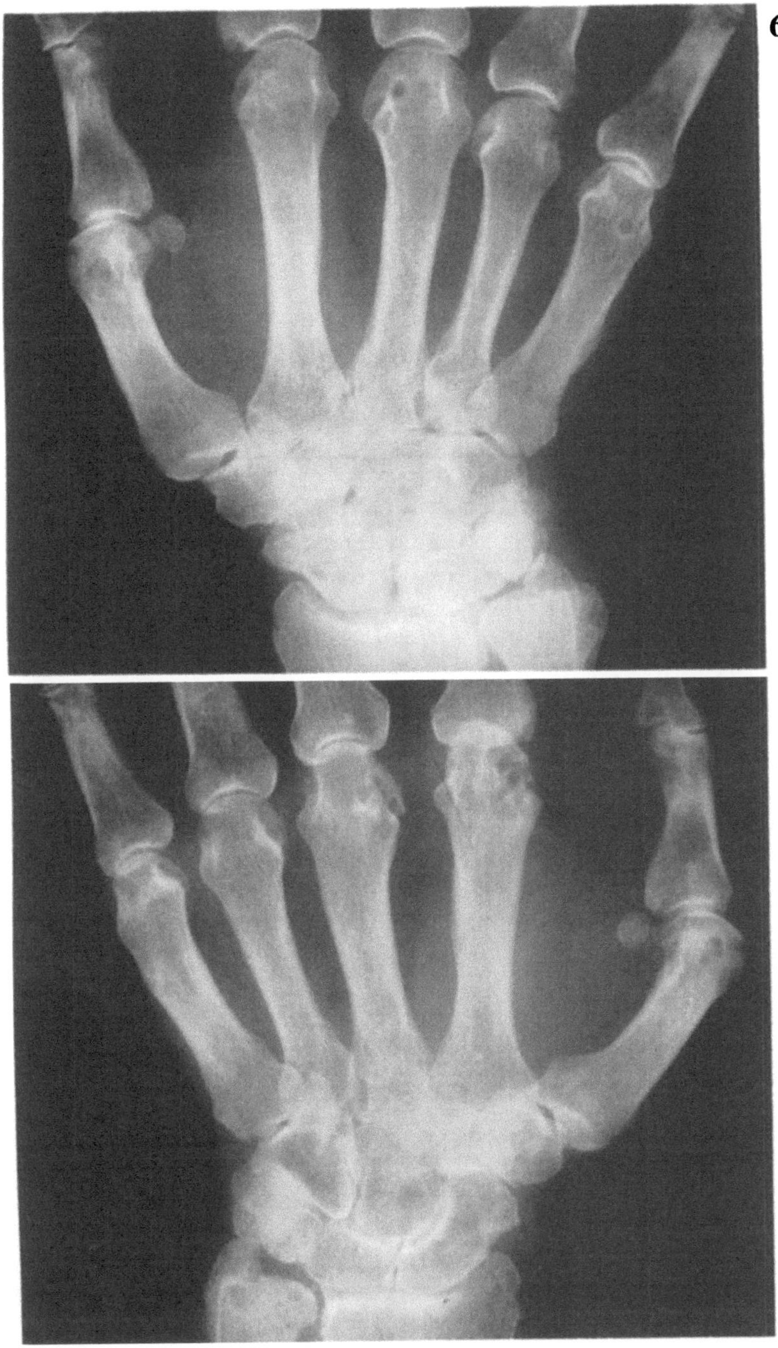

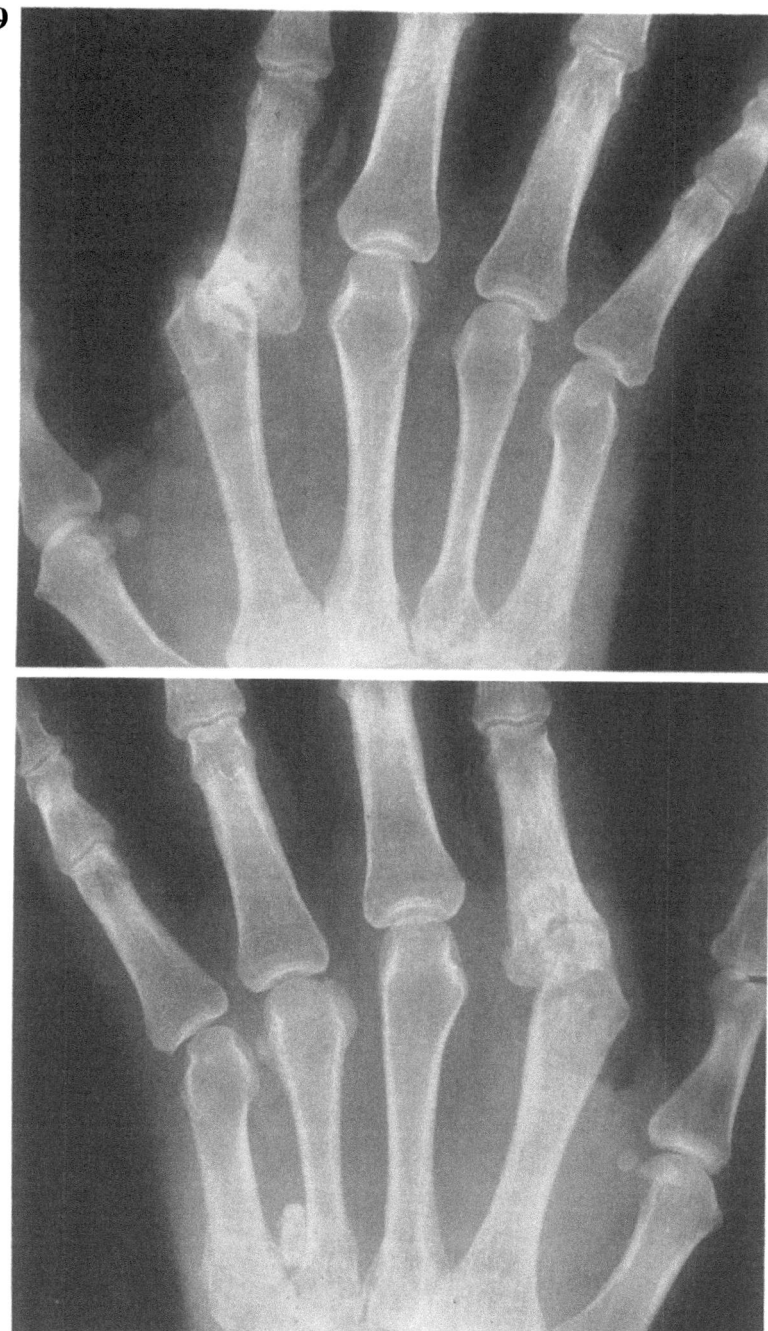

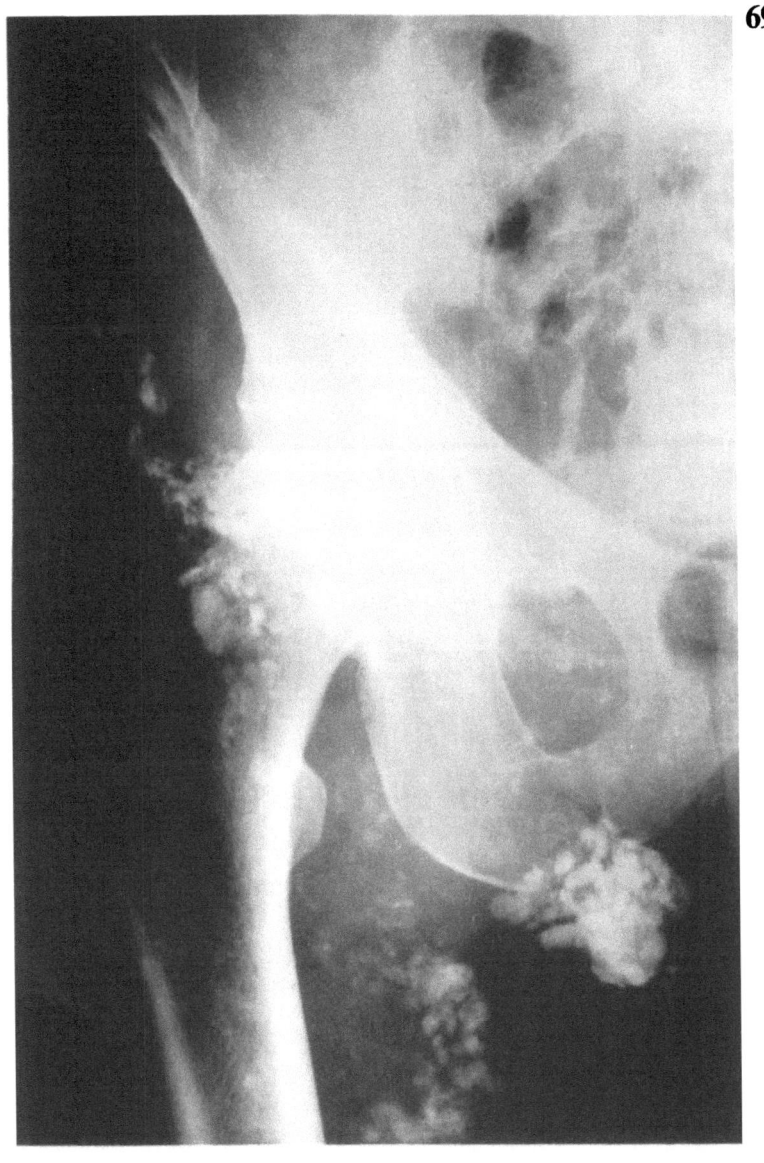

70

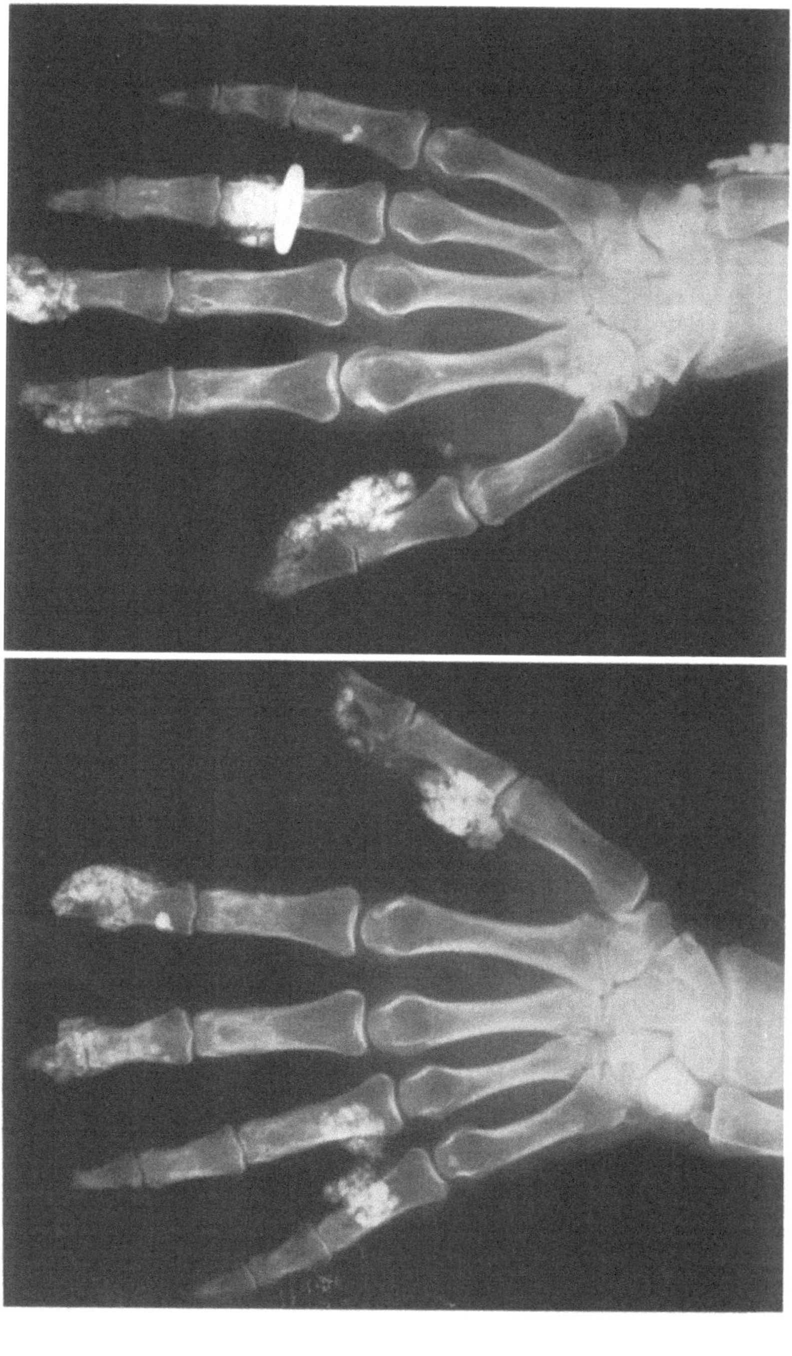

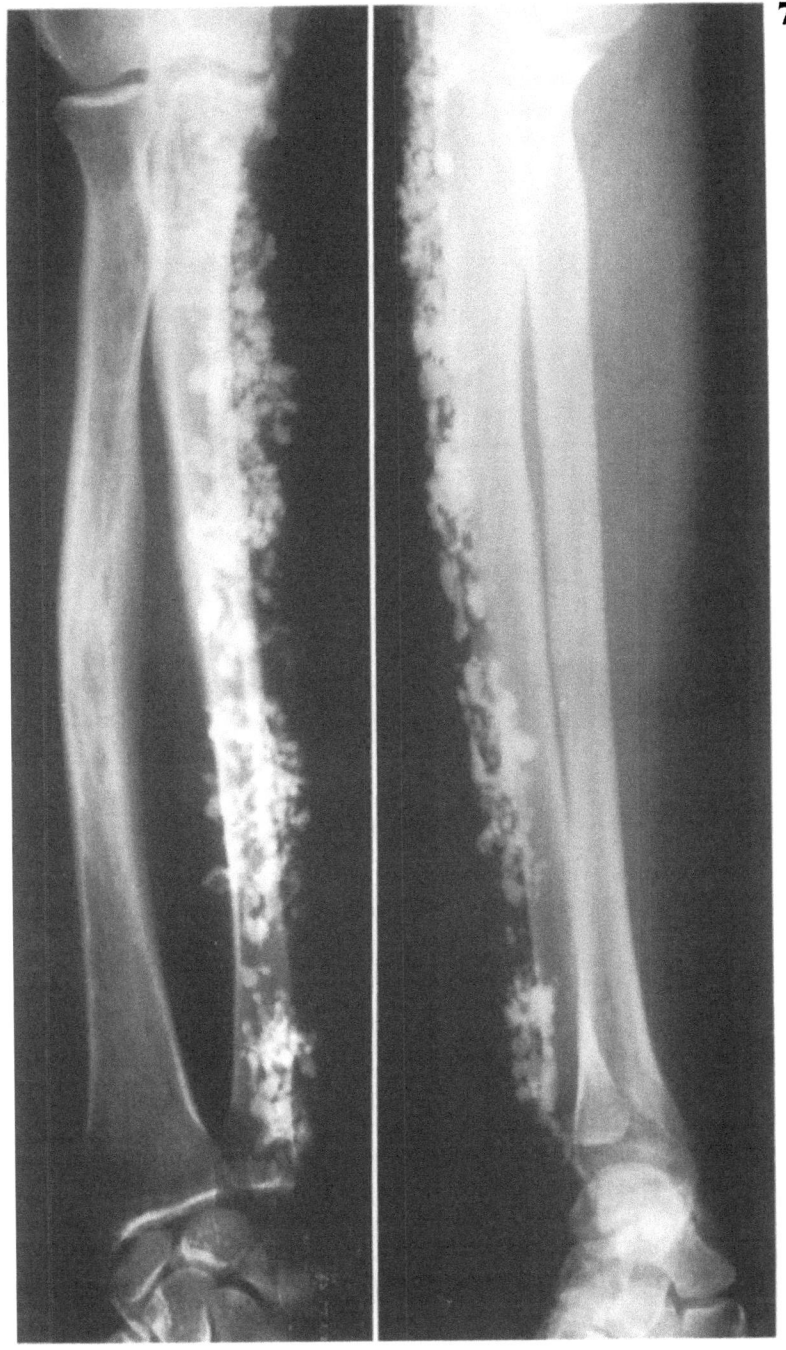

71

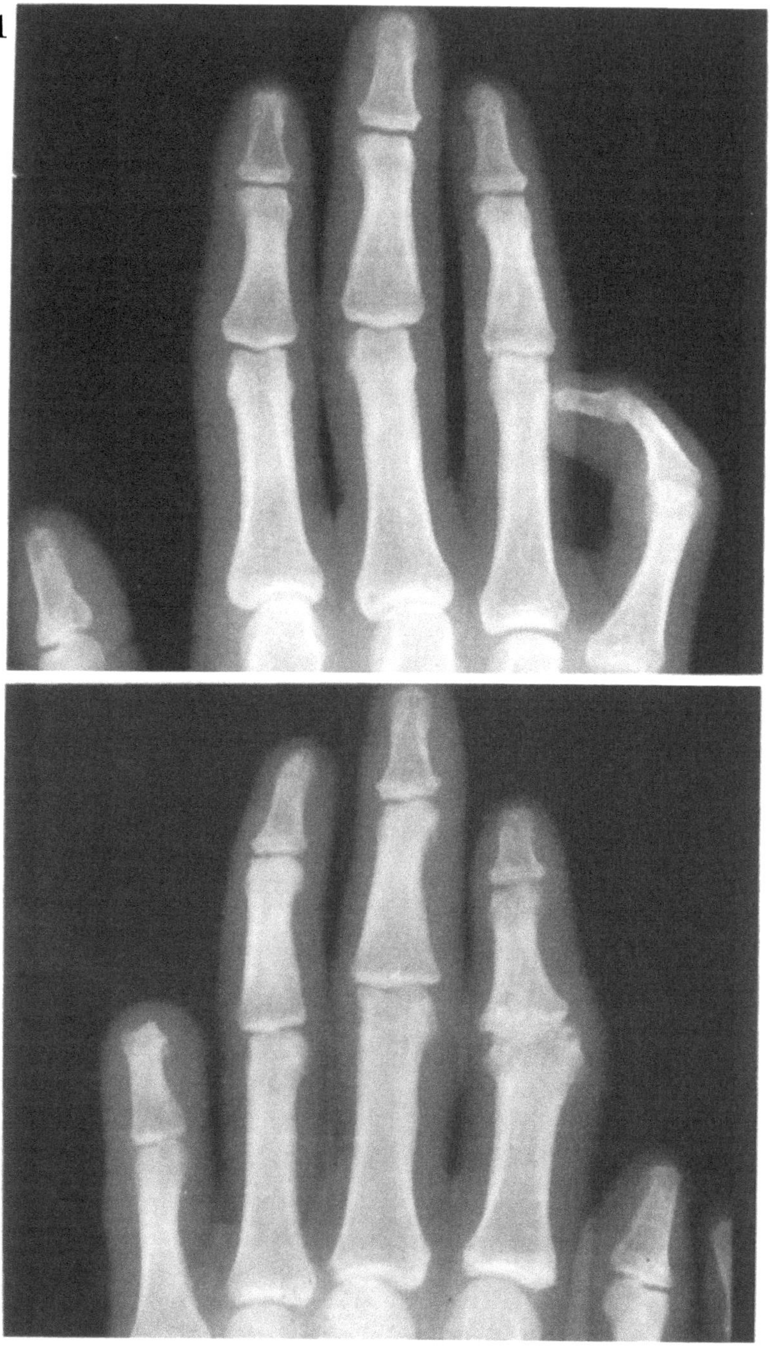

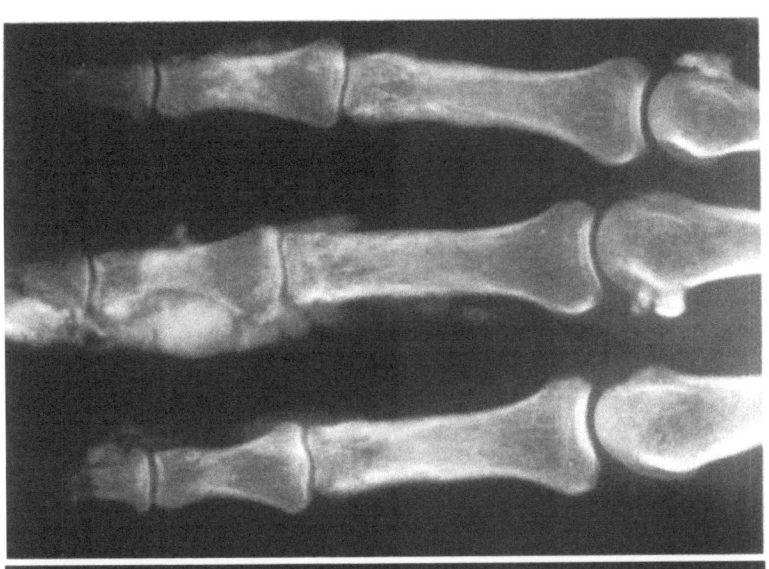

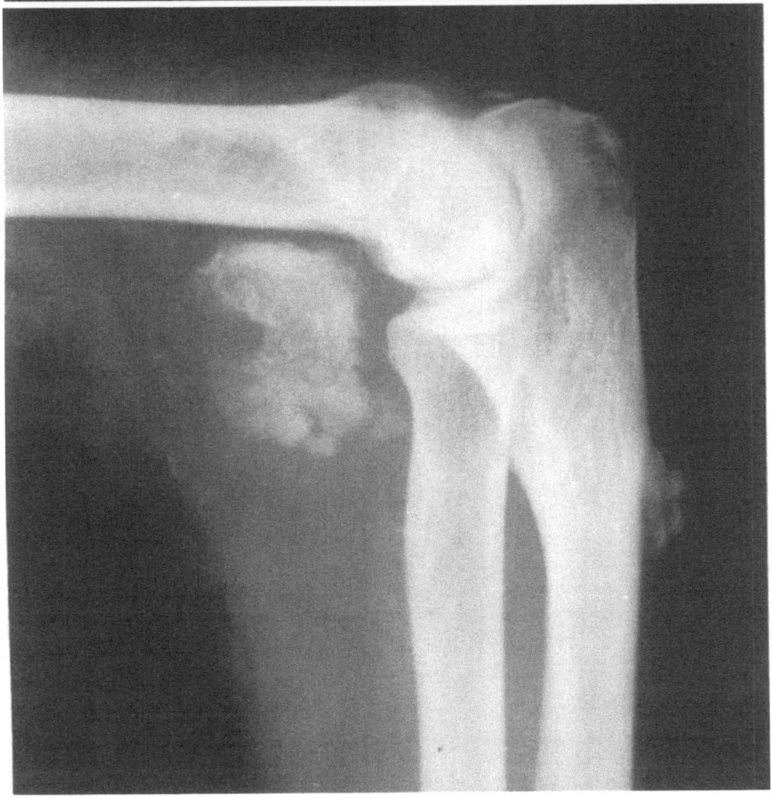

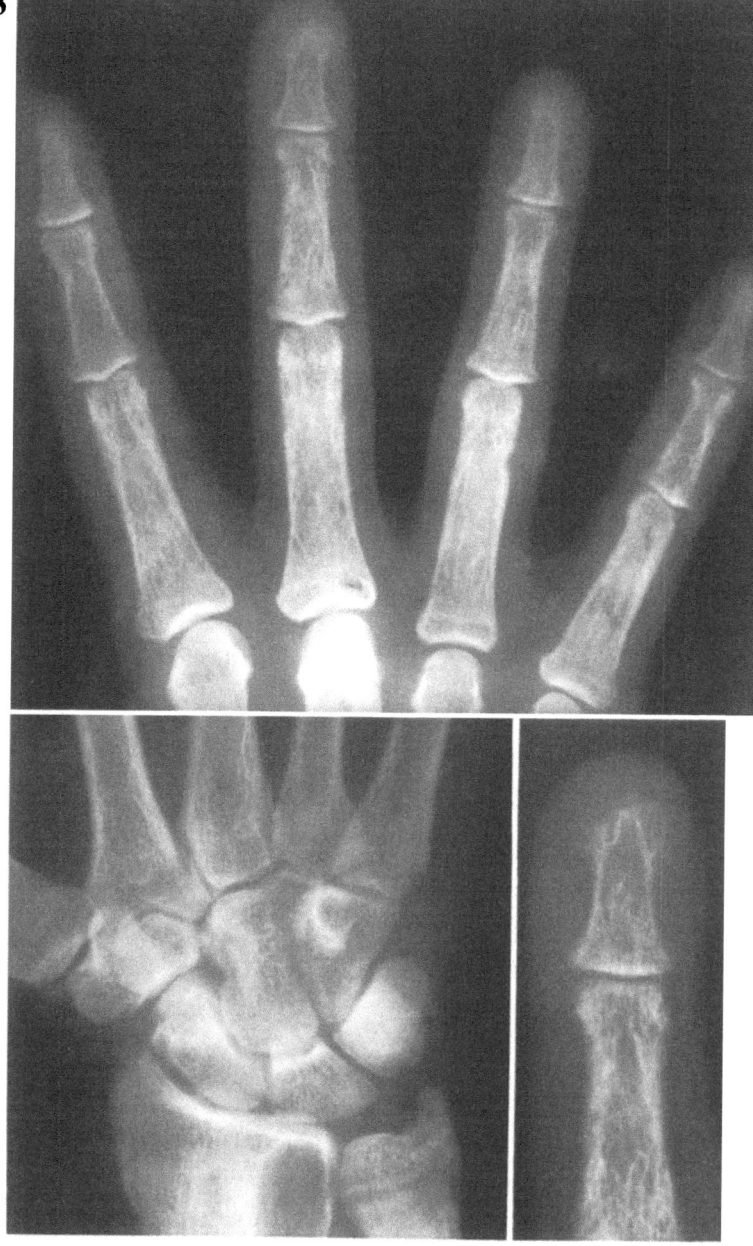

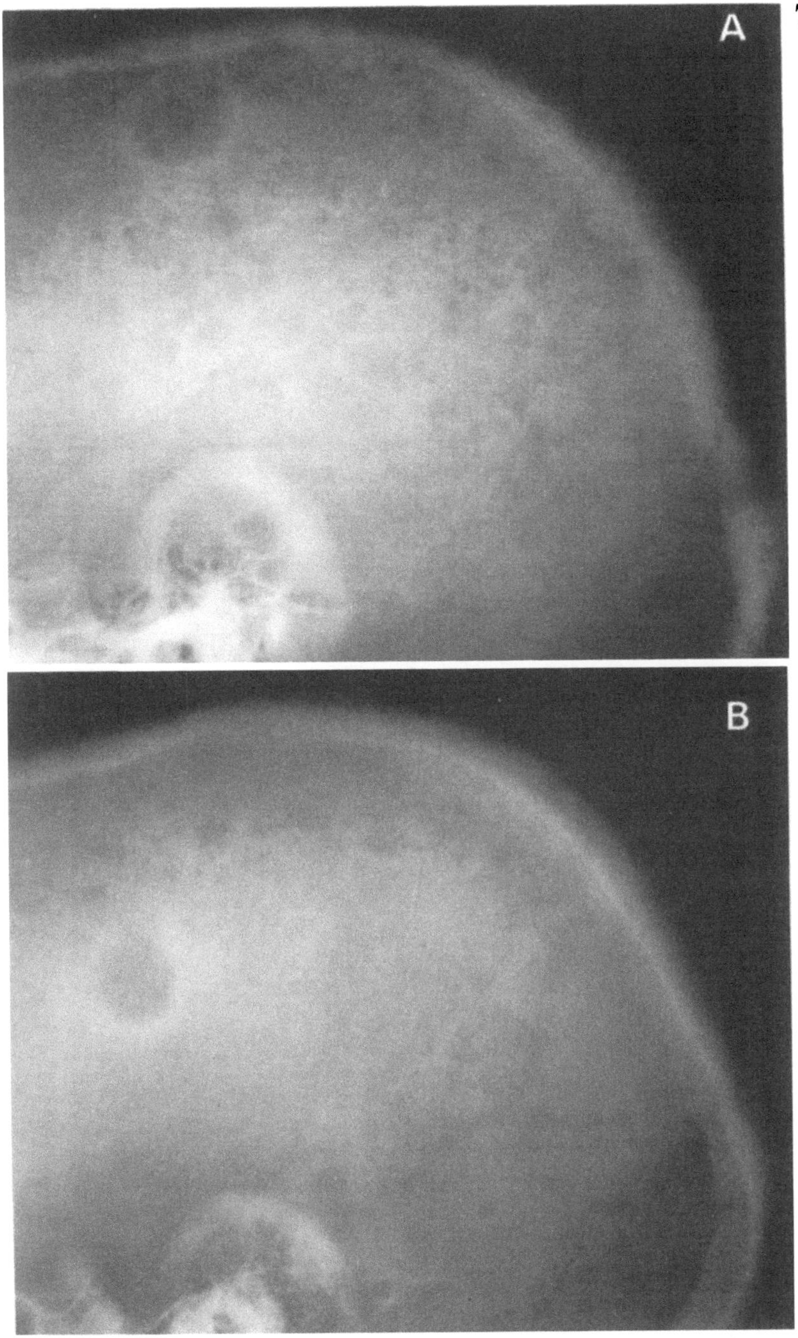

74

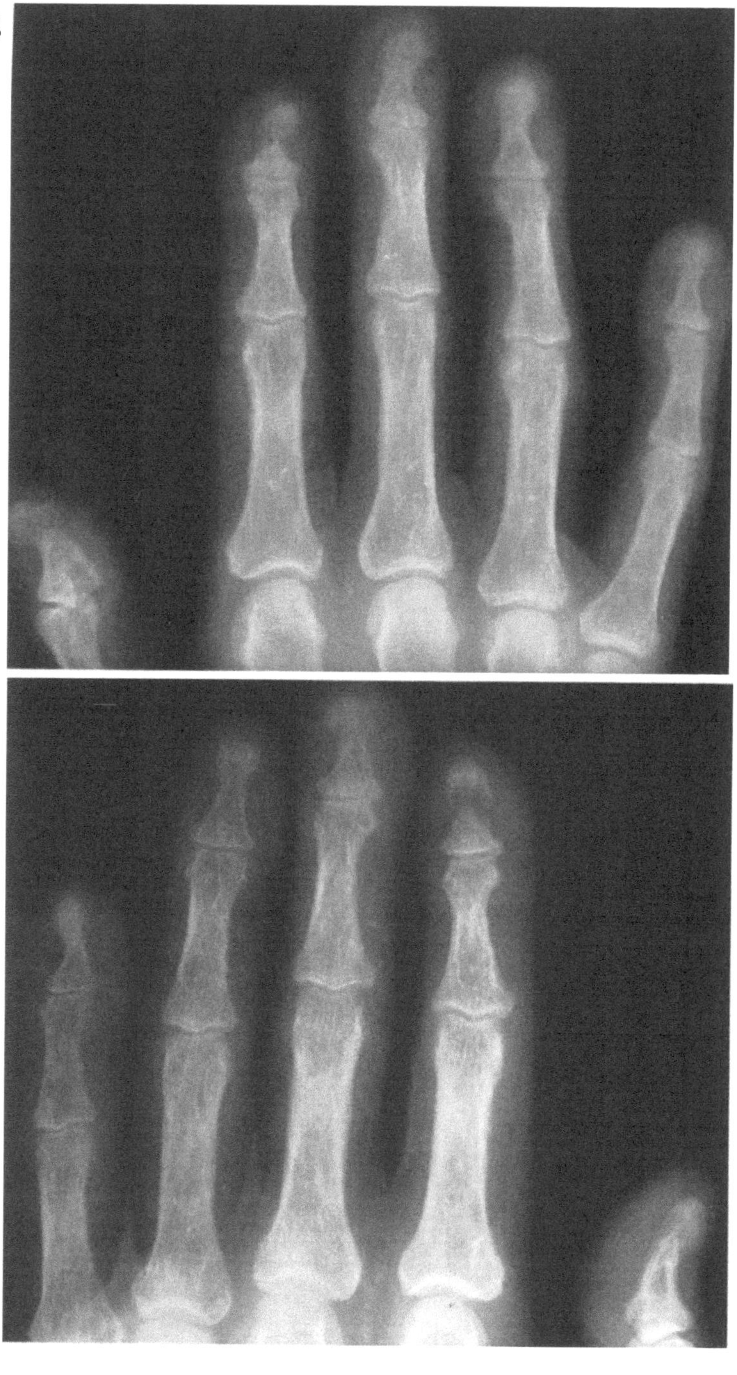

60

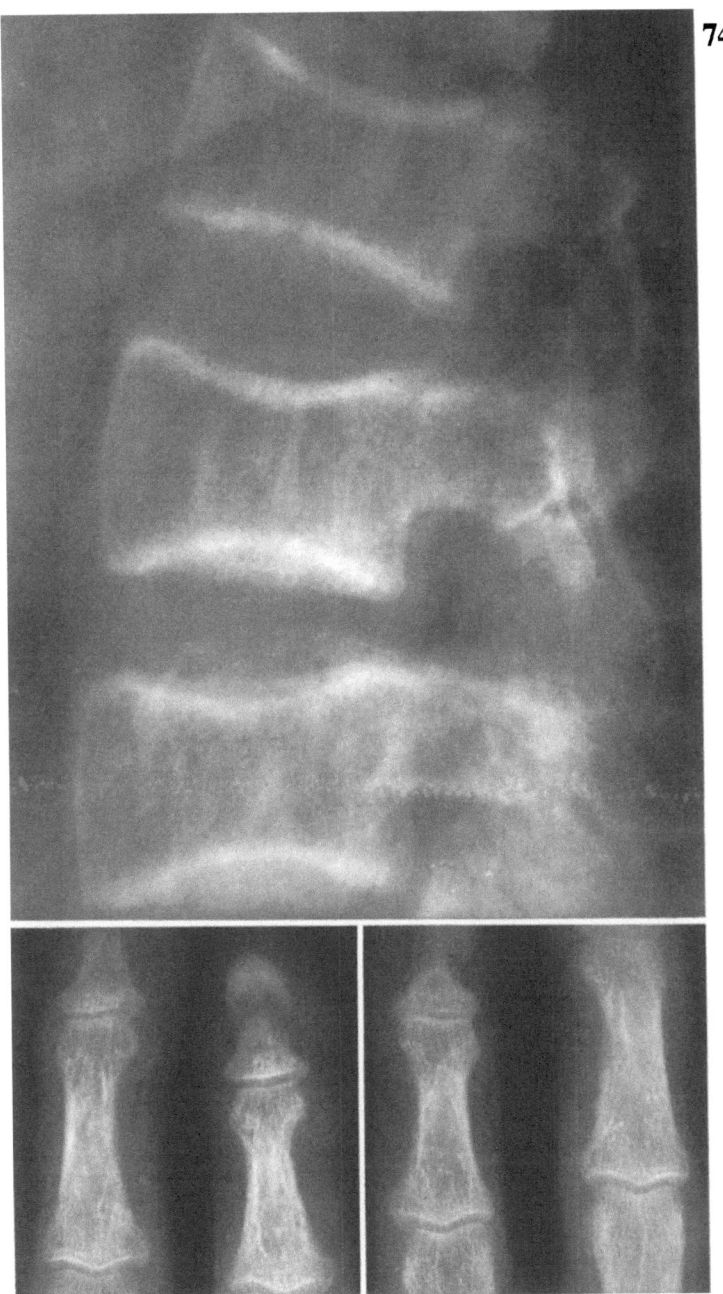

75

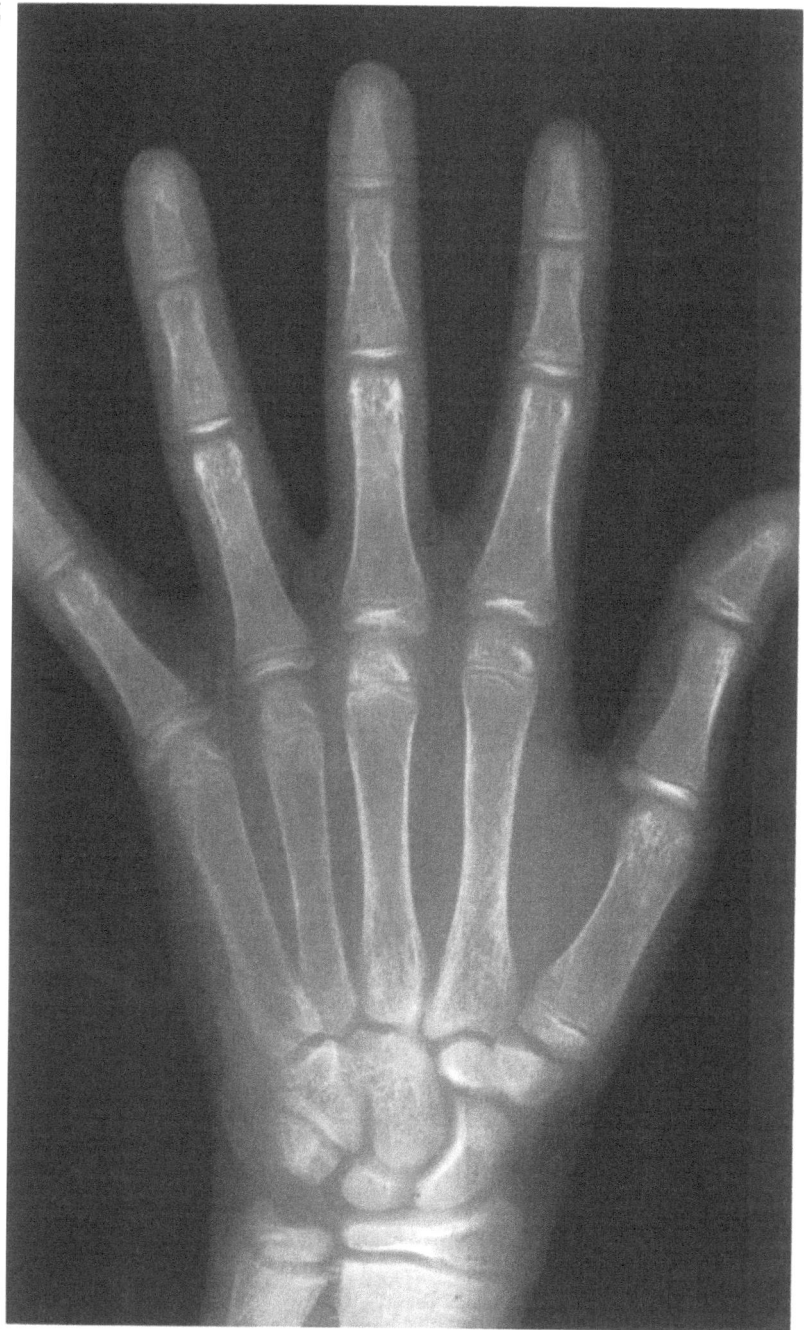

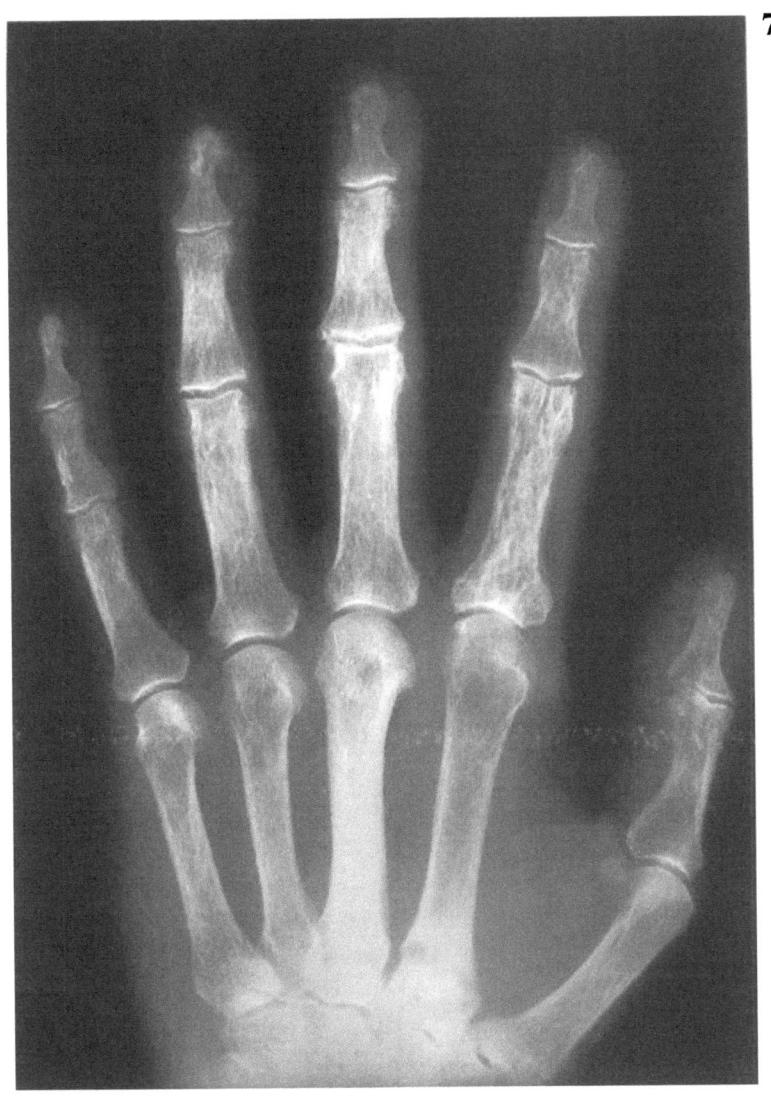

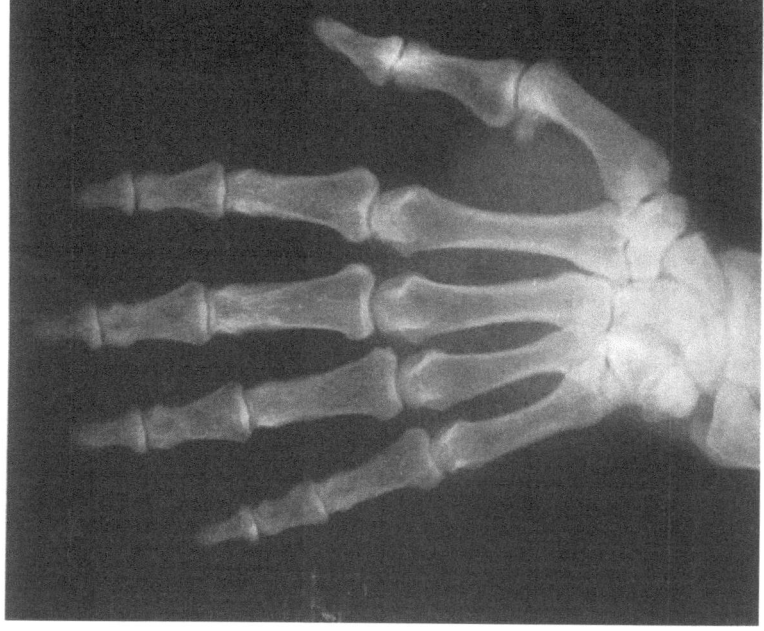

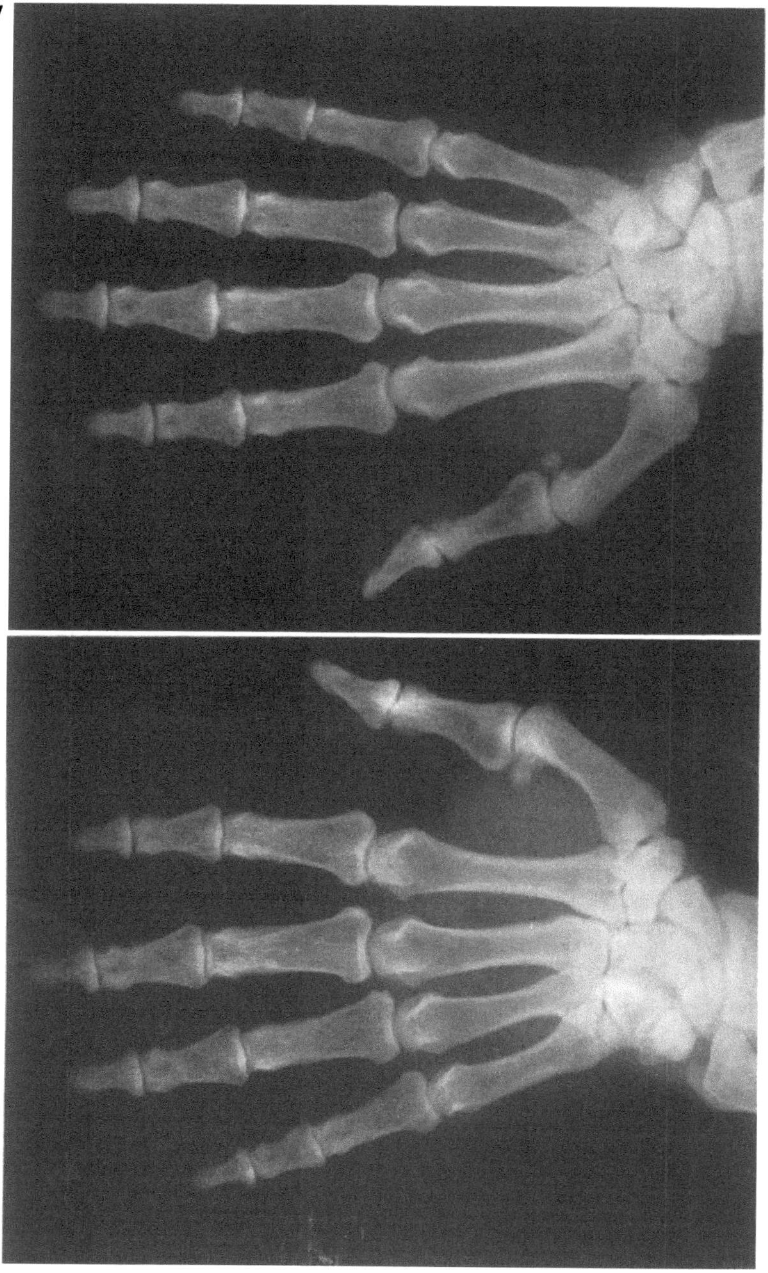

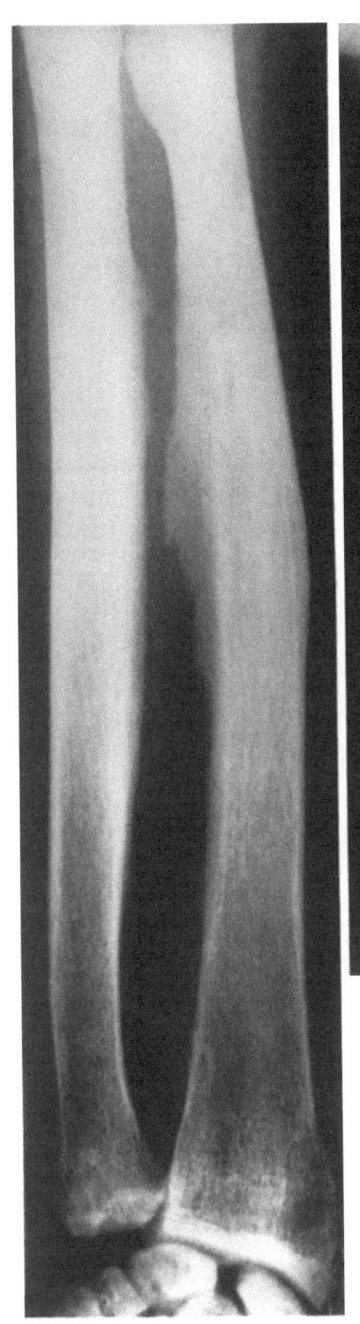
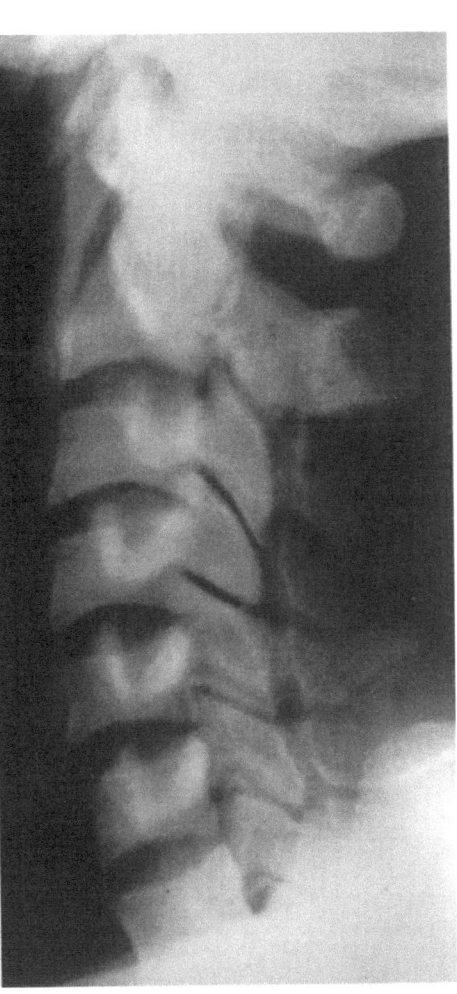

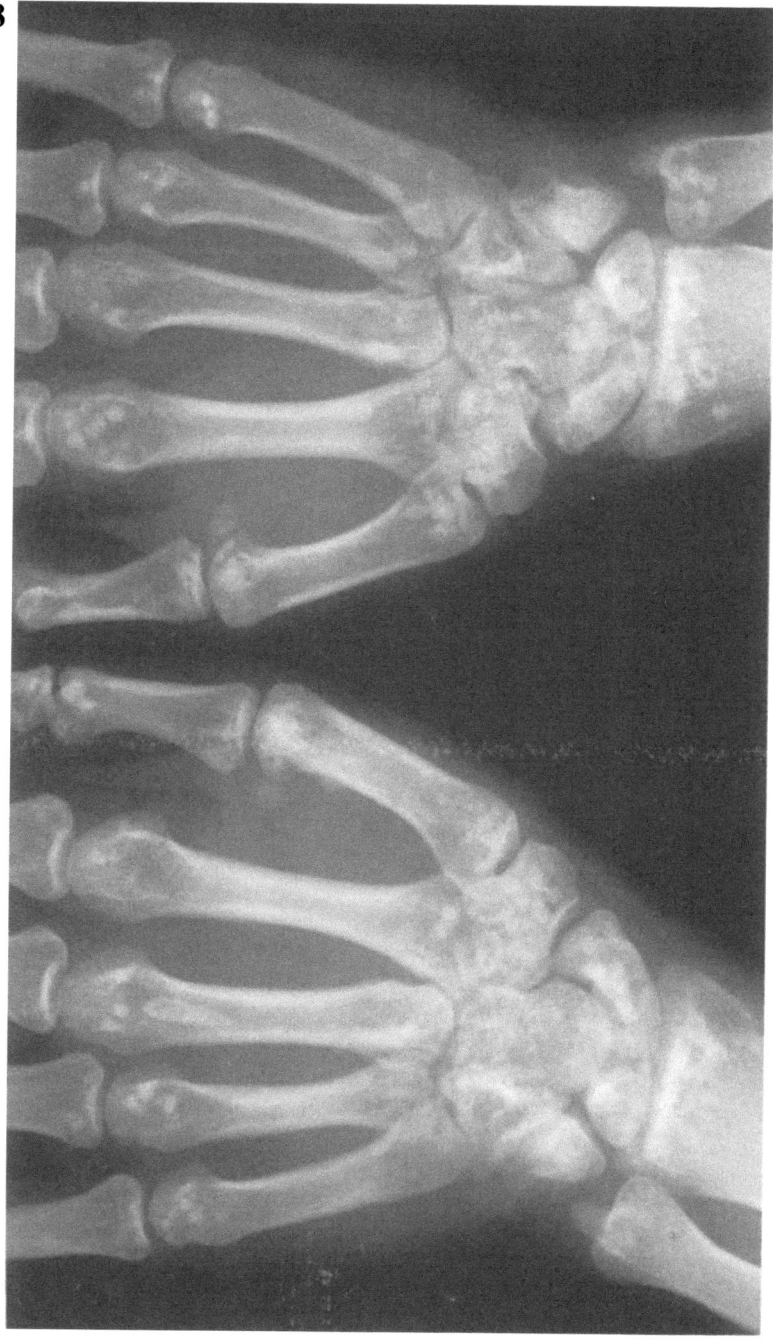

78

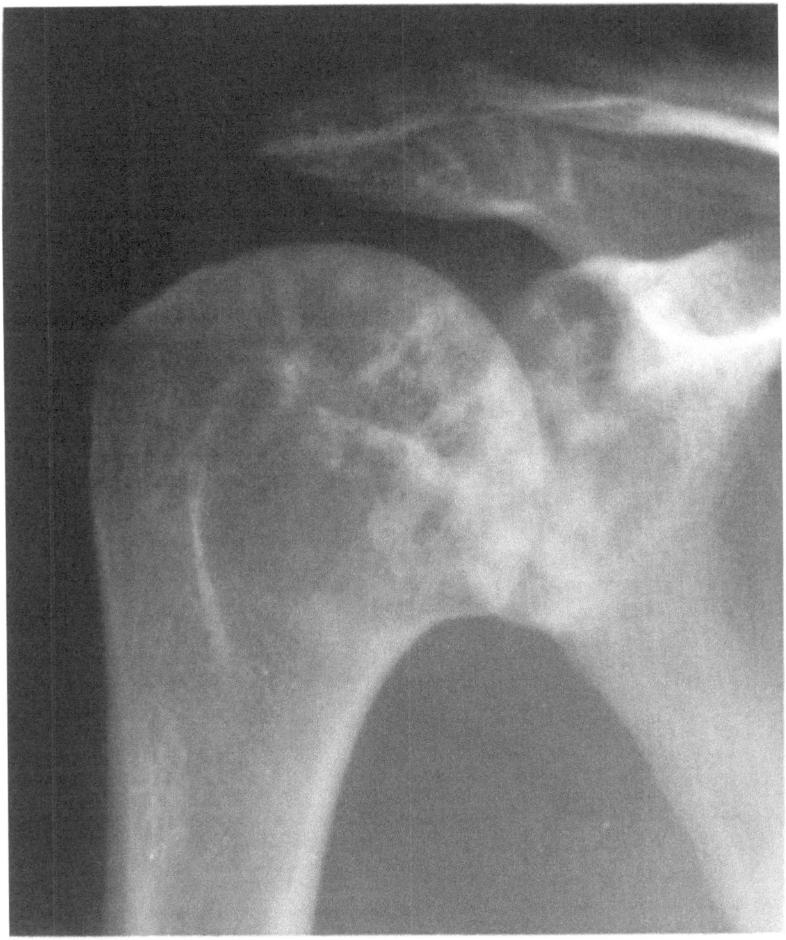

79

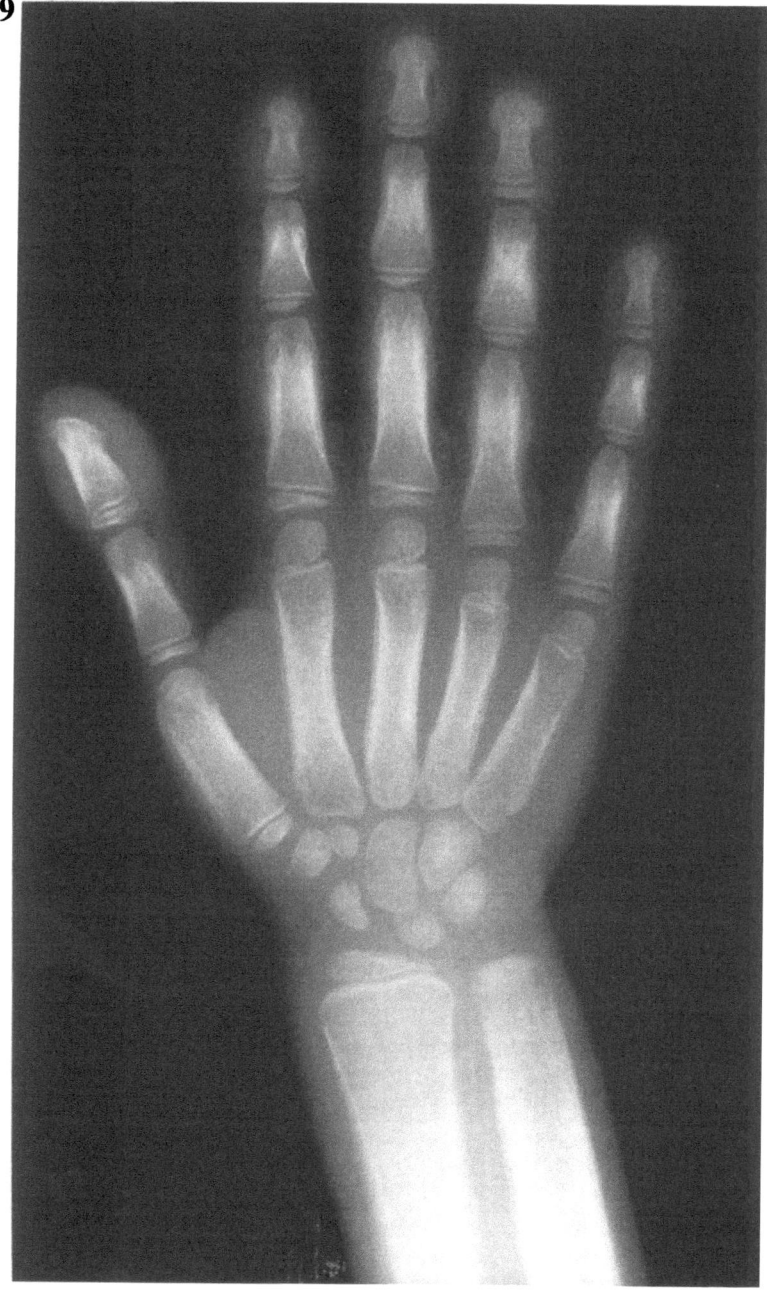

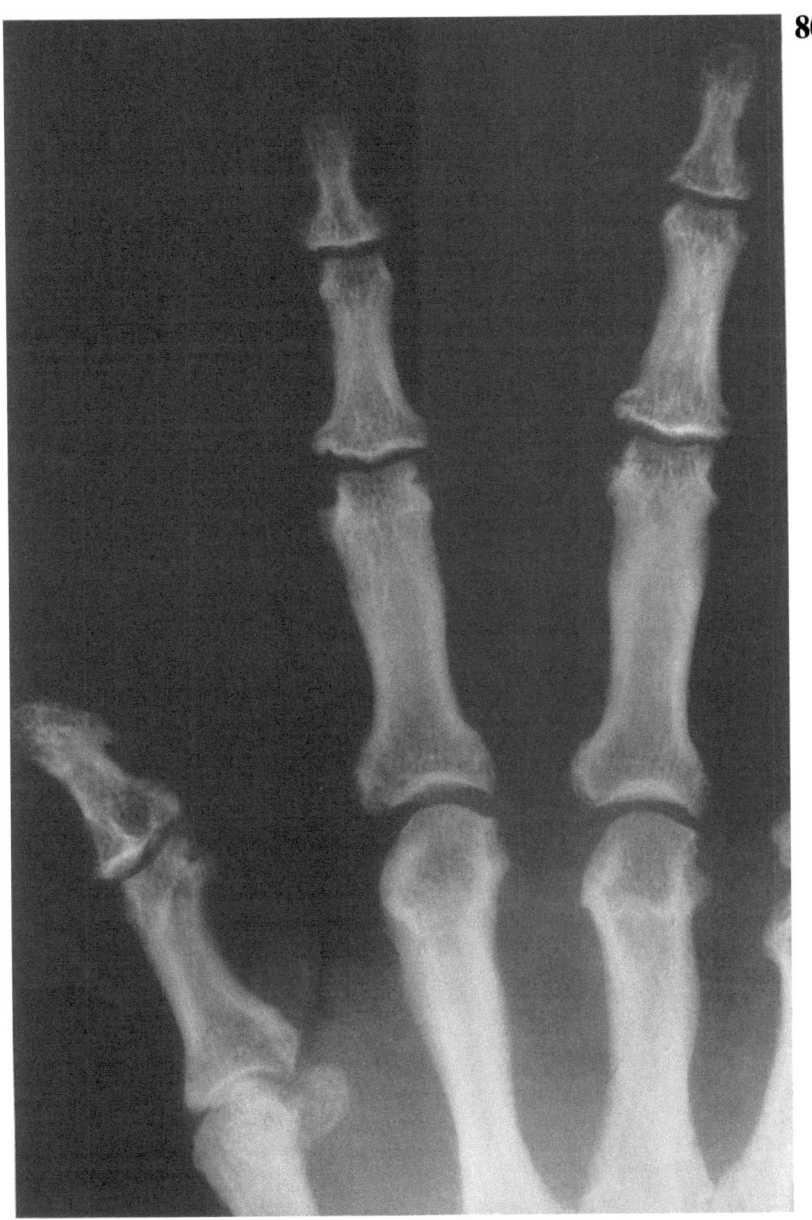

81

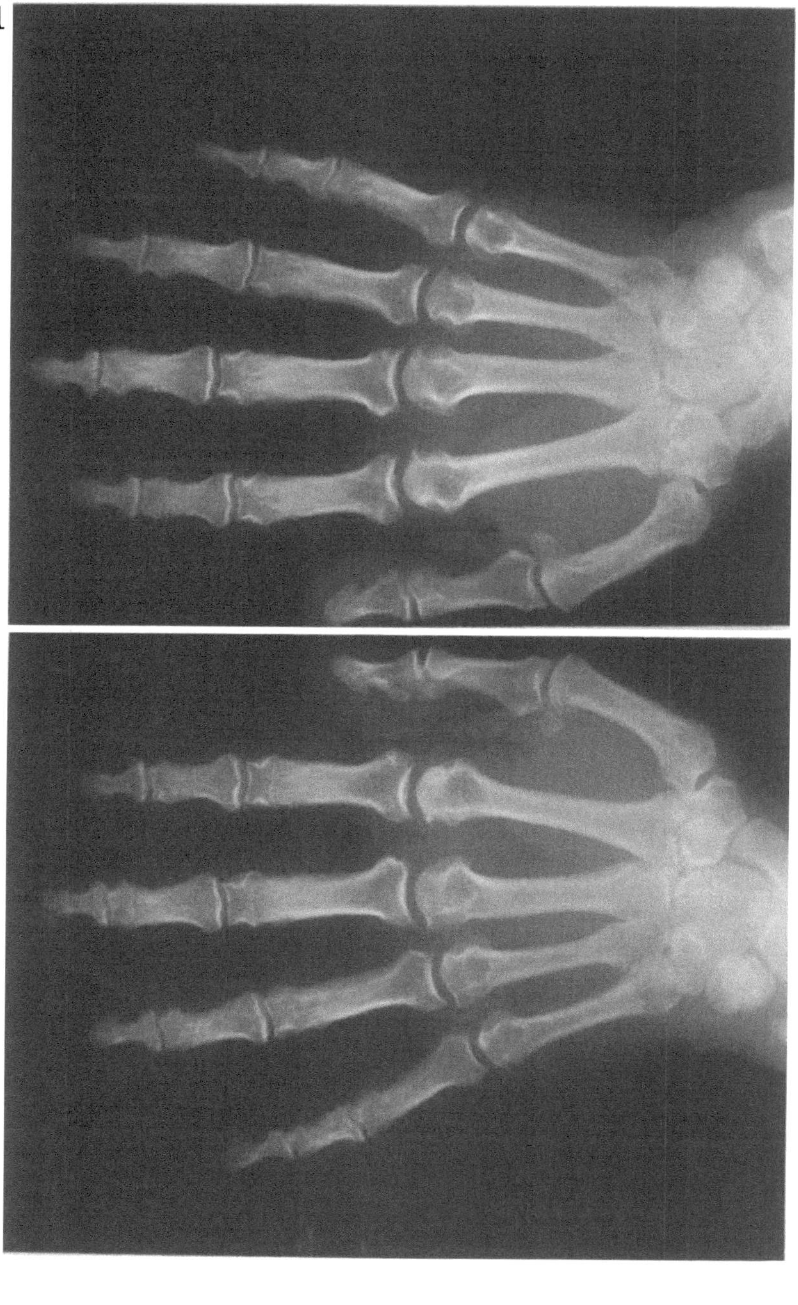

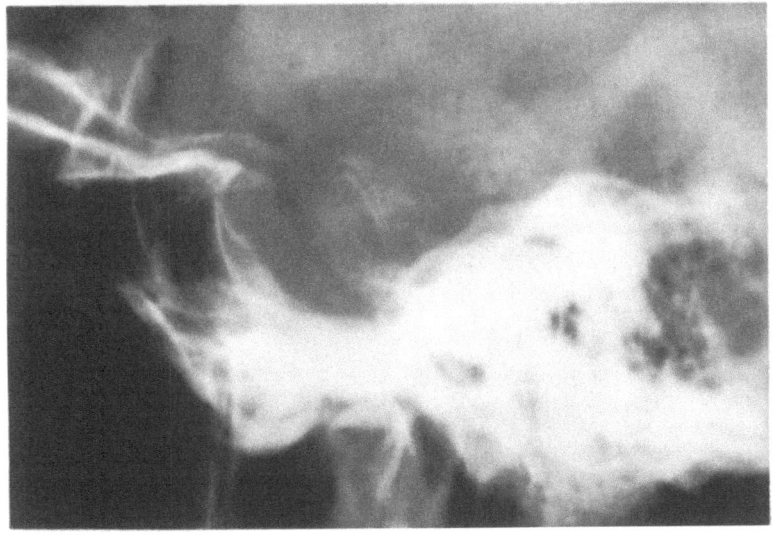

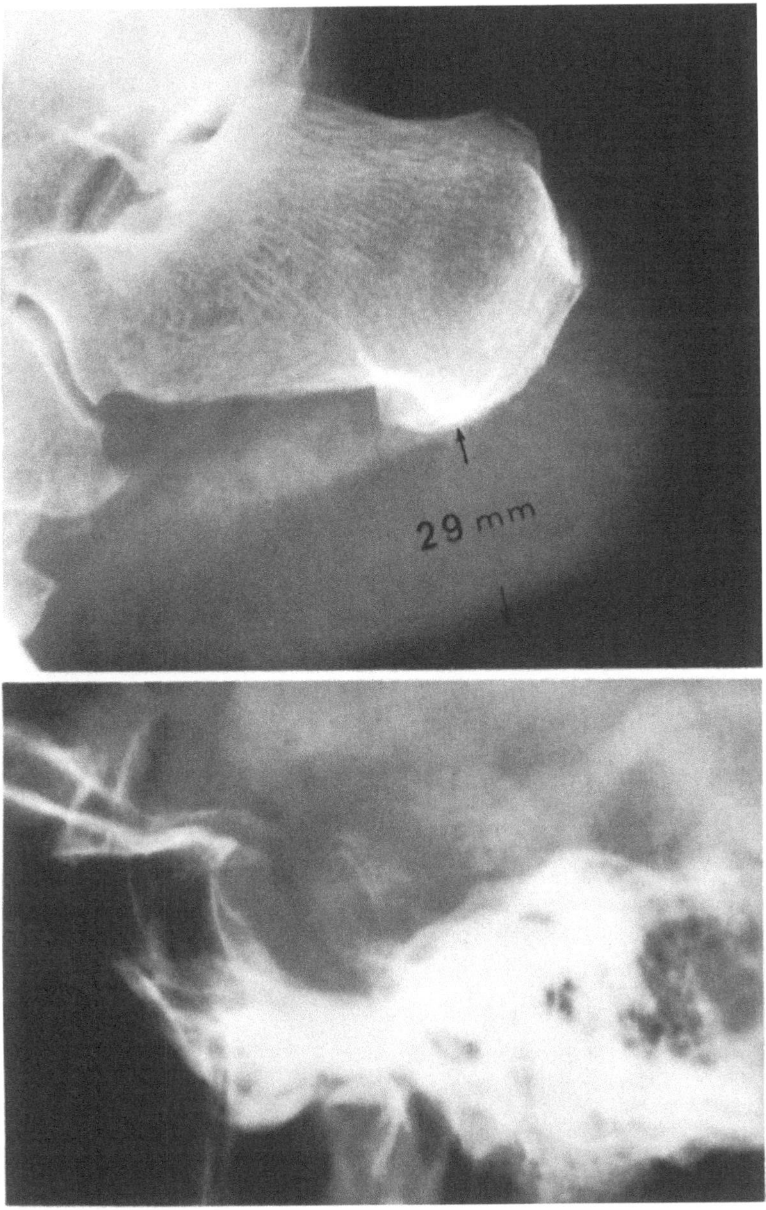

82

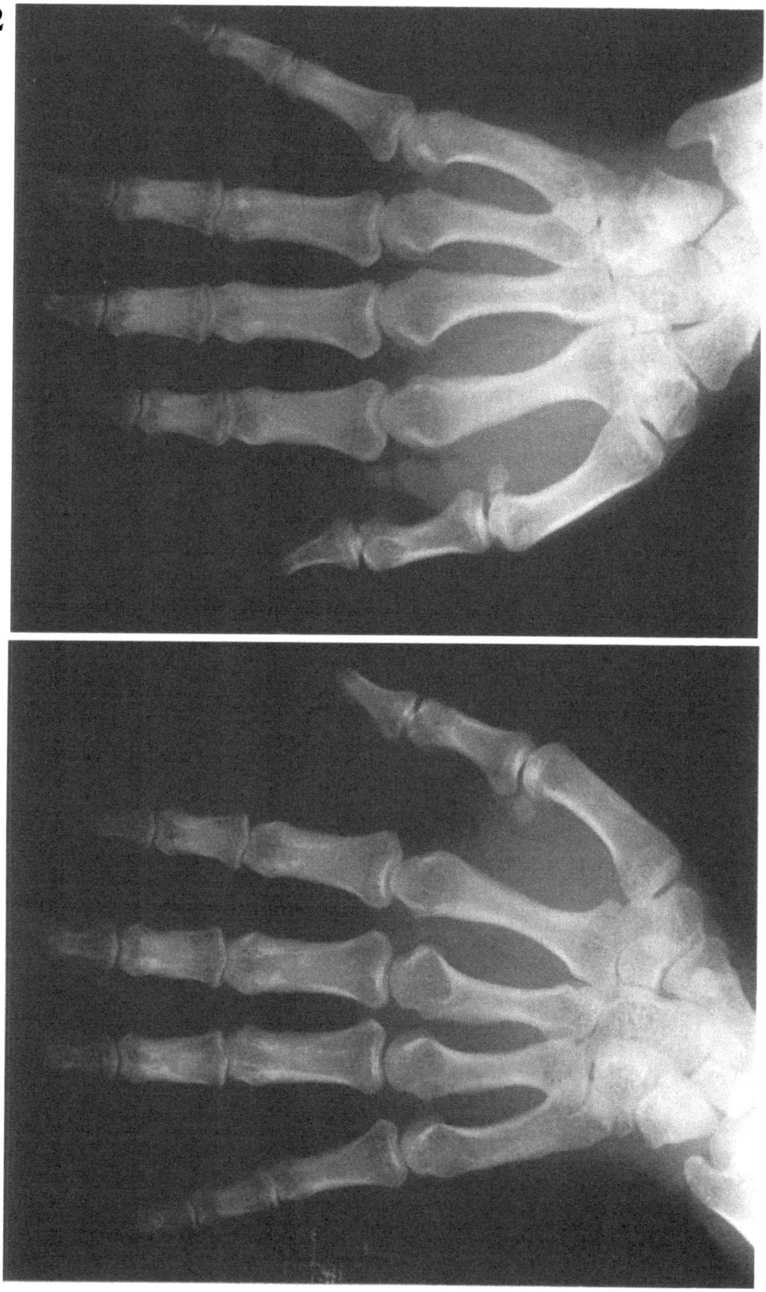

82

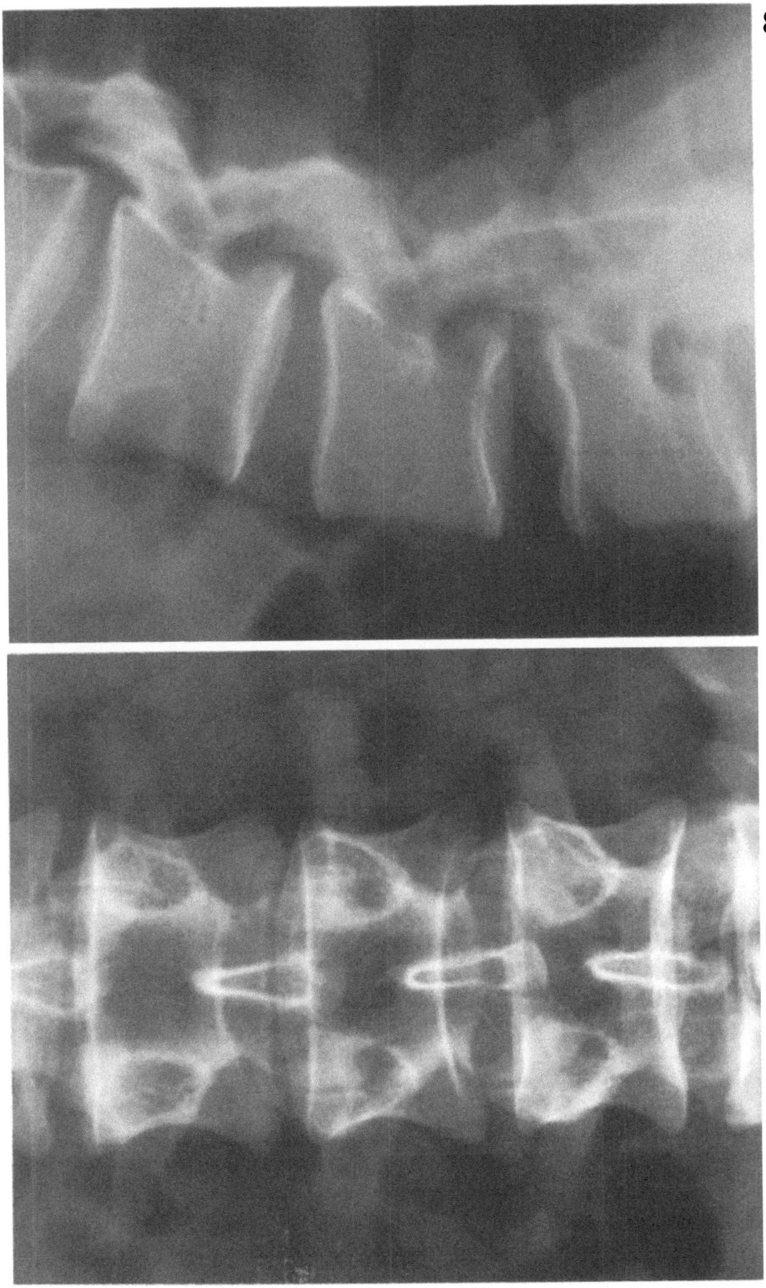

83

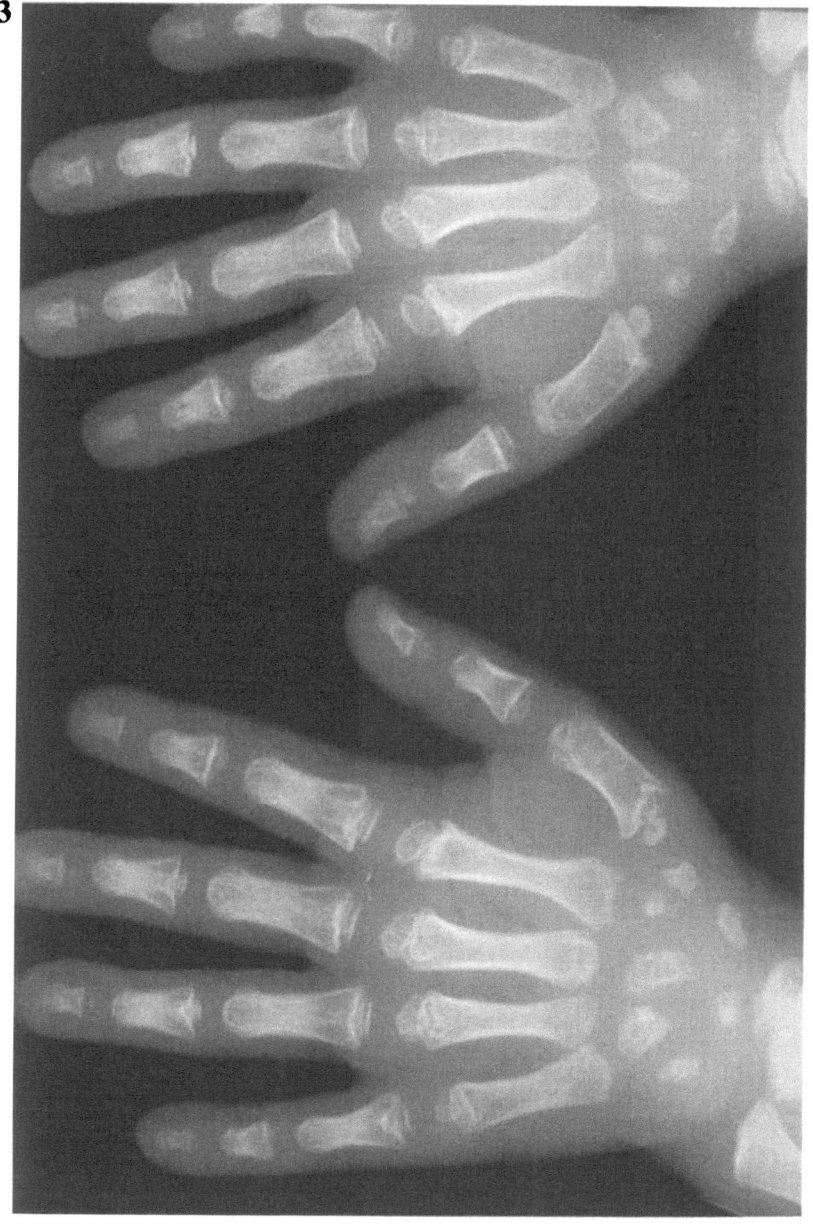

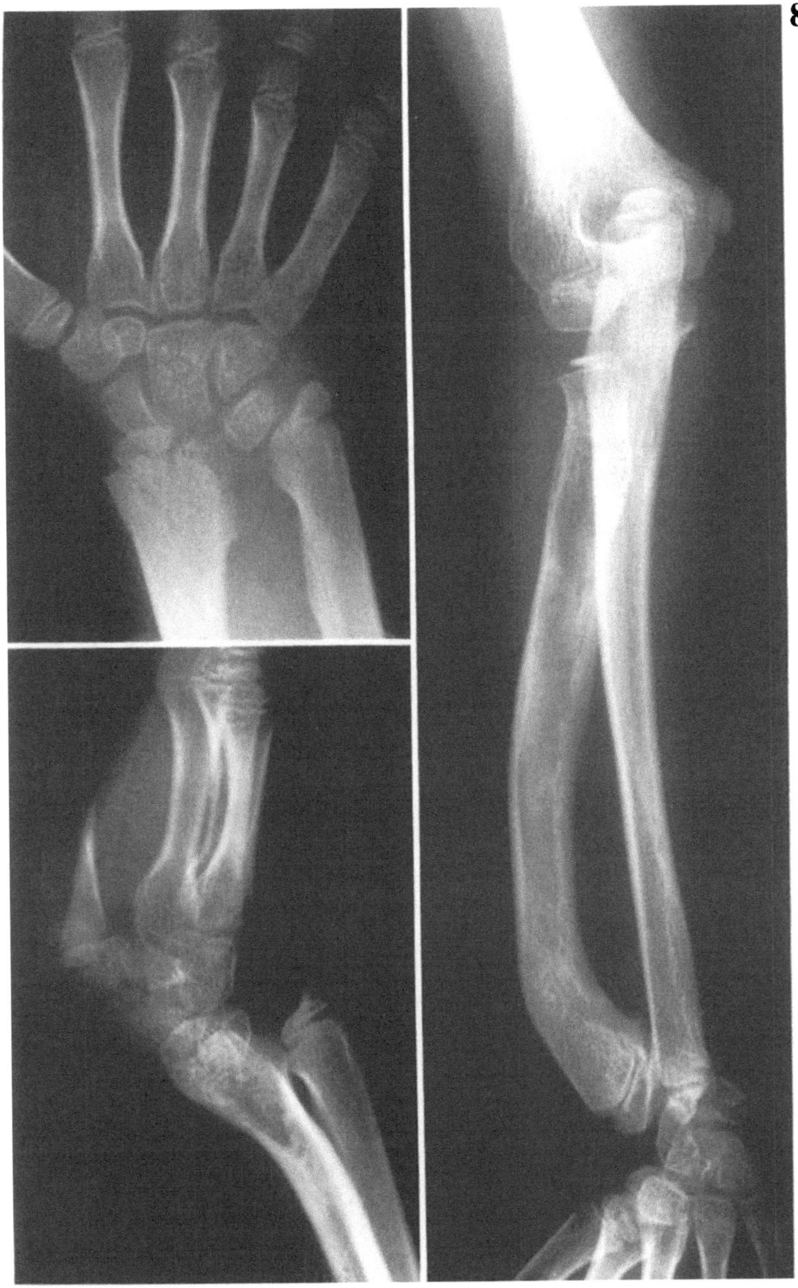

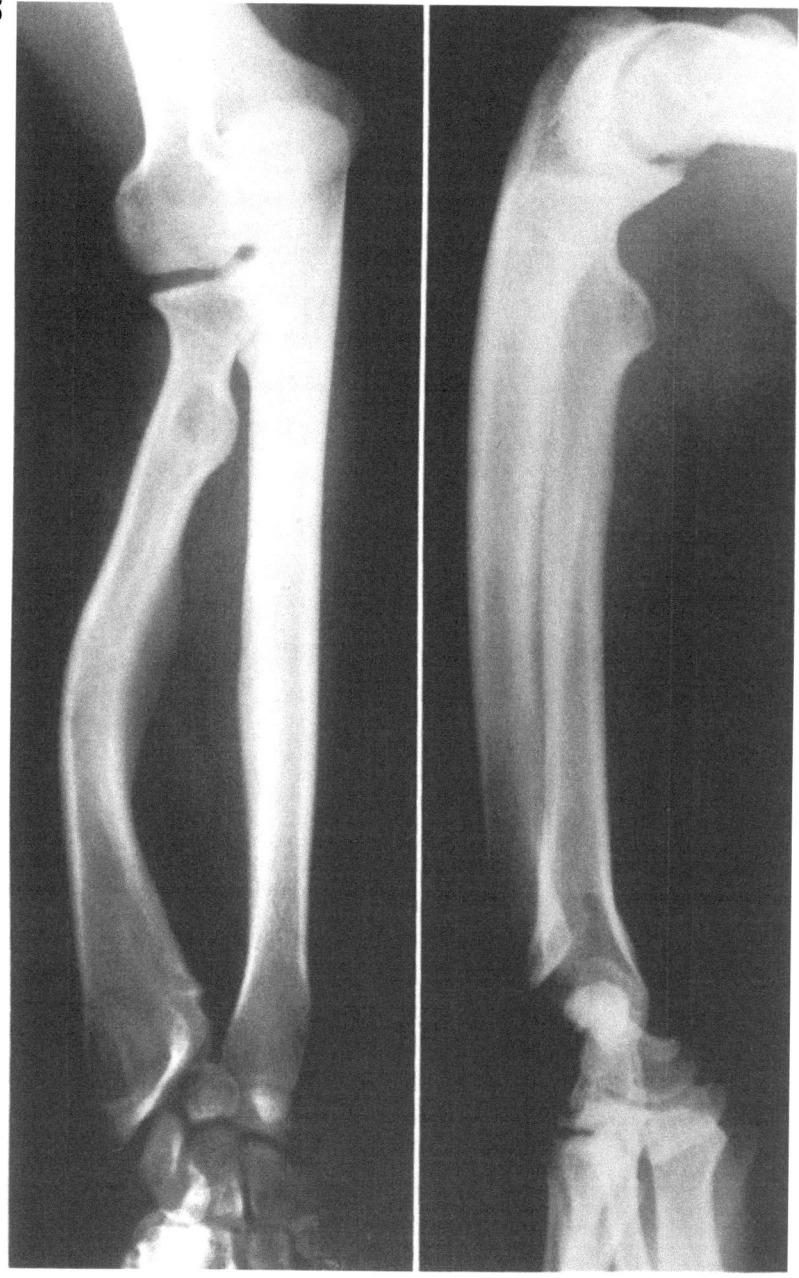

85

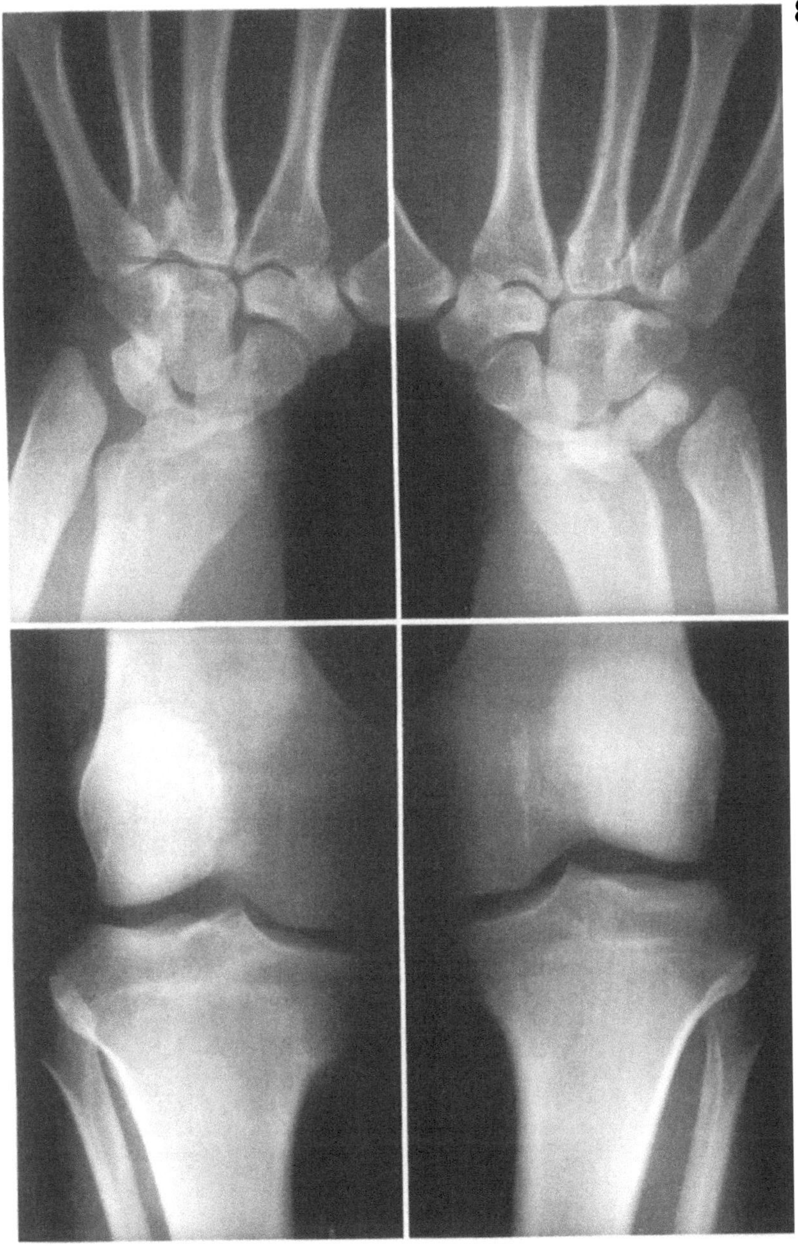

86

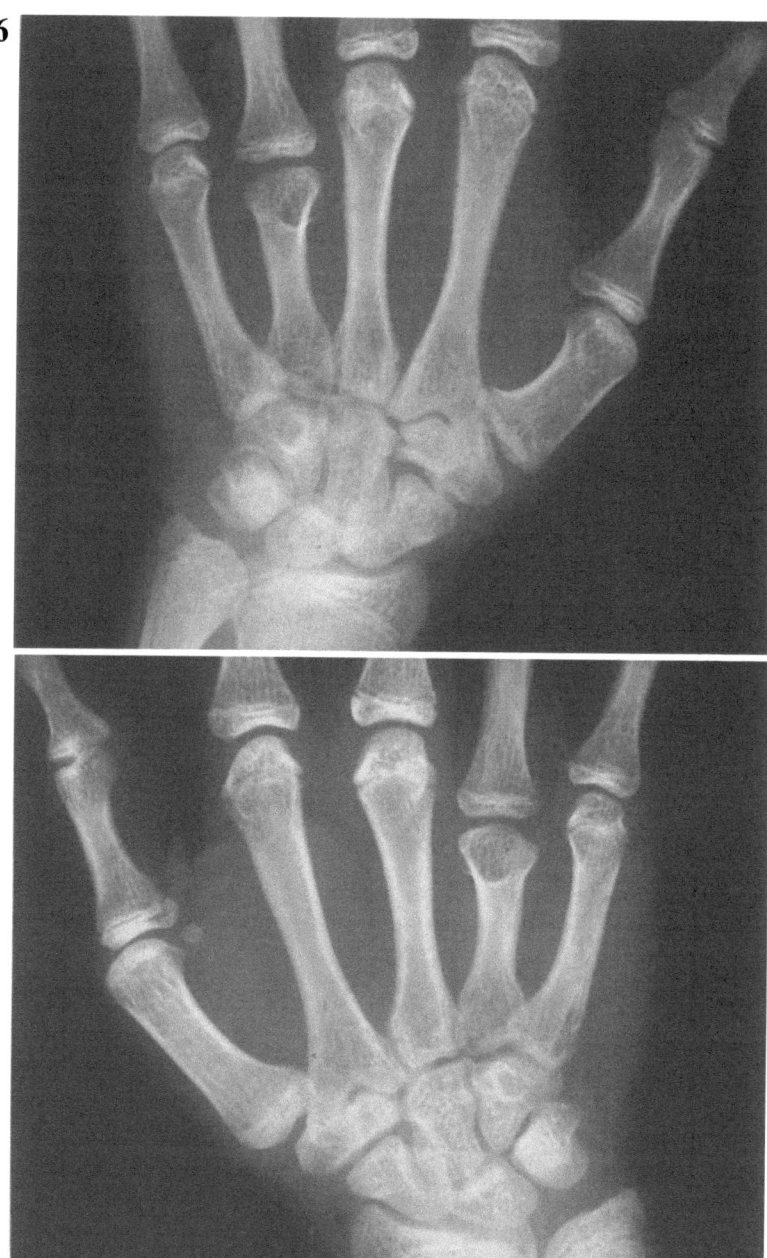

86

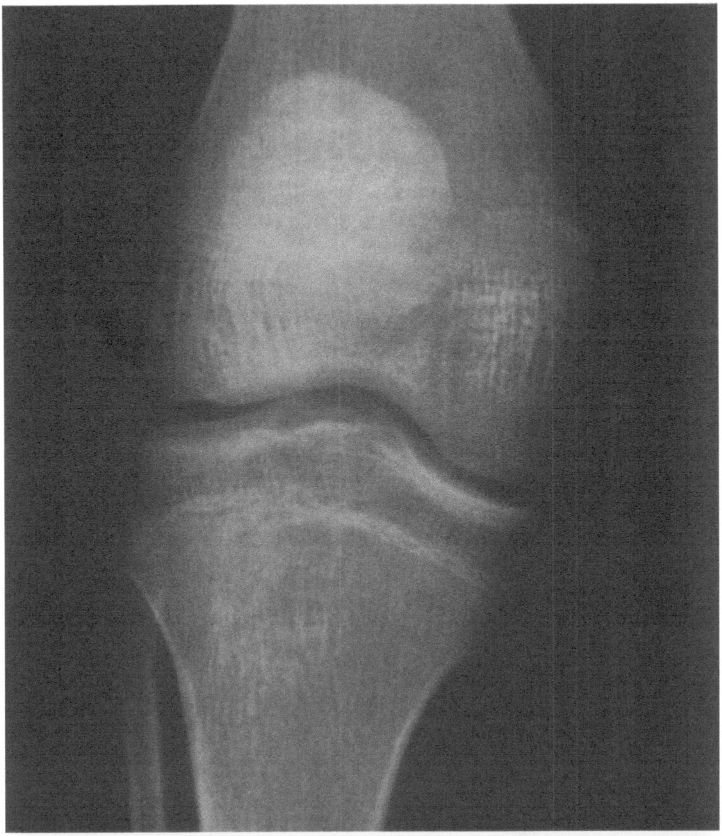

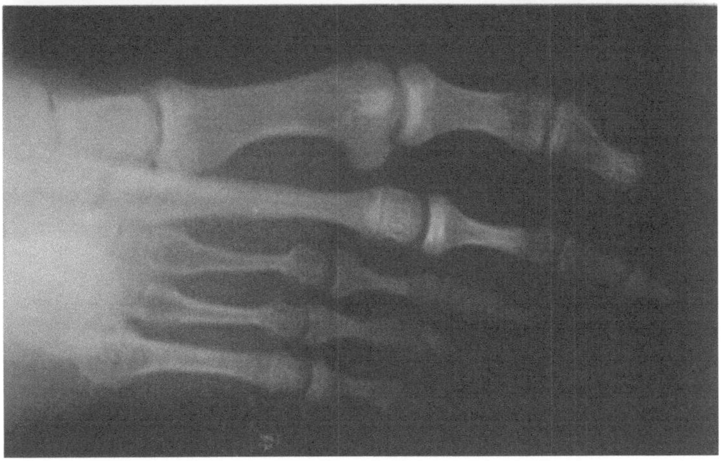

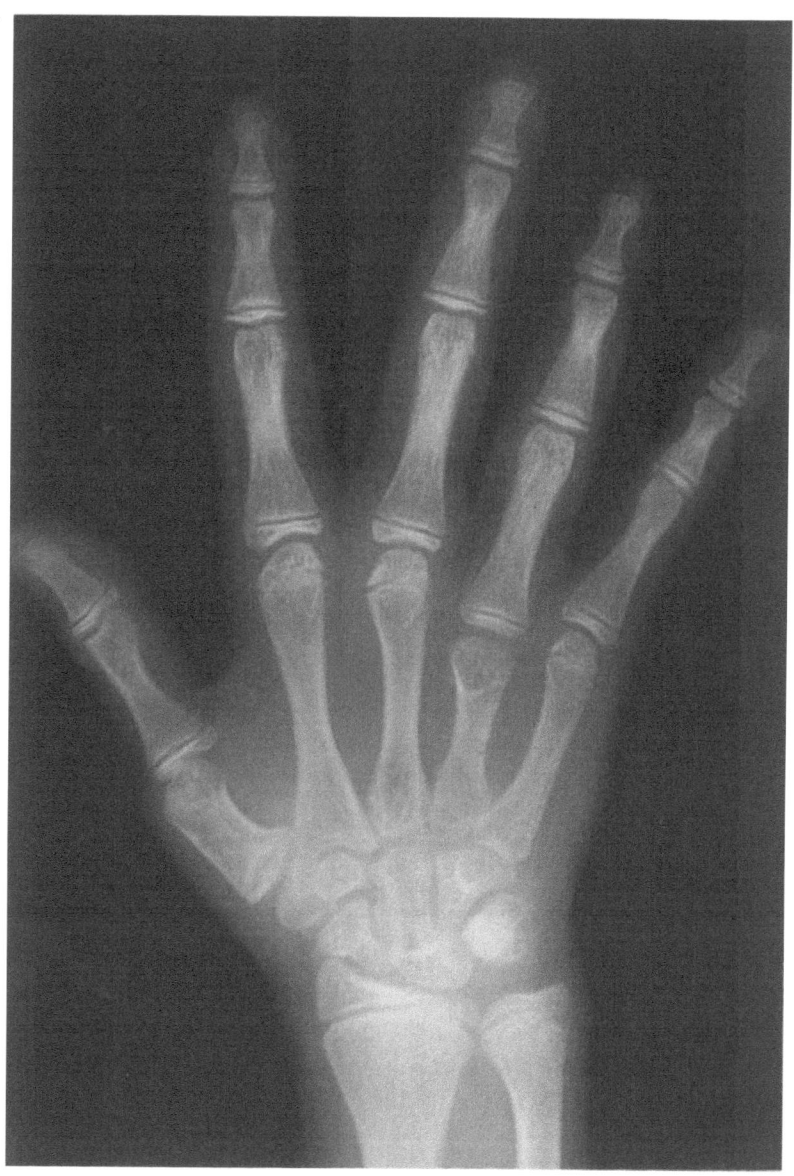

88

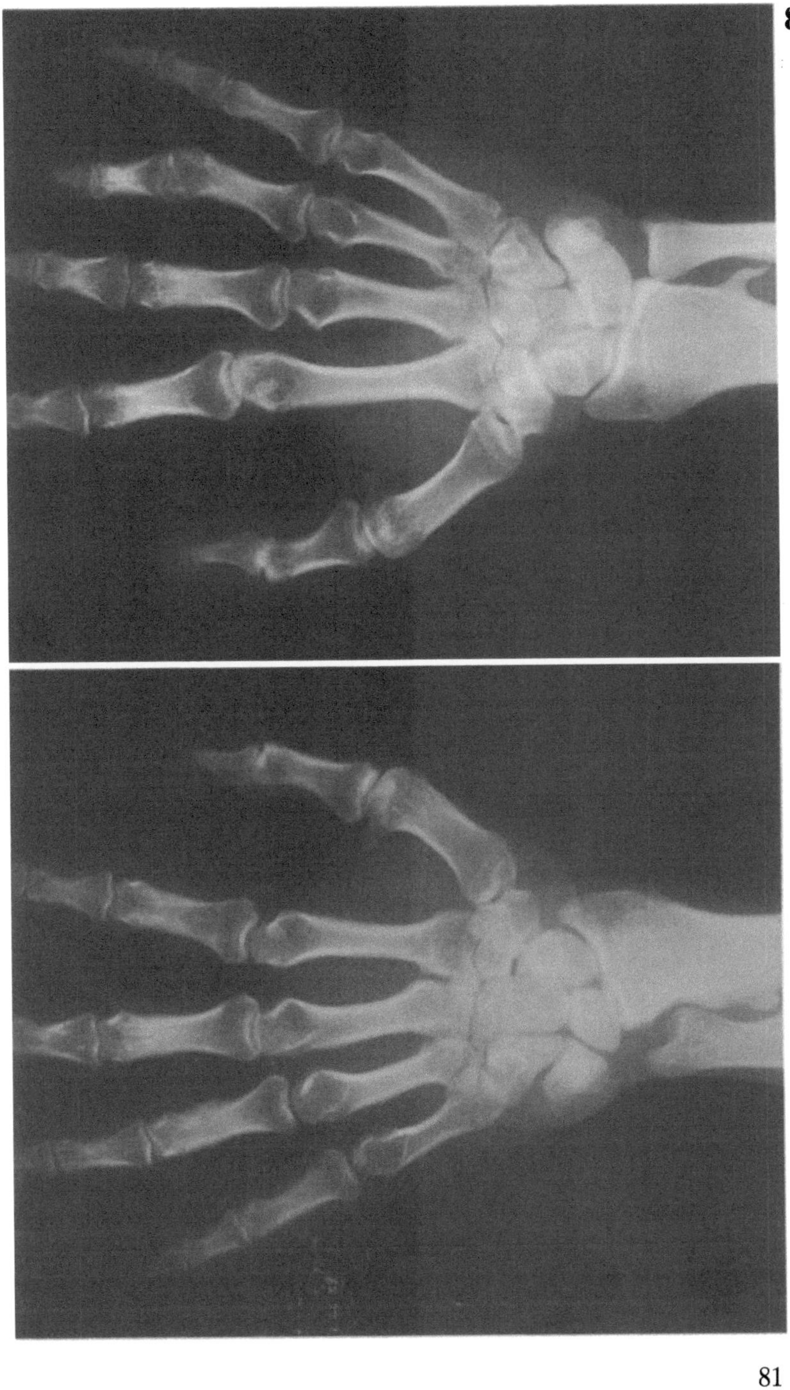

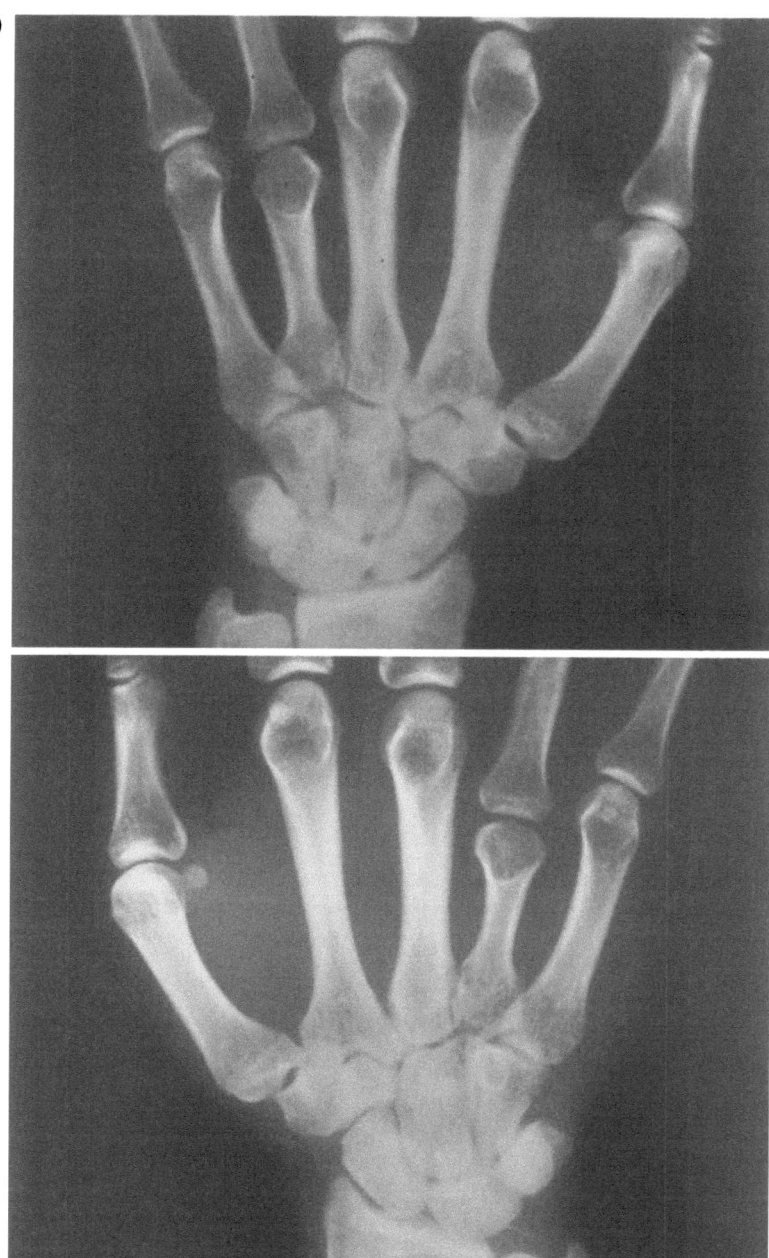

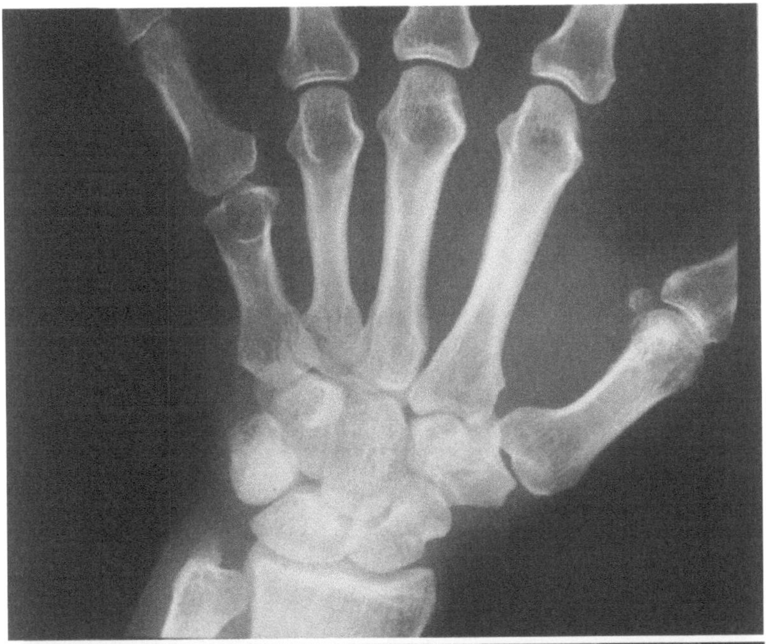

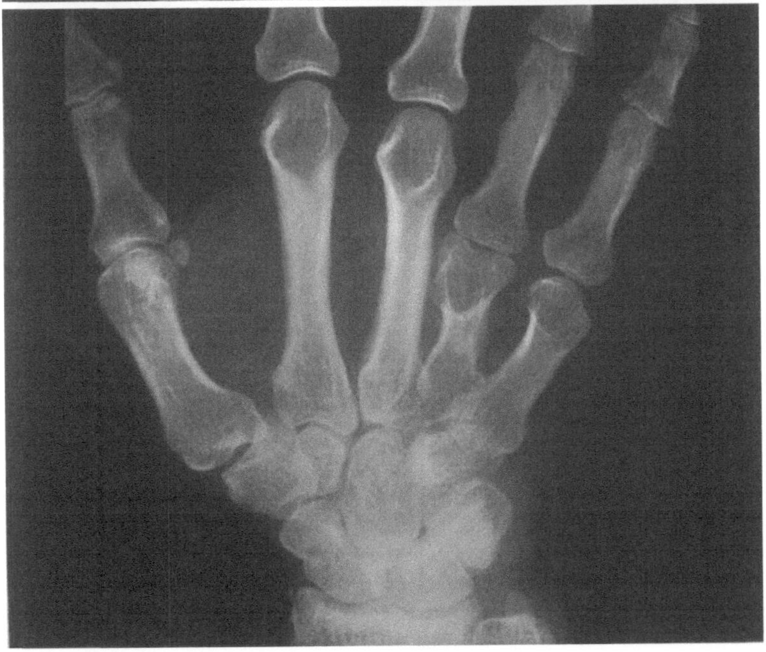

91

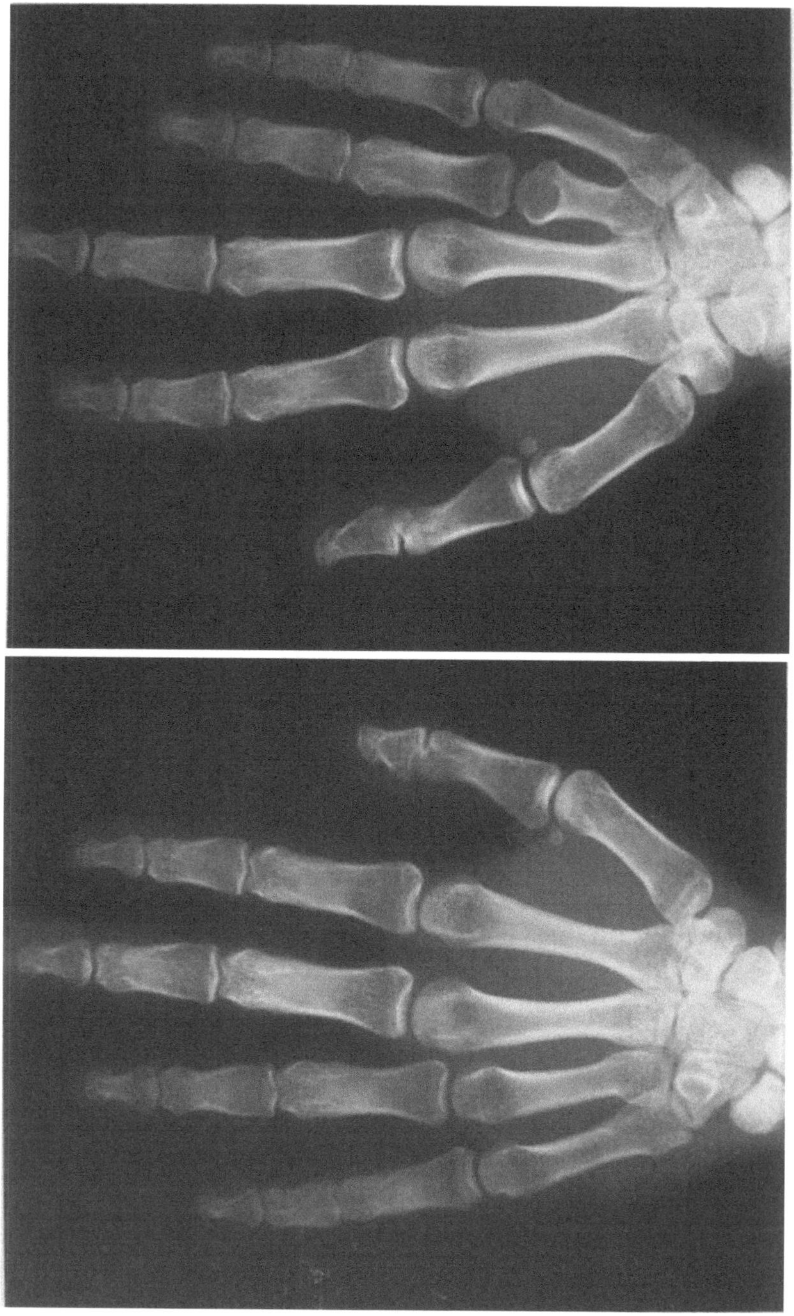

92

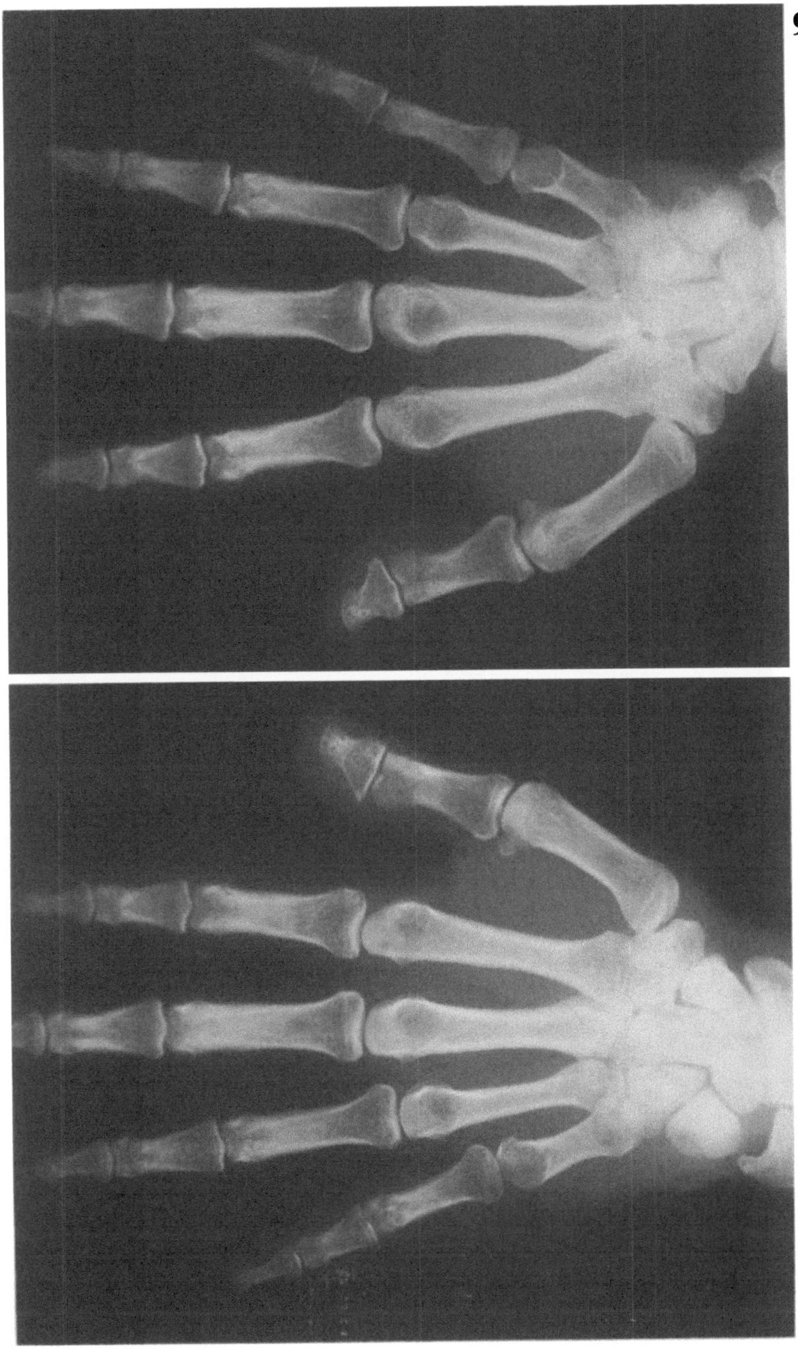

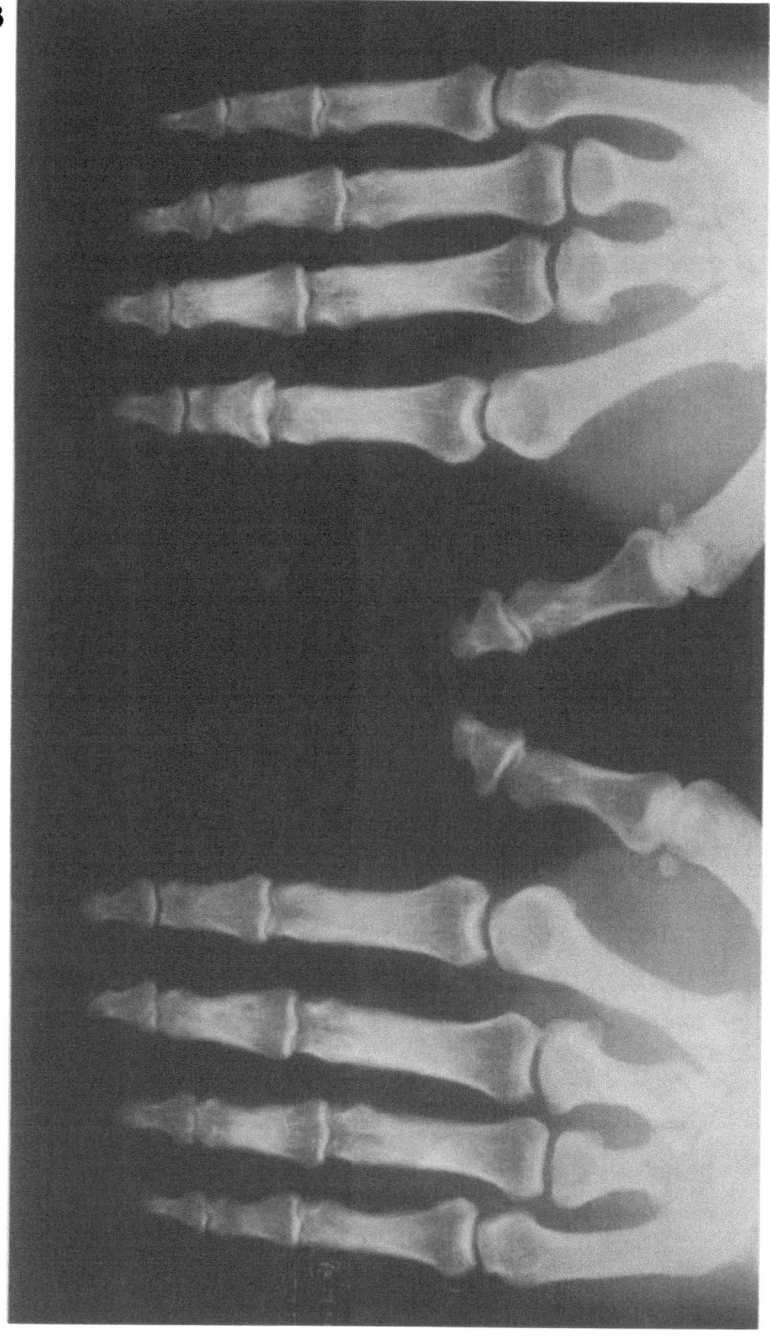

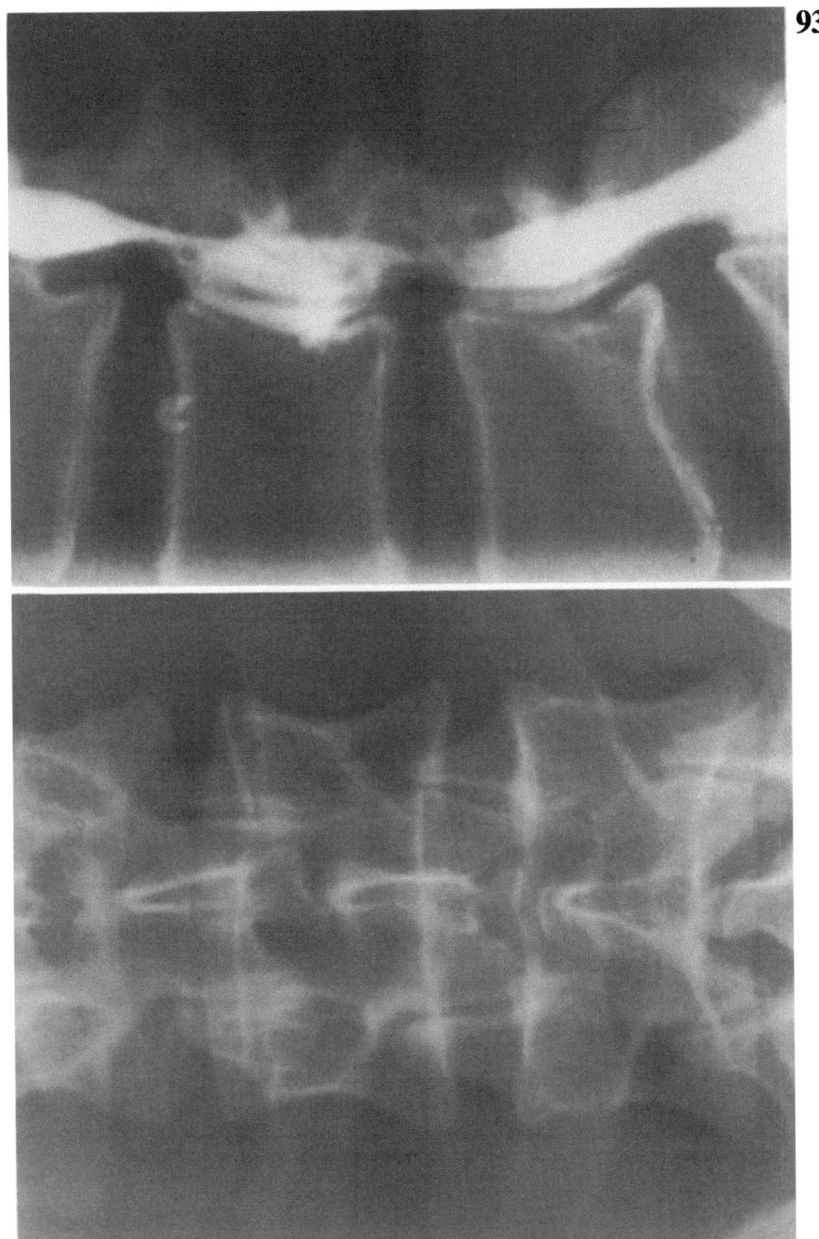

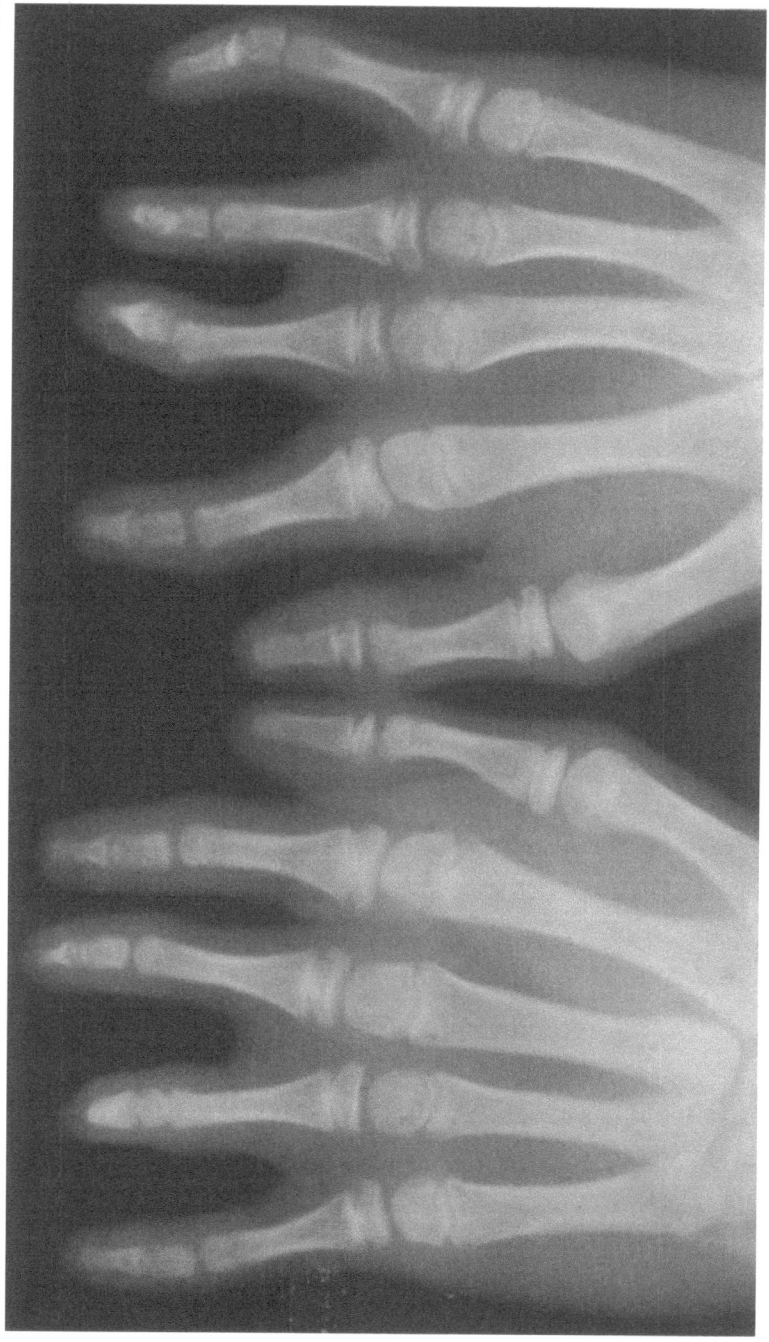

94

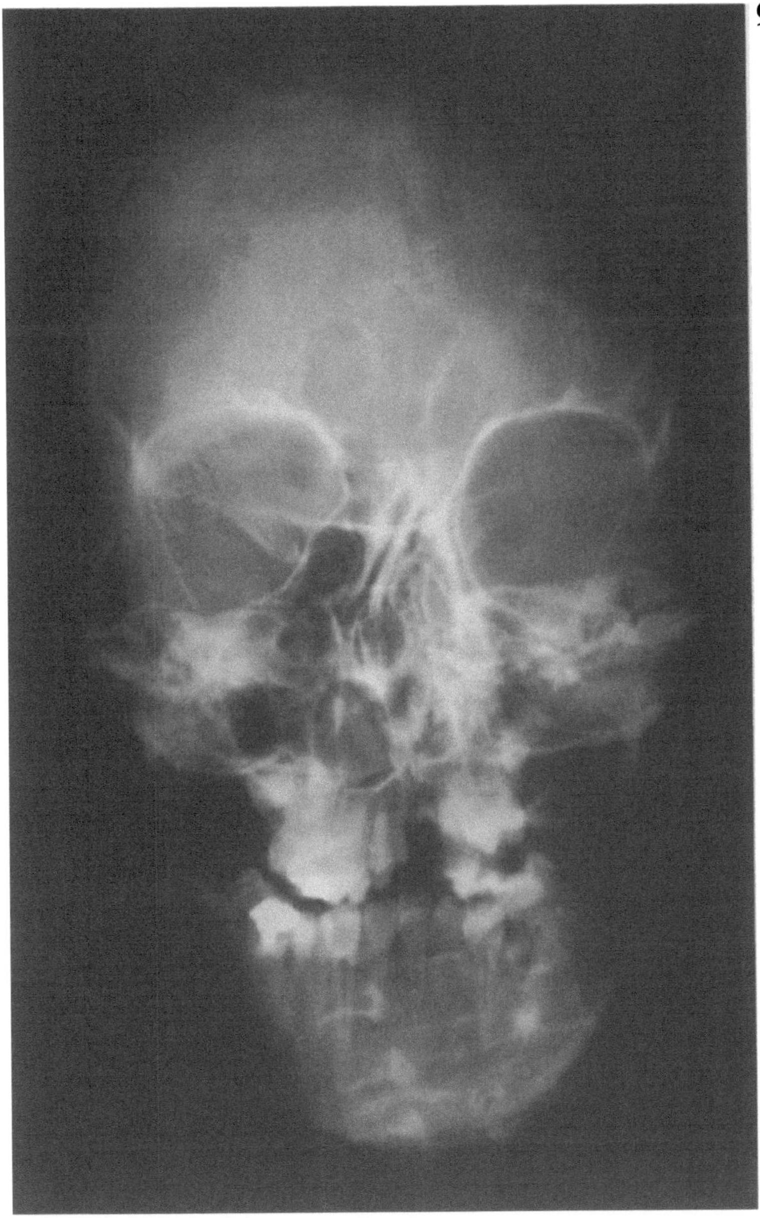

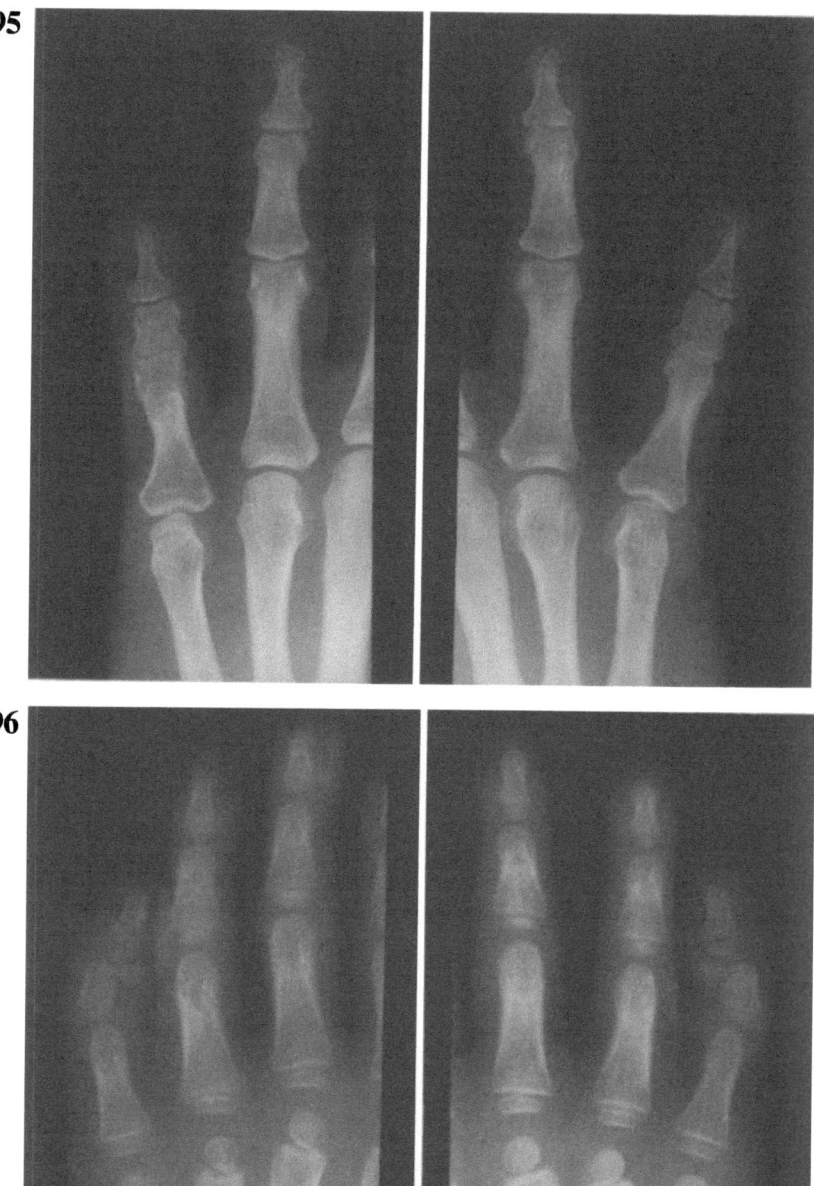

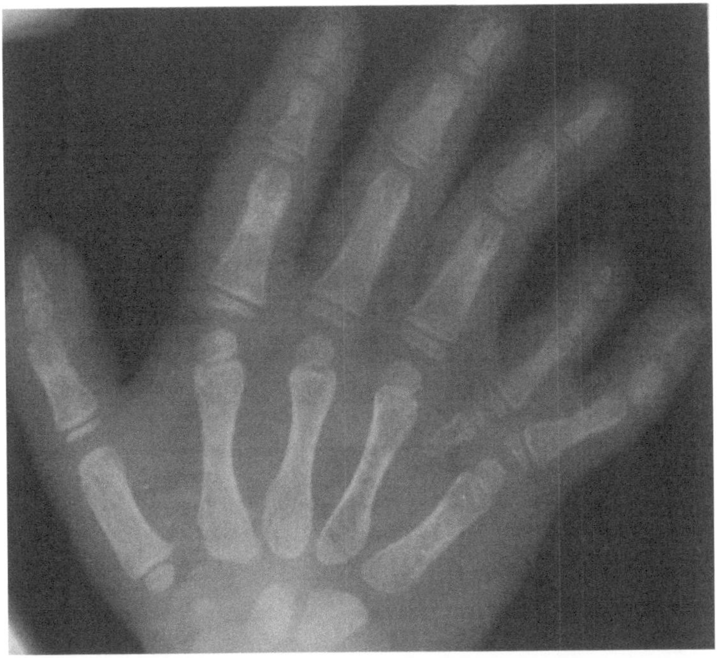

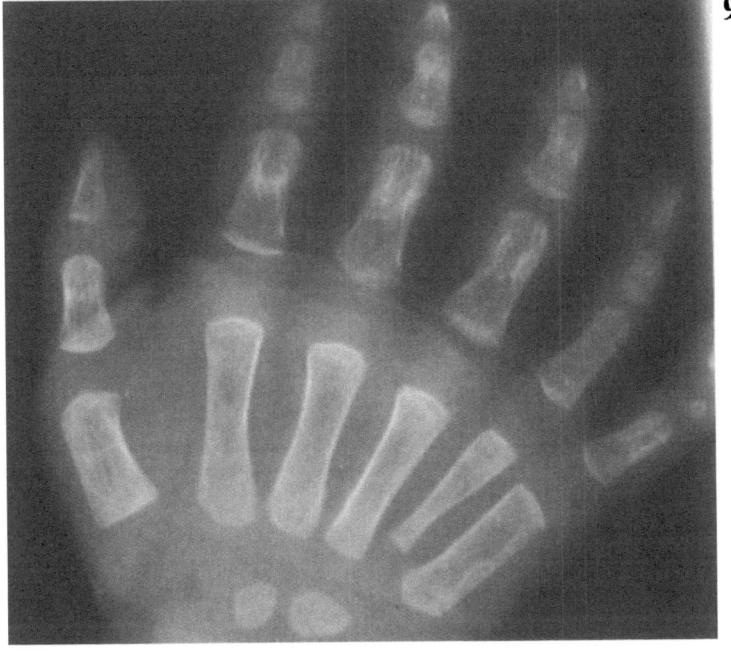

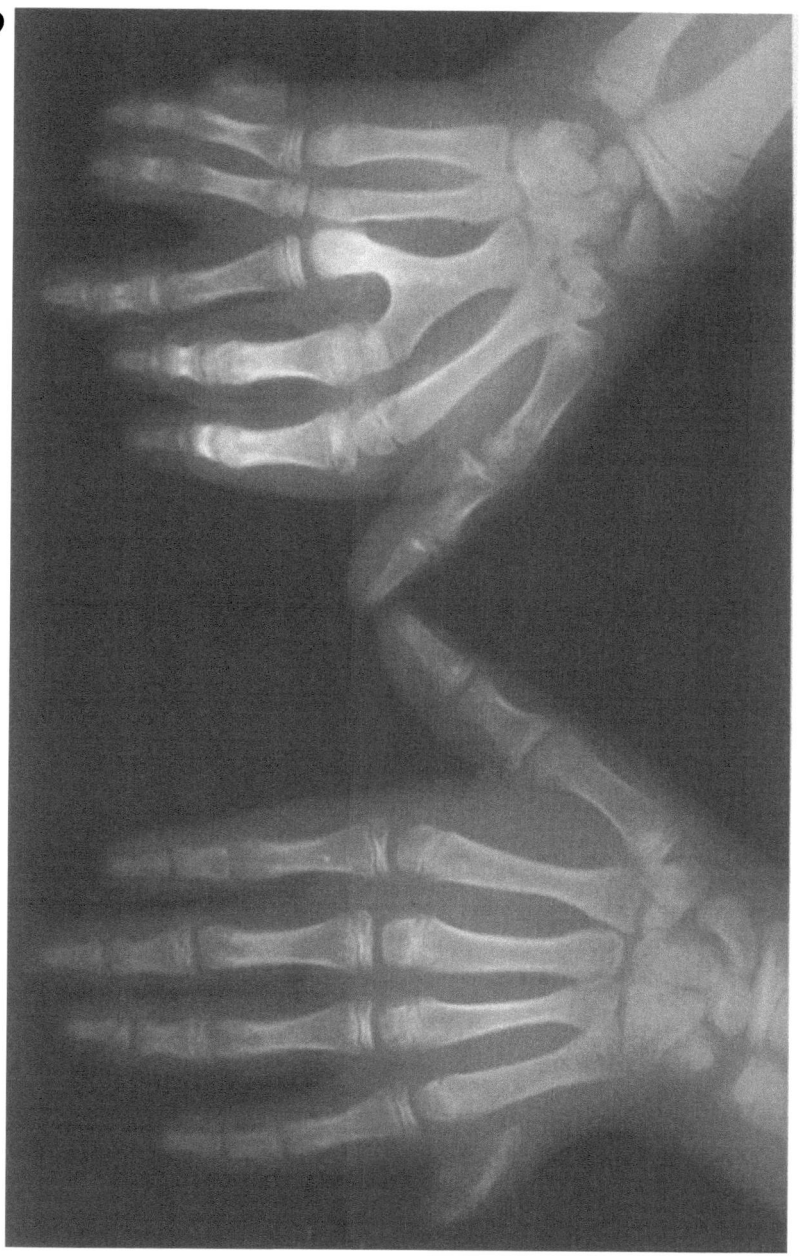

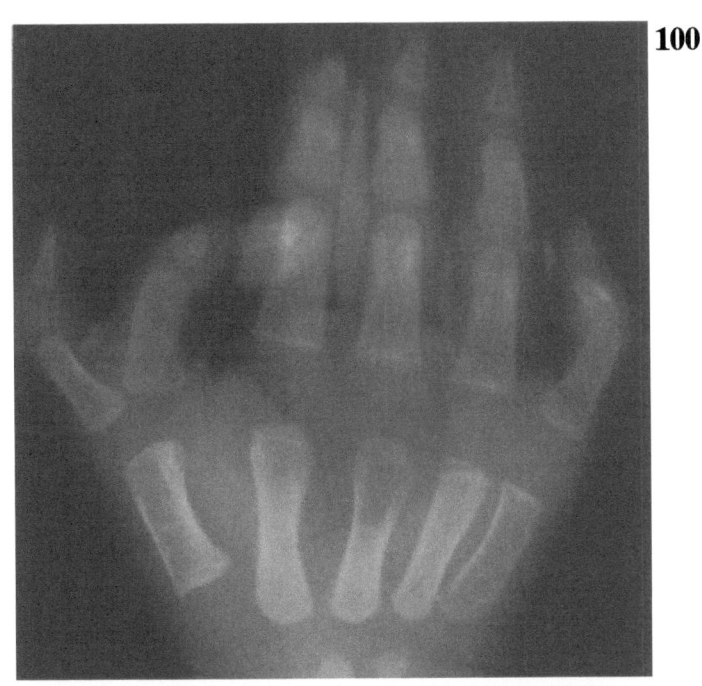

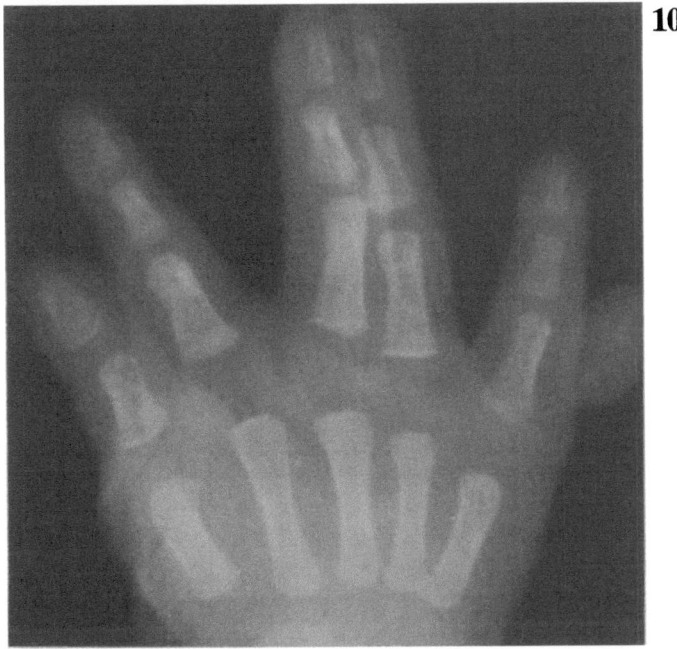

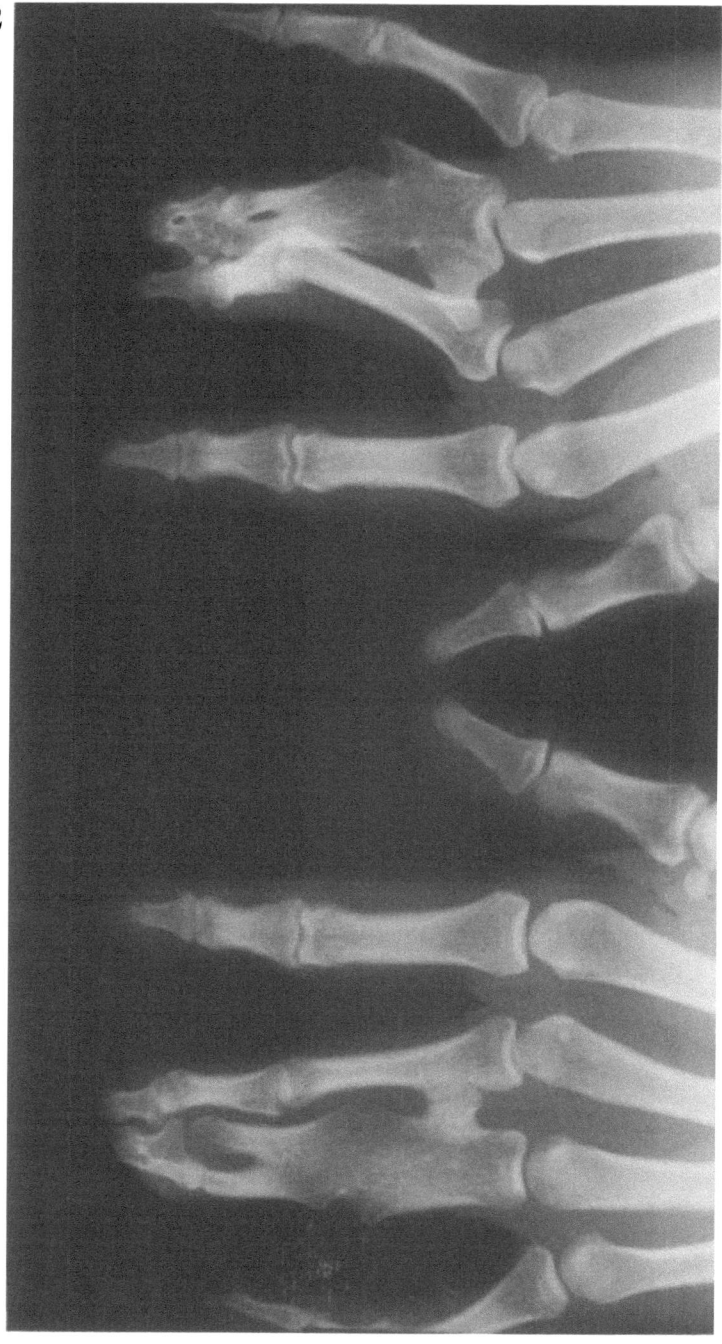

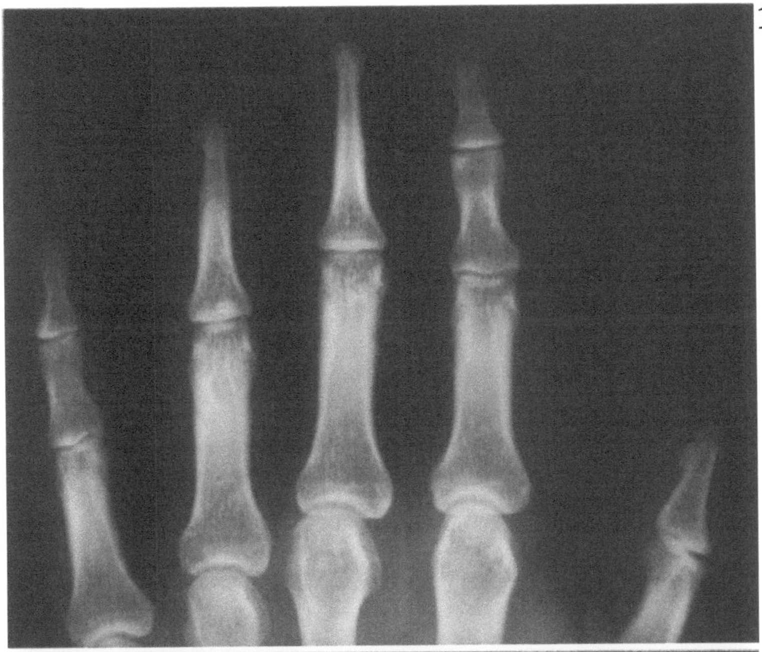

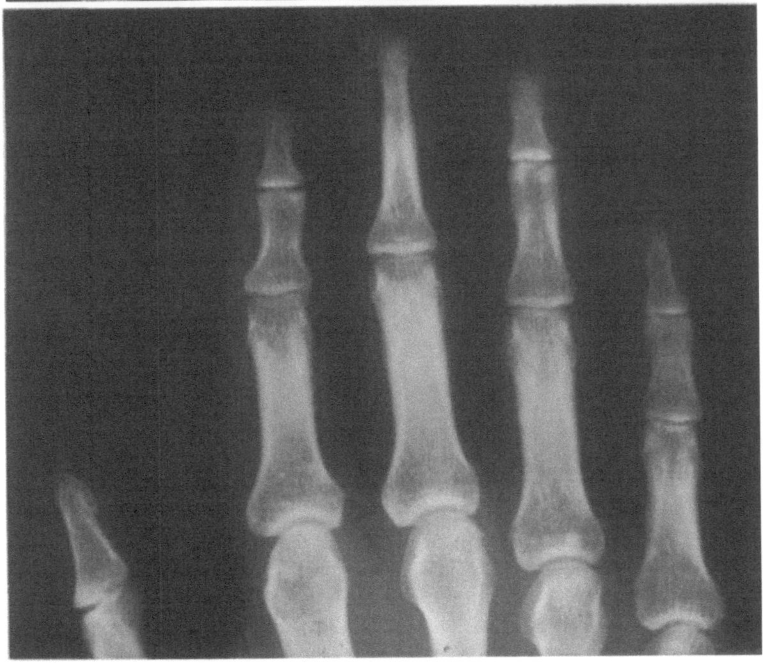

104

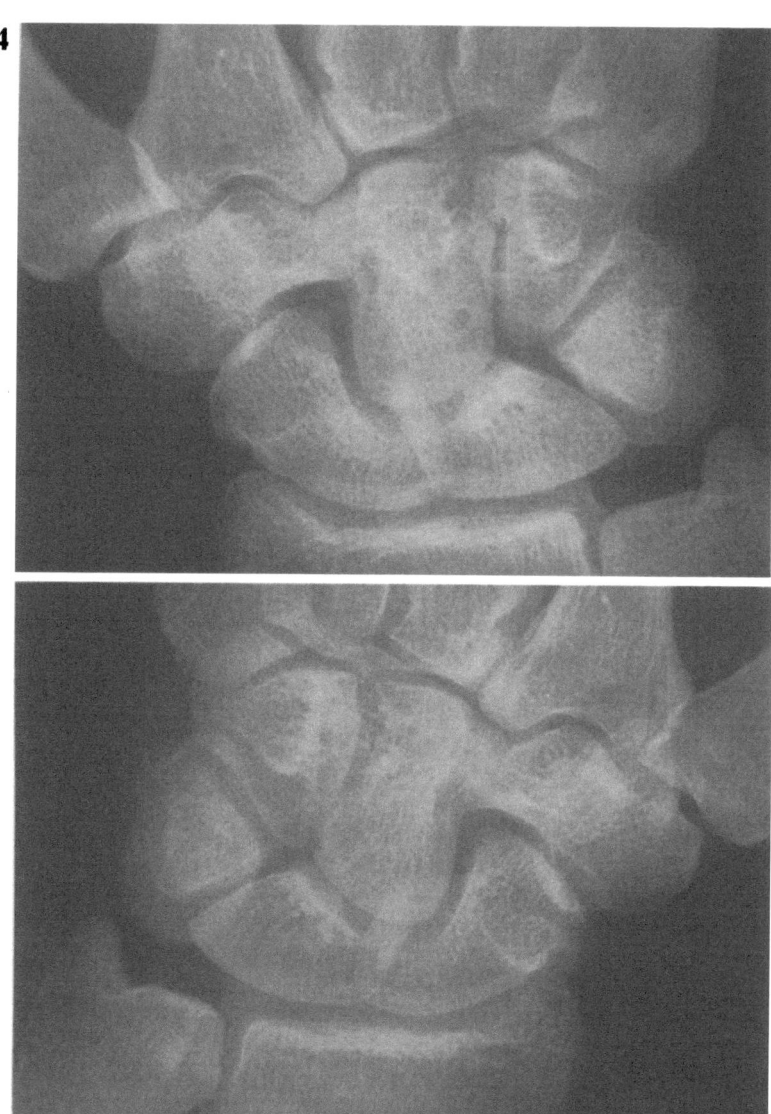

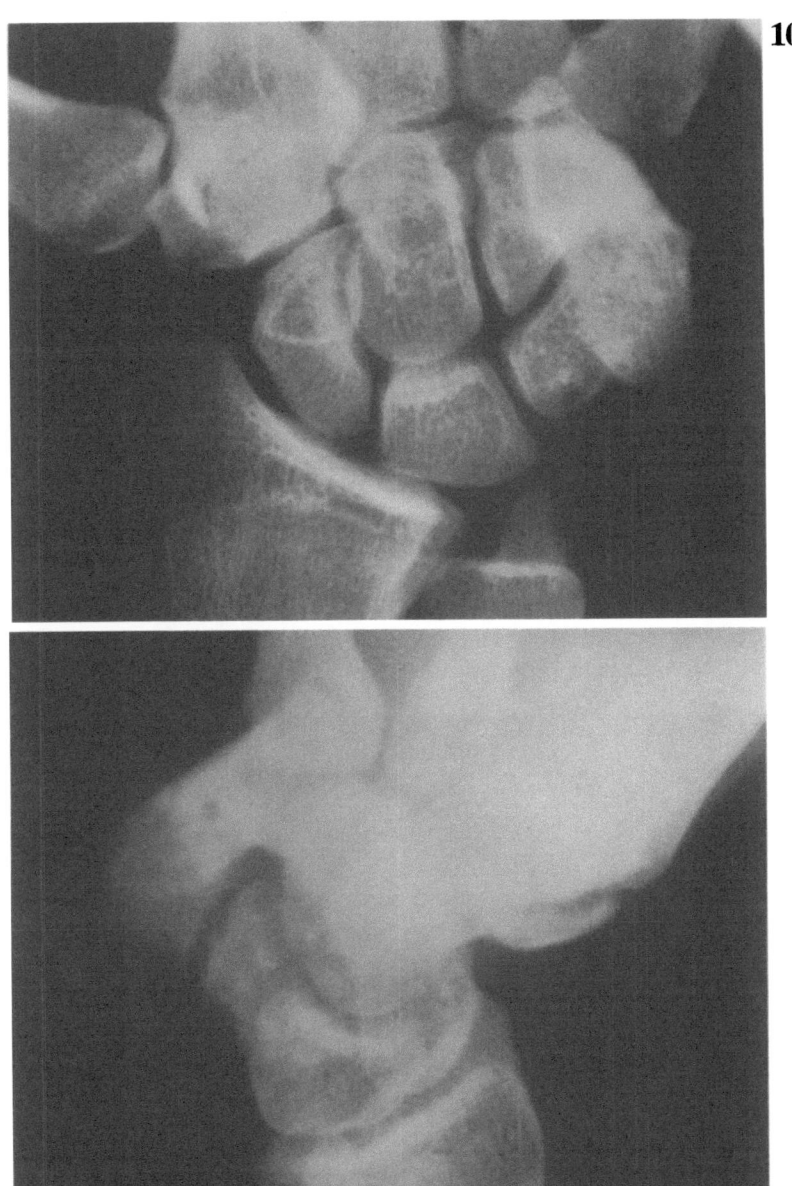

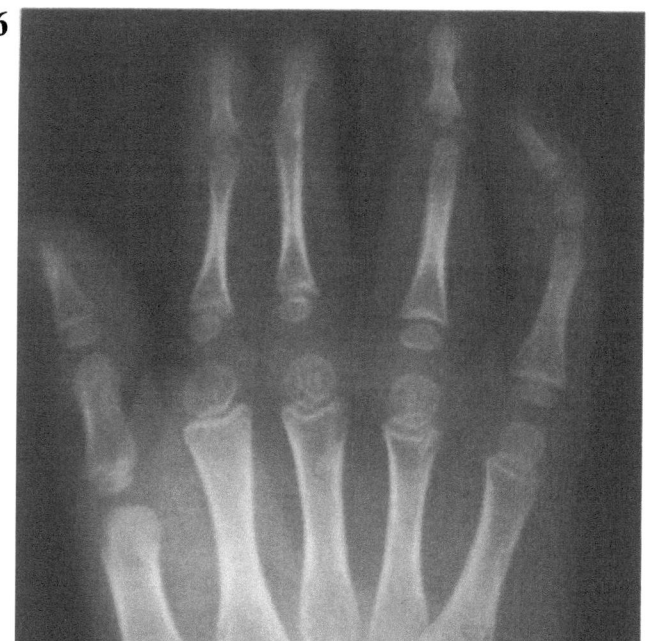

106

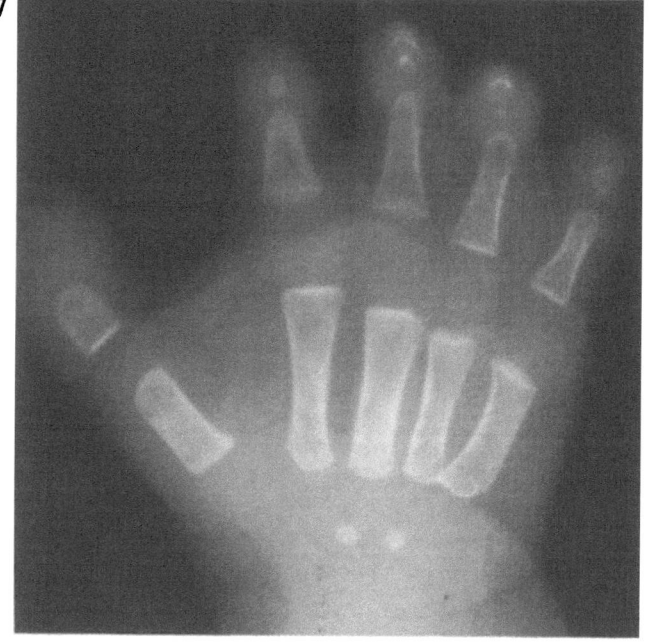

107

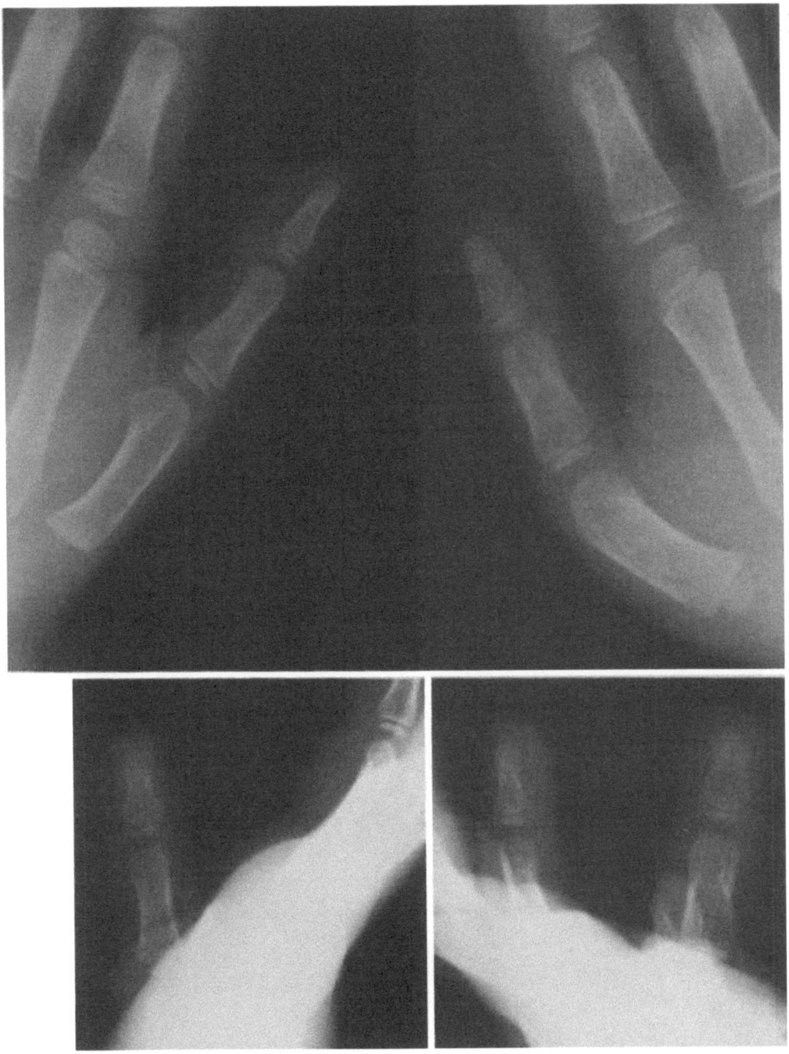

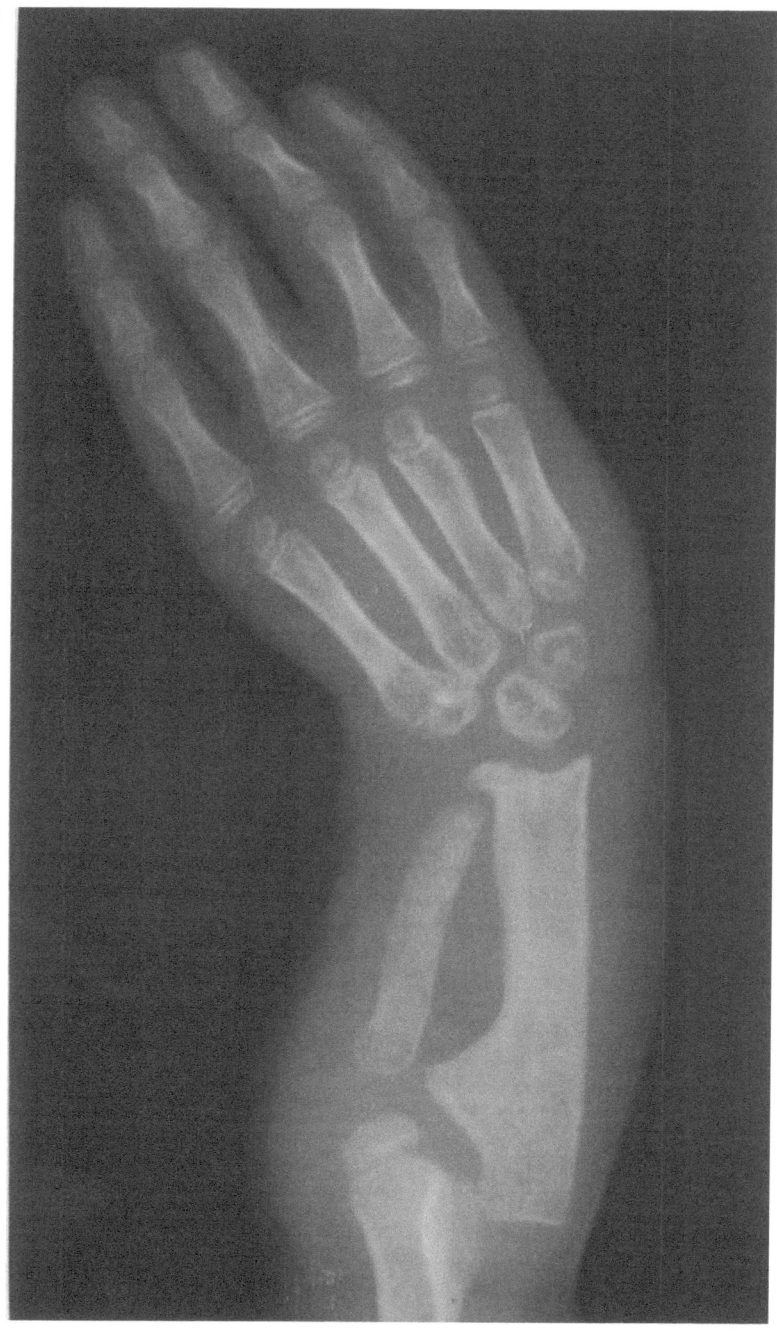

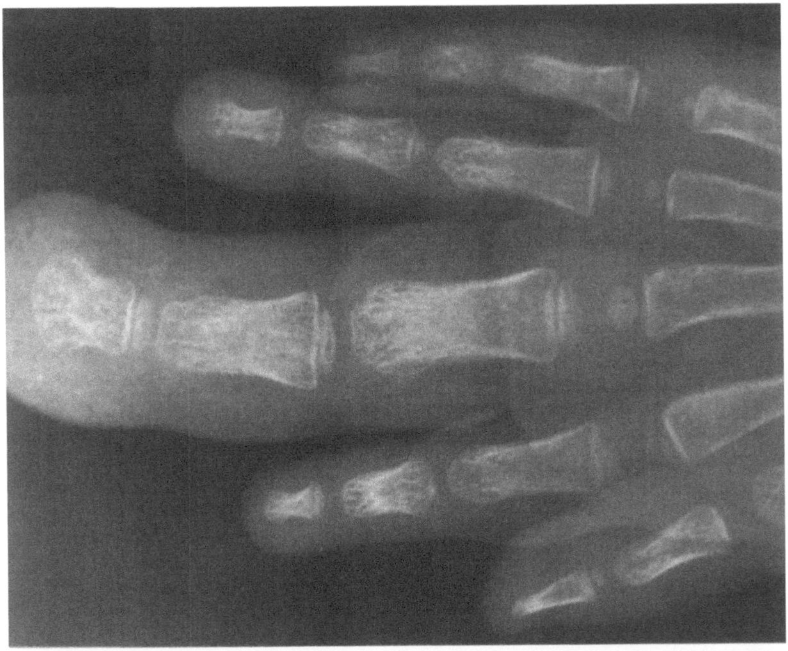

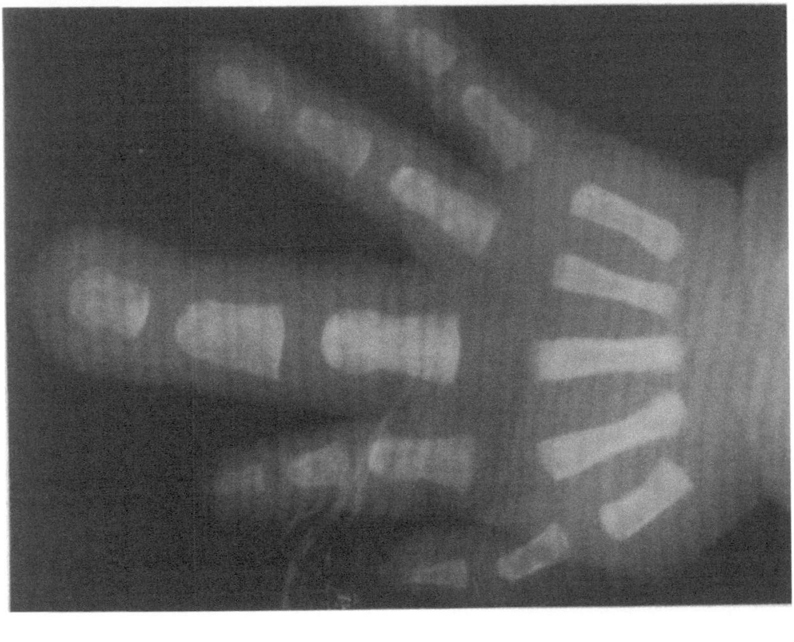

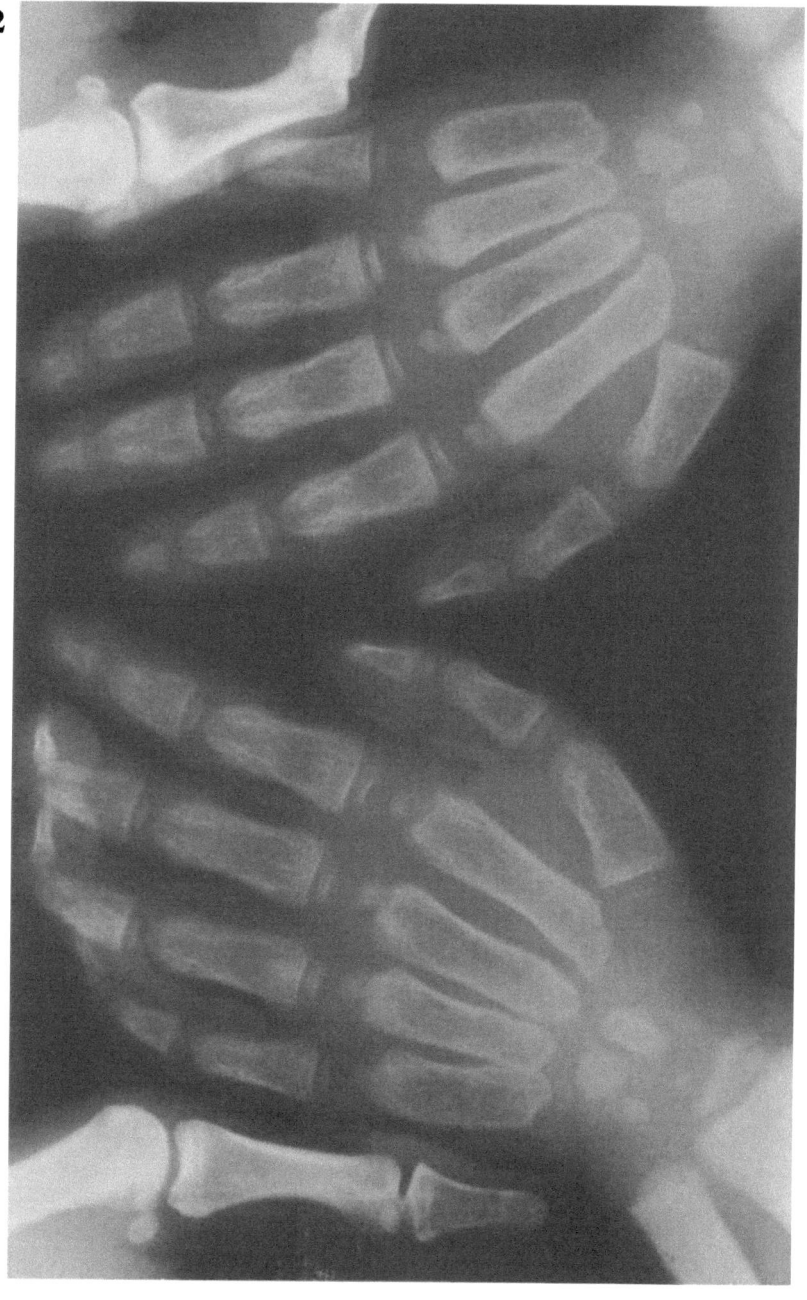

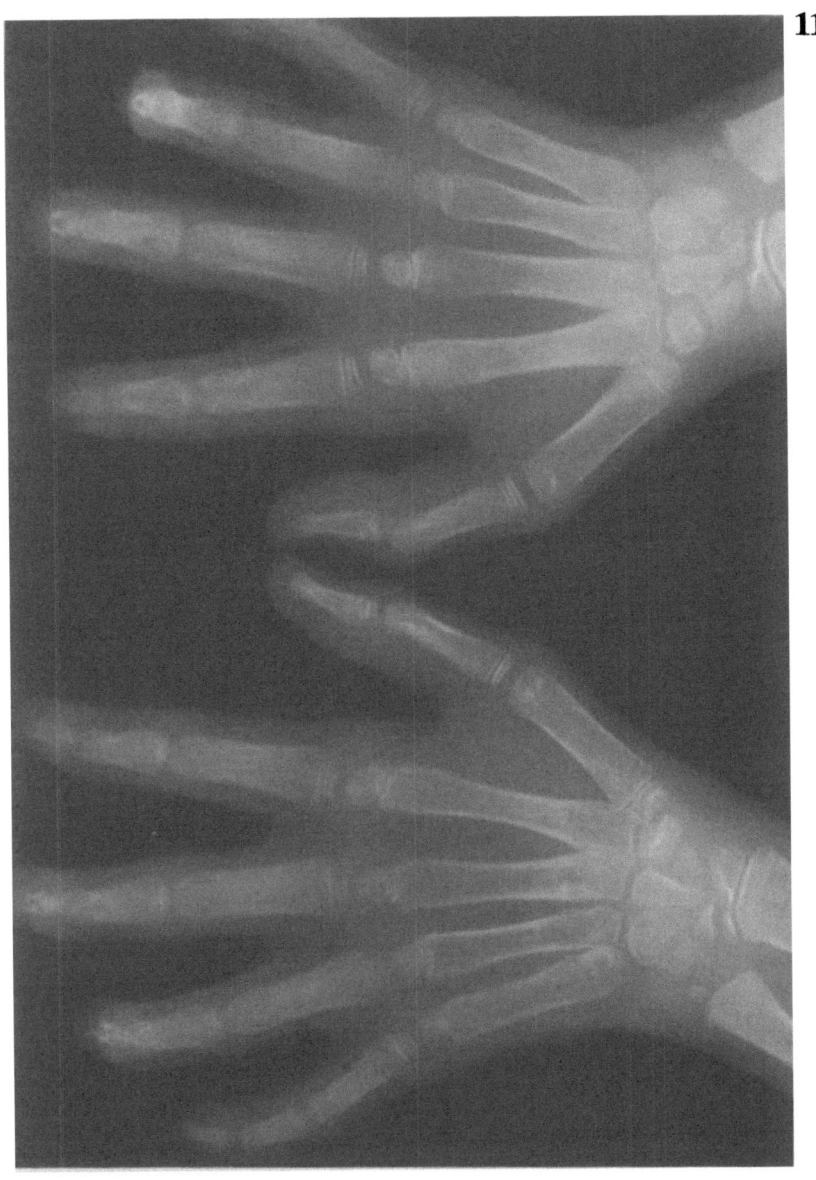

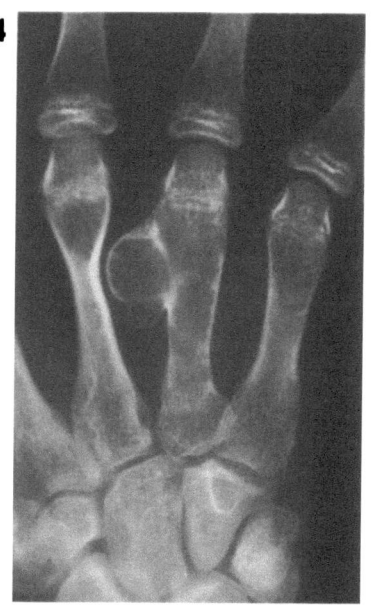
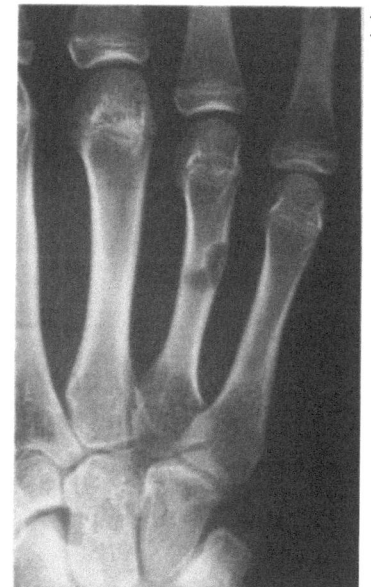
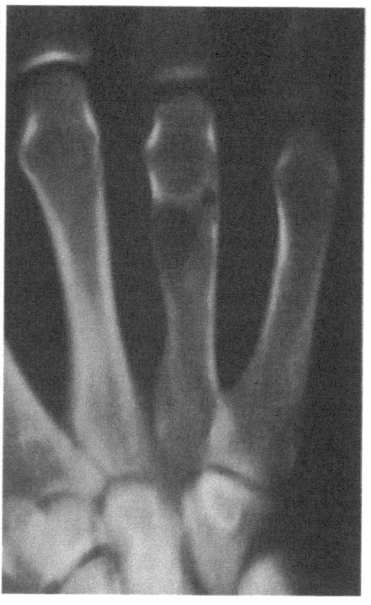

117

118

119

120

121

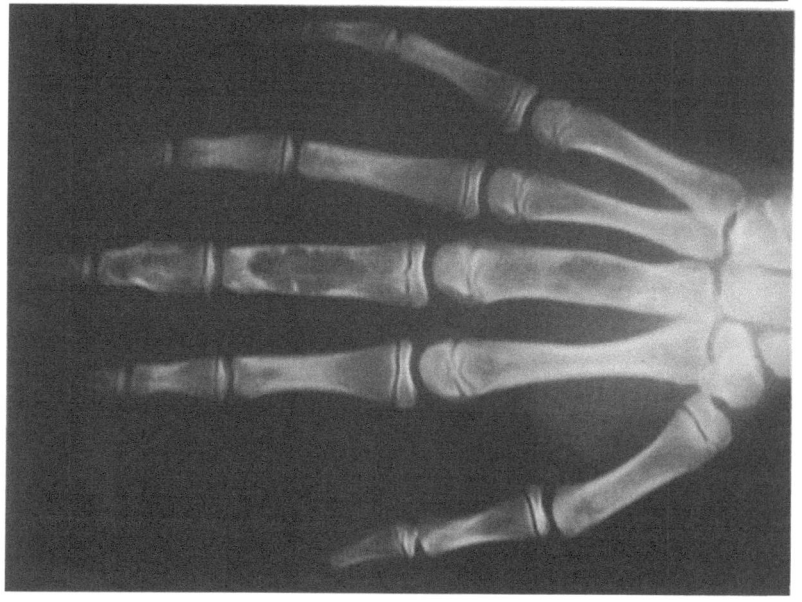

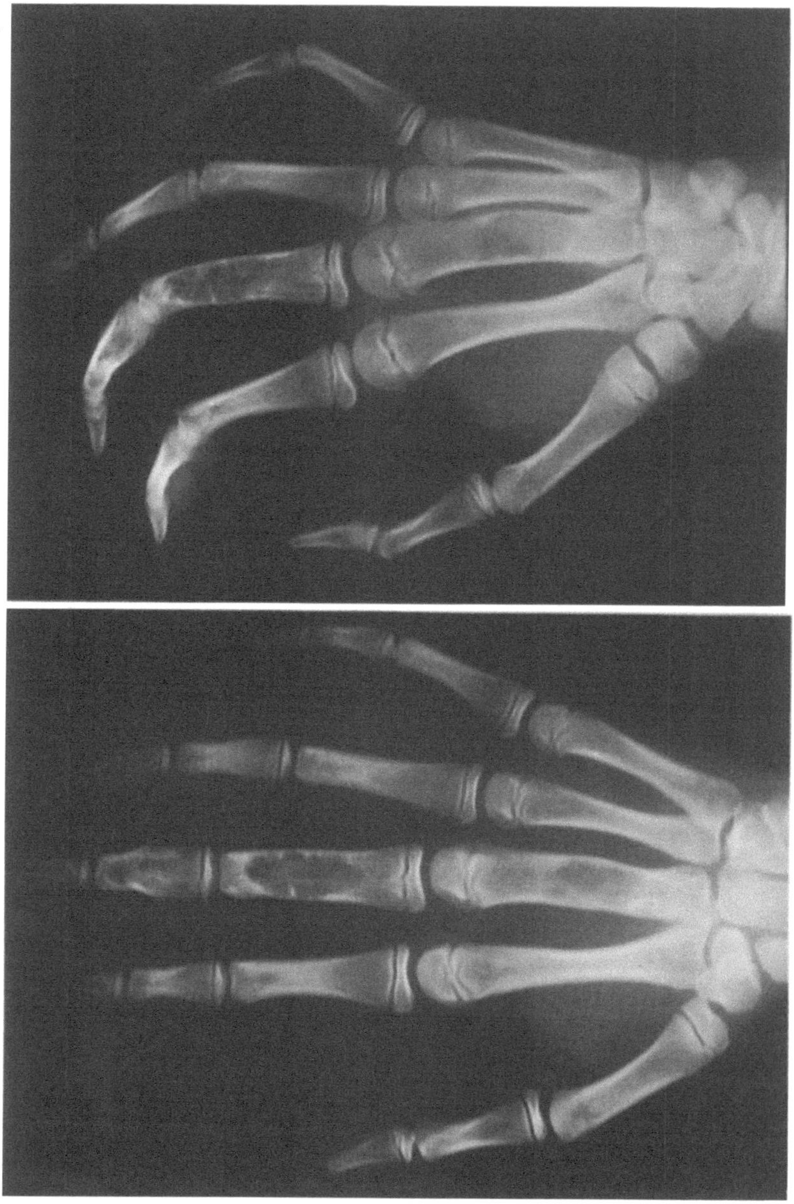

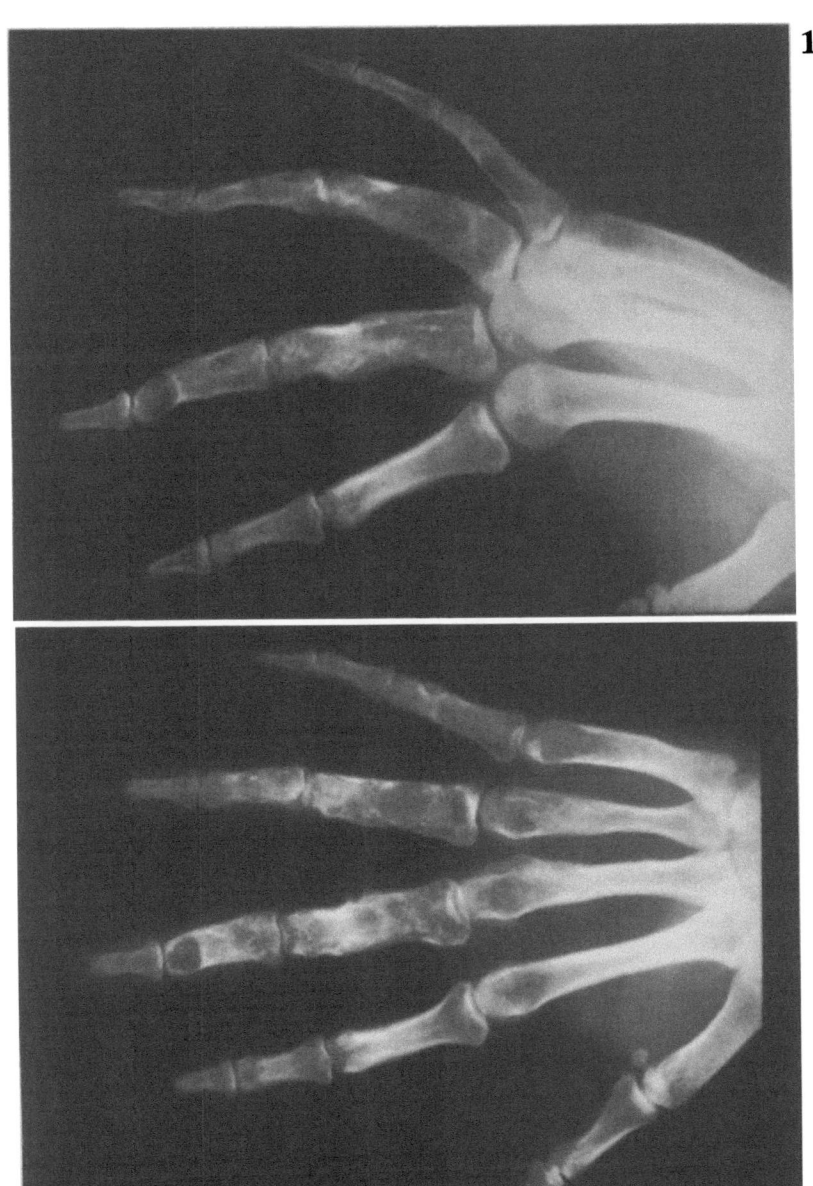

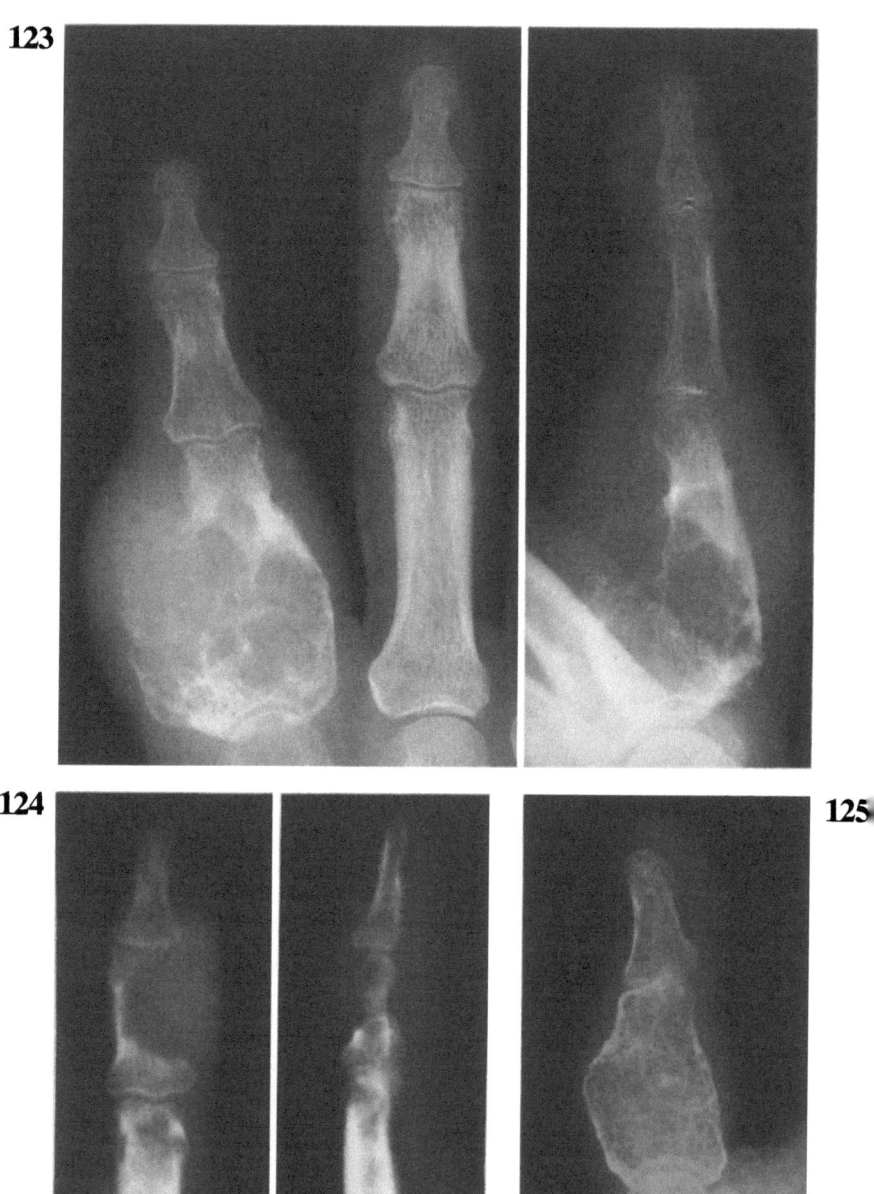

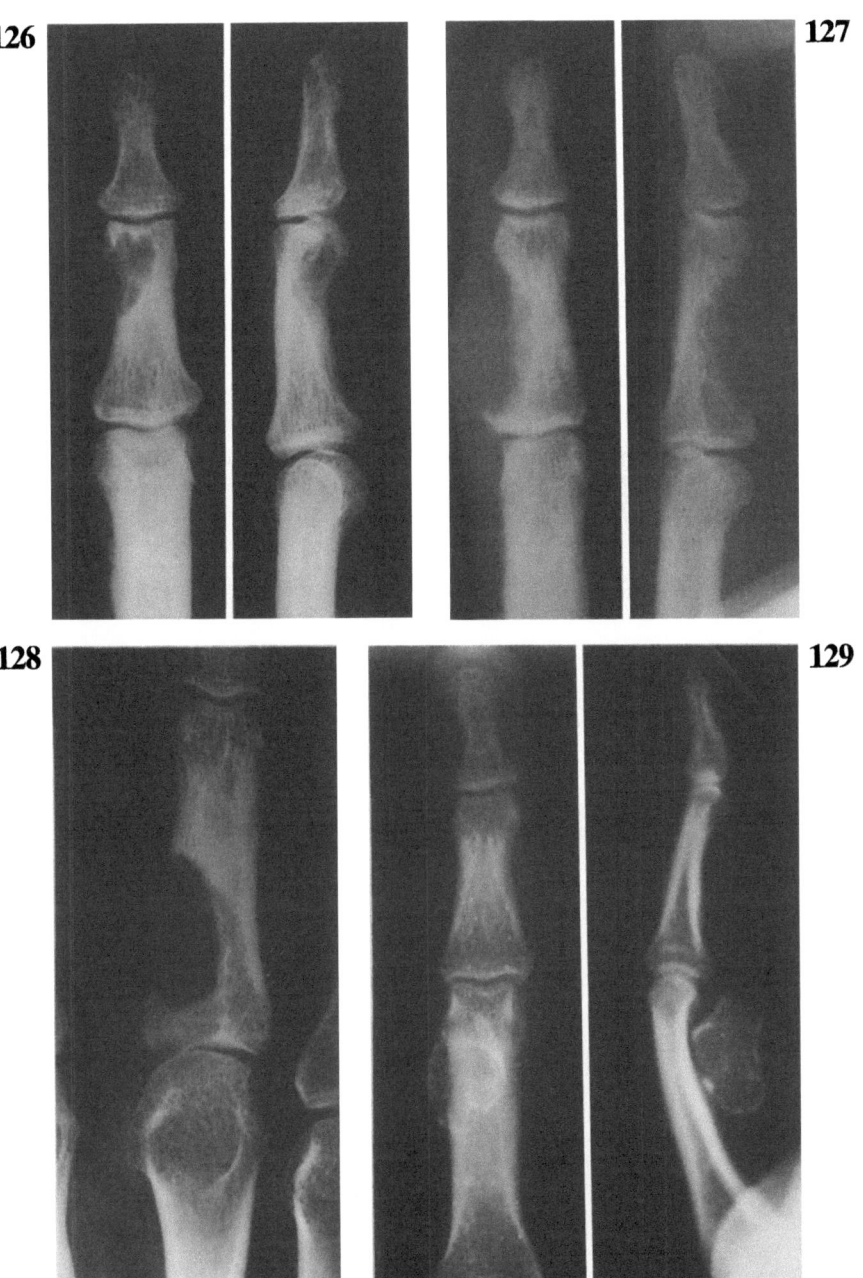

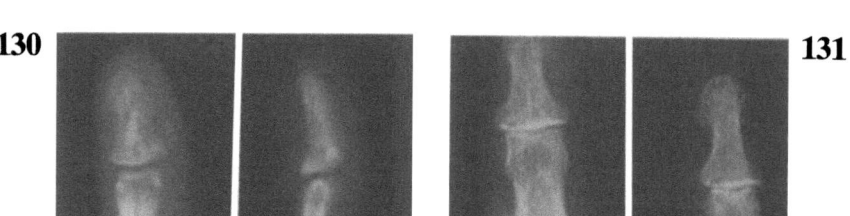

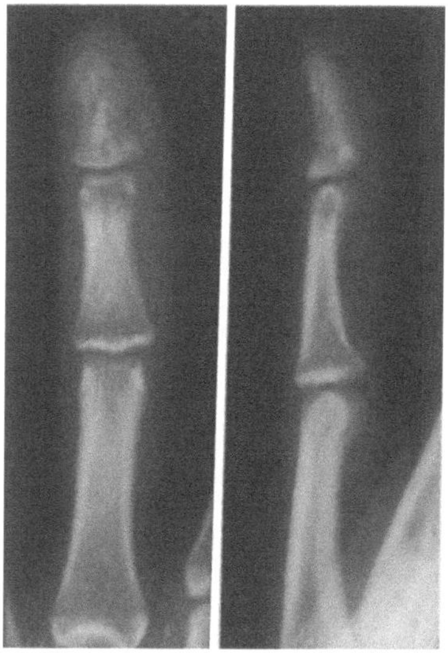

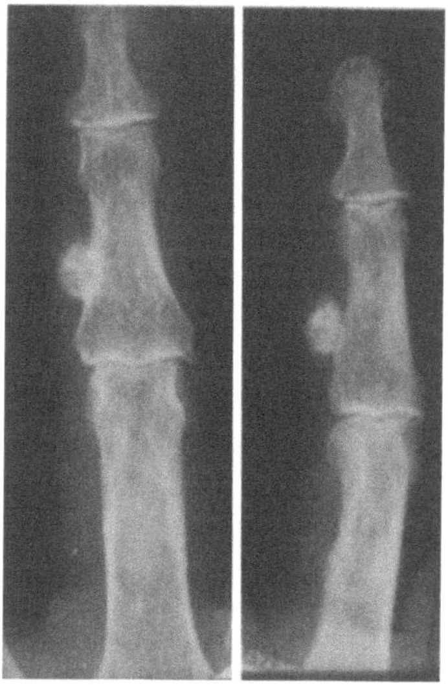

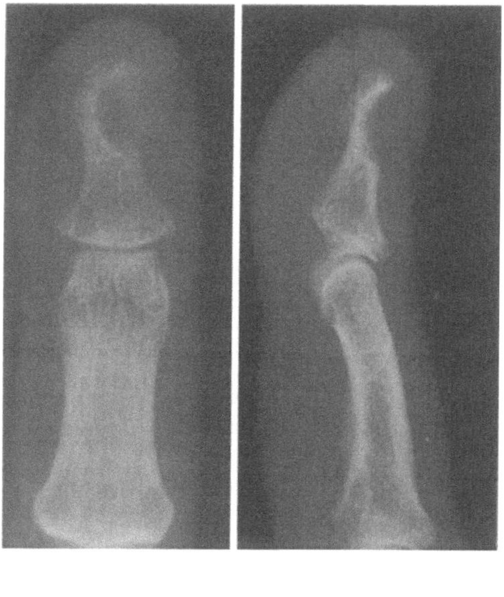

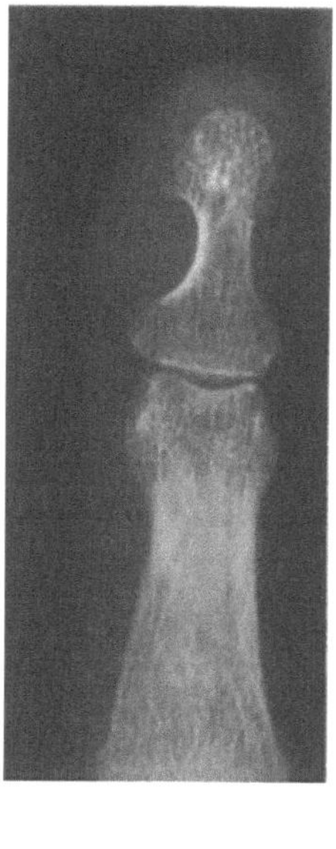

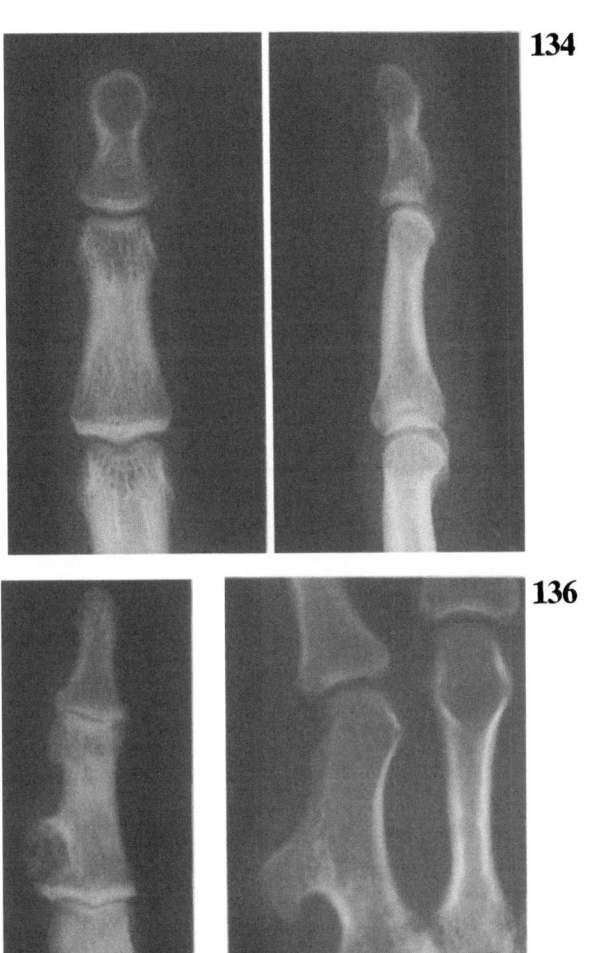

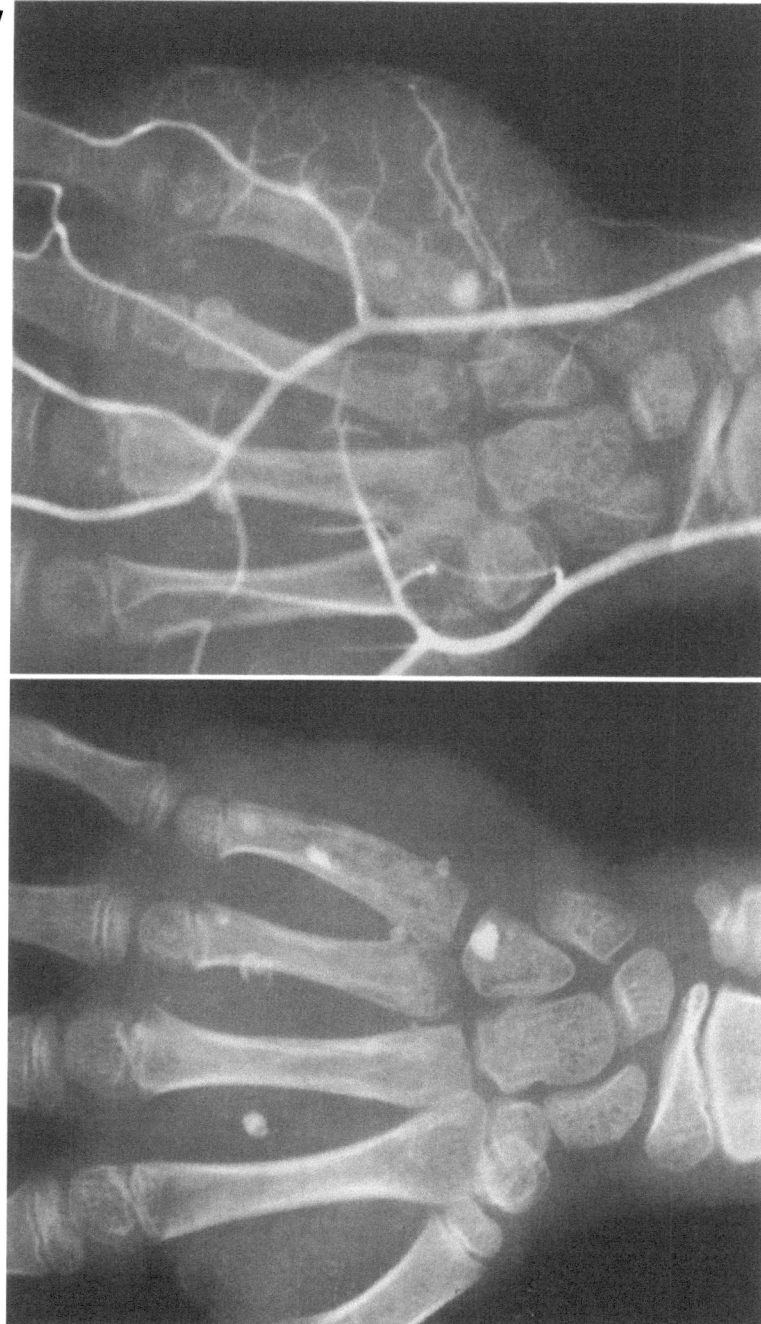

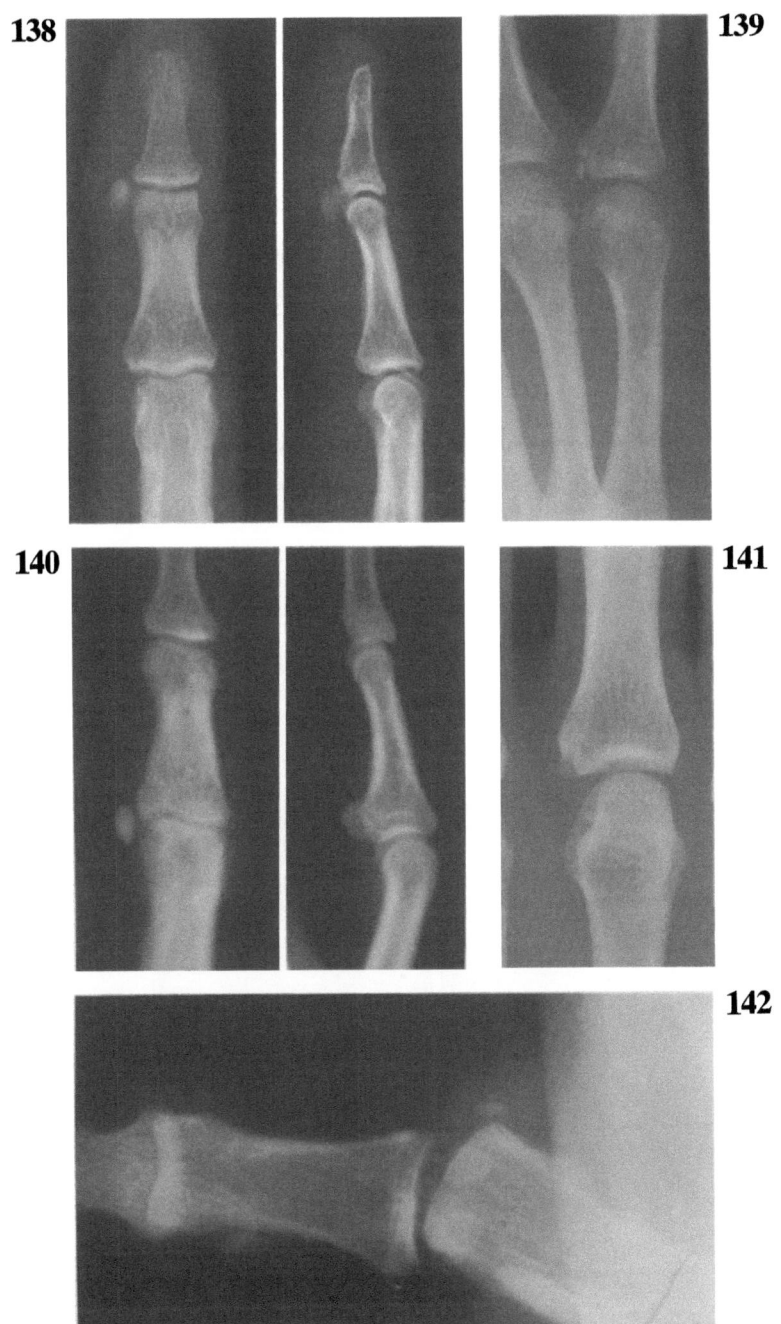

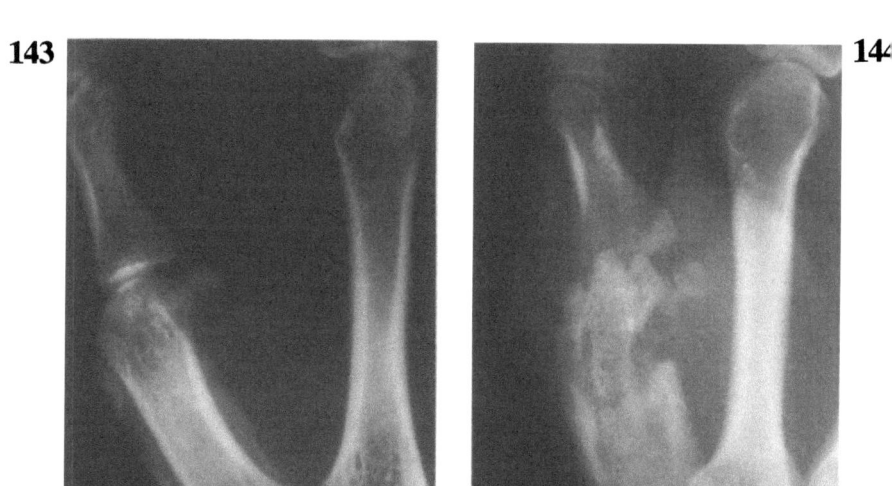

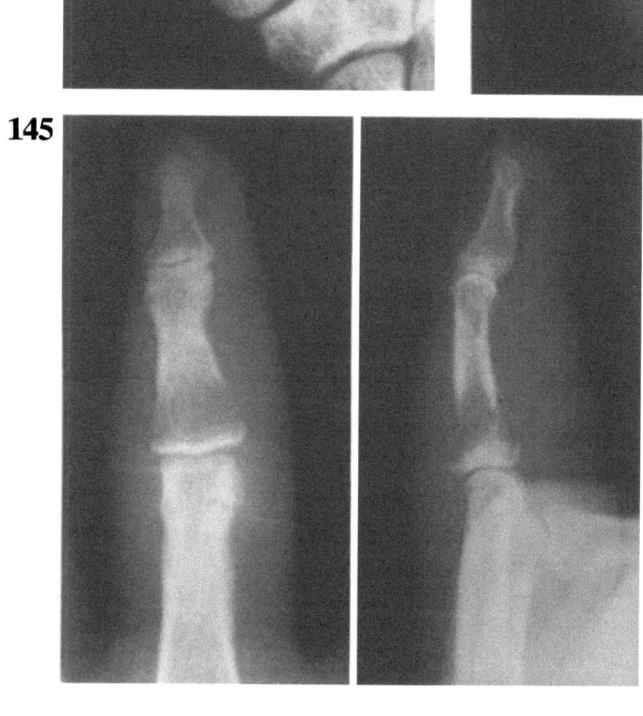

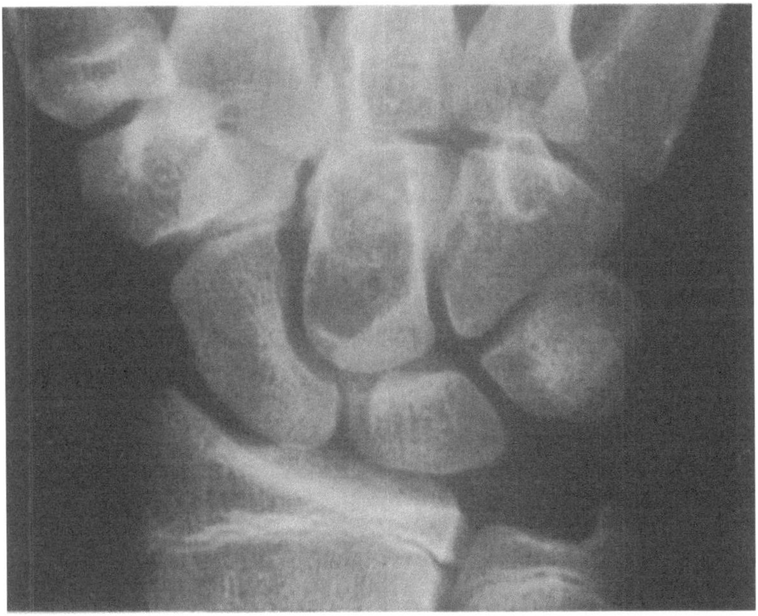

146

147

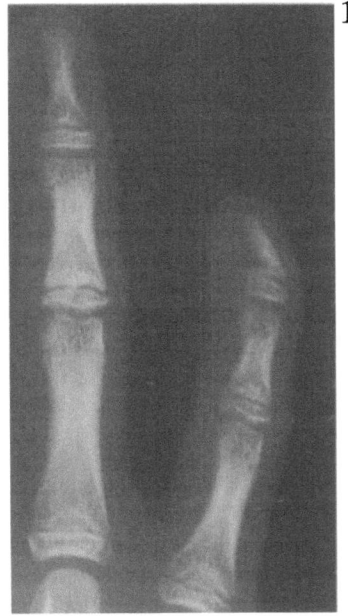

2. Teil

Text und Schemata

In der Praxis muß am häufigsten das Röntgenbild einer flachaufliegenden Hand im dorsopalmaren Strahlengang analysiert werden. Die Beurteilung bestimmter Regionen der Hand, wie Os scaphoideum, Os trapezium, Basis des Os metacarpale, Ulnarseite des Handgelenkes und Carpalkanal, kann zusätzliche Spezialaufnahmen erfordern.

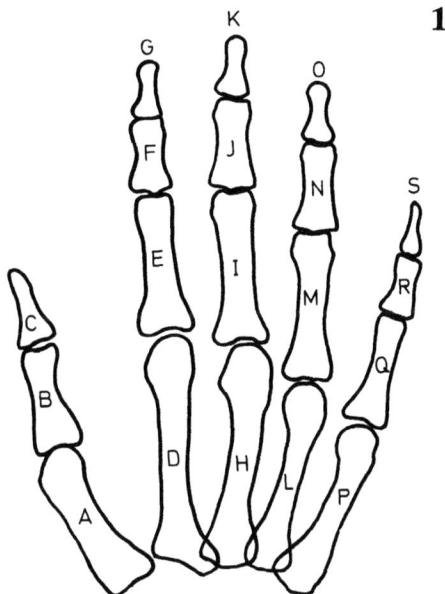

Die Hand, einschließlich Handwurzel, besteht aus 27 knöchernen Hauptelementen sowie einer variablen Zahl zusätzlicher knöcherner Bestandteile (Sesambeine, akzessorische Knochen).

Zur schnellen Beurteilung der Größe der knöchernen Hauptelemente und ihrer Proportionen zueinander muß man einige praktische Regeln kennen. *Anomalien hinsichtlich der Länge* der Ossa metacarpalia sind verhältnismäßig häufig und bei geringer Ausprägung oft nicht sofort zu erkennen. Die Länge der Handknochen ist abhängig von Größe, Biotypus und Geschlecht des Patienten. Tabellen mit absoluten Werten sind deshalb von geringem Interesse. Wichtiger ist ein Vergleich von Größe und Proportionen mit der anderen Hand und anderen Knochenteilen.

Hier einige praktische Regeln:
1. Abnehmende Länge in distaler Richtung:
   Os metacarpale > Grundphalanx > Mittelphalanx > Endphalanx.
2. Das Os metacarpale II ist am längsten (*D*).
3. Die Grundphalanx des 3. Fingers (*I*) ist die längste Phalanx.
4. Das Os metacarpale IV ist am schmalsten (*L*).
5. Am 2. und 5. Finger gilt: Grundphalanx = Mittelphalanx + Endphalanx (E = F + G und Q = R + S).
6. Am 4. Finger: Metacarpale = Grundphalanx + Endphalanx (L = M + O).
7. Am 5. Finger: Metacarpale = Grundphalanx + Mittelphalanx (P = Q + R).
8. Am 2. und 3. Finger ist die Gesamtlänge von Metacarpale + Grundphalanx identisch (D + E = H + I).
9. Metacarpale I = Mittelphalanx + Endphalanx des 4. Fingers (A = N + O).
10. Grundphalanx + Endphalanx des Daumens = Metacarpale V (B + C = P).
    Die Endphalanx des Daumens ist länger als die der anderen Finger. Darauf sollte man achten, da eine isolierte Verkürzung oder Brachytelephalangie des Daumens häufig vorkommt.

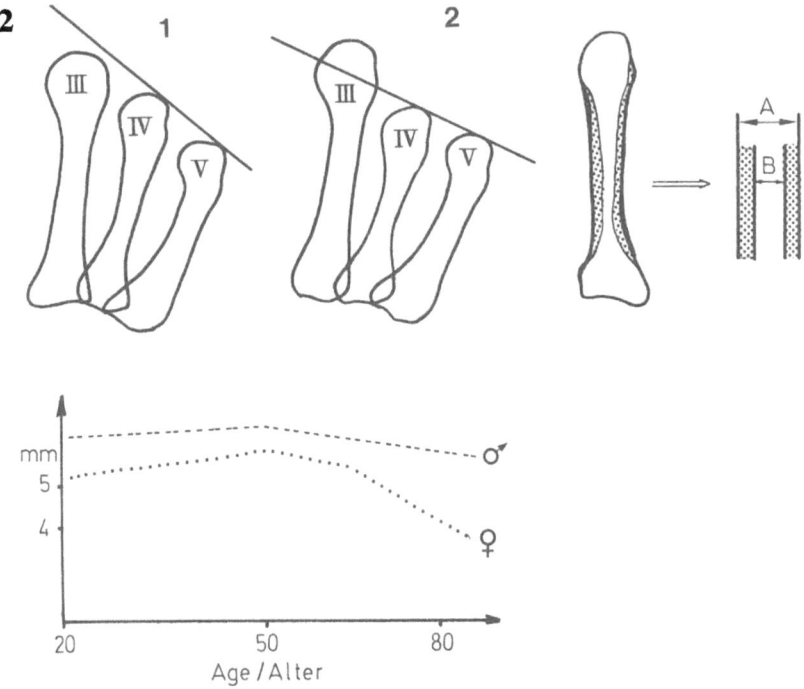

Bei einer normal ausgebildeten Hand (*1*) liegt die Tangente zum 5. und 4. Metacarpalköpfchen vor der des 3. Das Röntgenbild zeigt dies deutlich. Bei *Verkürzung des Metacarpale IV (2)* läuft die Tangente durch das Köpfchen des 3. Metacarpale; diese Brachymetacarpie IV oder Archibalds Metacarpalzeichen tritt bei verschiedenen Mißbildungssyndromen auf, insbesondere beim Turner-Syndrom. Eine abnorme Verlängerung des Metacarpale III, die nur beim Marfan-Syndrom vorkommt, führt zu der gleichen Verlagerung der Tangente.

Bei Röntgenaufnahmen der Hand nimmt die *Dicke der Corticalis* der langen Knochen mit dem Alter ab. Die Messung der Corticalisdicke in der Mitte des Metacarpale II ist deshalb eine der Methoden, um den Mineralisationsgrad des Skeletts abzuschätzen: Corticalisdicke = Gesamtdicke (A) − Dicke der Medulla (B).

Nach Untersuchungen von Garn tritt zuerst eine Anlagerungsphase mit zunehmender Gesamtdicke auf und dann ab 50 Jahren eine Resorptionsphase. Bei der Frau verlaufen diese Abbauvorgänge am Knochen wesentlich schneller als beim Mann.

Die Tangenten: Os scaphoideum – Lunatum und Os lunatum – Triquetrum bilden den *Carpalwinkel.* Dieser Winkel beträgt 131 ± 7°, wenn die Hand in der Achse des Unterarmes liegt.

Bei verschiedenen Mißbildungssyndromen kommt es zu einer charakteristischen Verkleinerung dieses Carpalwinkels. In späteren Übungen wird hierauf noch eingegangen werden.

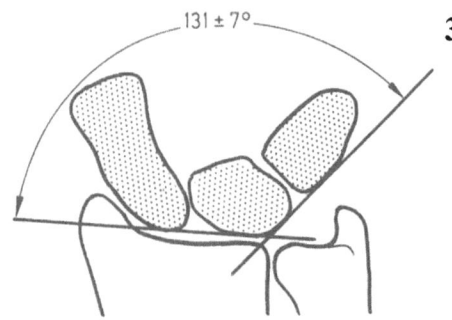

3

Auf dieser Röntgenaufnahme im dorsopalmaren Strahlengang kann man deutlich die *Knochen des Carpus* erkennen:

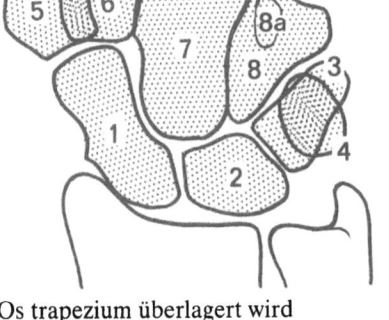

4

proximale Reihe:
1 Os scaphoideum
2 Os lunatum
3 Os triquetrum
4 Os pisiforme, das weitgehend vom Os triquetrum überlagert wird

distale Reihe:
5 Os trapezium
6 Os trapezoideum, das zur Hälfte vom Os trapezium überlagert wird
7 Os capitatum
8 Os hamatum, mit Hamulus ossis hamati (*8a*)

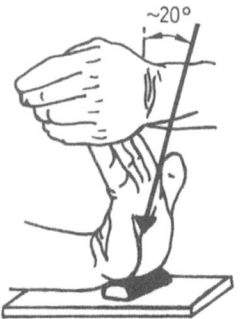 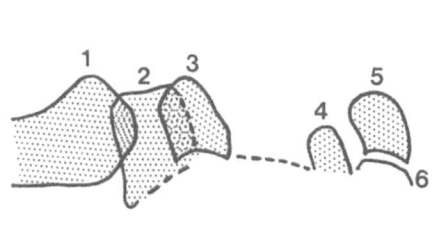

5

Die Herstellung dieser Spezialaufnahme für den *Carpalkanal* (Einstellung nach Hart und Gaynor) wird in dem Schema erläutert. Sie zeigt:

auf der radialen Seite:
1 Basis von Os metacarpale I
2 Os trapezium
3 Os trapezoideum

auf der Ulnarseite:
4 Hamulus ossis hamati
5 Os pisiforme
6 Gelenkspalt zwischen Os pisiforme und Os triquetrum

6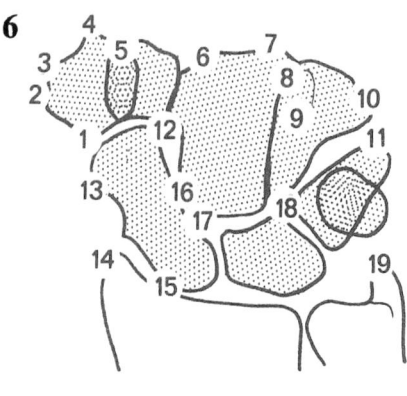

Akzessorische Handwurzelknochen sind auf dem Röntgenbild relativ selten (0,5–2%) zu beobachten. Bilden sie sich in einem Gelenkspalt oder im Bereich eines freien Knochenrandes ab, lassen sie sich gut erkennen. Sind diese akzessorischen Knochen jedoch sehr klein oder von einem anderen Handwurzelknochen überlagert, können sie bei der radiologischen Befundung leicht übersehen werden. Die Häufigkeit ihres Auftretens wird deshalb sicherlich unterschätzt. Kleine Verkalkungen der Sehnen können ebenfalls als akzessorische Handwurzelknochen angesehen werden.

Nach Köhler treten folgende akzessorische Handwurzelknochen auf:

1 Epitrapezium
2 Verkalkung in der Sehne des M. palmaris longus
3 Paratrapezium oder Praetrapezium
4 Trapezium secundarium
5 Trapezoides secundarium
6 Os styloideum
7 Ossiculum Gruberi
8 Os capitatum secundarium
9 Os hamuli proprium
10 Os Vesalianum
11 Os ulnare externum
12 Os centrale carpi
13 radiale externum
14 Persistierender Kern des Processus styloideus radii
15 Paranaviculare
16 Hypolunatum
17 Epilunatum
18 Epipyramis
19 Triangulare

7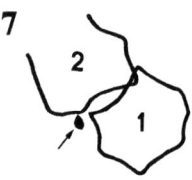

Diese Abbildung zeigt einen kleinen akzessorischen Knochen (Nr. 3) = Paratrapezium zwischen dem (*1*) Trapezium und der (*2*) Basis des Metacarpale I.

8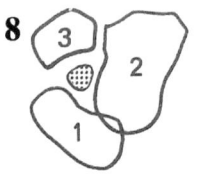

Dieses Os centrale carpi (*12*) ist größer und liegt zwischen dem (*1*) Os scaphoideum, dem (*2*) Os capitatum und dem (*3*) Os trapezoideum.

Das Os triangulare der Handwurzel (Nr. 19), zwischen dem Processus styloideus ulnae und dem Os triquetrum, kommt relativ häufig vor und sollte deshalb bekannt sein. Form, Größe und Lokalisation sind meist unterschiedlich, teilweise ist es auch doppelt angelegt. Es darf nicht mit einem älteren verletzungsbedingten Abriß des Processus styloideus ulnae und auch nicht mit einer Verkalkung des Discus articularis verwechselt werden. Durch arthrotische Veränderungen kann es unkenntlich werden.

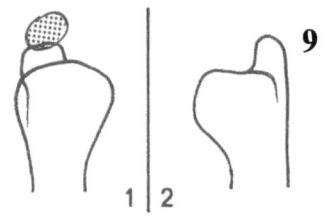

9

Auf der Abbildung sehen Sie (*1*) einen hypertrophischen Processus styloideus ulnae und ein großes Os triangulare. Eine Vergleichsaufnahme (*2*) der Gegenseite zeigt einen ganz normal ausgebildeten Processus styloideus ulnae.

Im Vergleich zur vorhergehenden Abbildung sieht man hier eine in bezug auf den Processus styloideus ulnae und auf das Os pisiforme abweichende Lokalisation eines Os triangulare. Grund hierfür ist eine veränderte Handstellung.

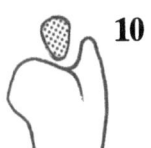

10

Dieses andere Os triangulare verbindet sich mit einem nur rudimentär angelegten Processus styloideus ulnae. Man darf es nicht mit einem älteren traumatisch bedingten Abriß verwechseln. Es handelt sich hierbei lediglich um eine Normvariante.

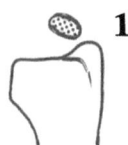

11

12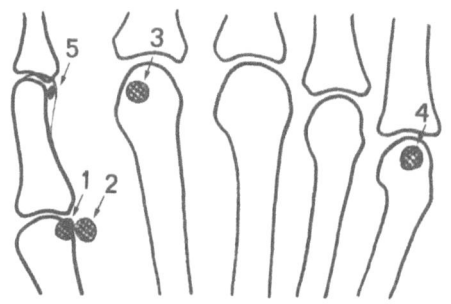

Die Sesambeine befinden sich in den Sehnen der Beugemuskulatur oder in der Nähe der palmaren Seite der Gelenke (periartikuläre Sesambeine). Sie sind in der Regel in Höhe der Metacarpalköpfchen und des interphalangealen Gelenkes des Daumens sichtbar. Die Verteilung der Sesambeine ist ziemlich konstant (Tabelle).

Gelenke	Zahl	Frequenz (%)
Metacarpophalangeal I	2	100
Metacarpophalangeal II	1	40
Metacarpophalangeal III	1	5
Metacarpophalangeal IV	1	2
Metacarpophalangeal V	1 oder 2	75
Interphalangeal I	1 oder 2	55
Proximale interphalangeale II bis V	1	<1
Distale interphalangeale II bis V	1	<1

Zwei Sesamknöchelchen sind immer sichtbar (*1* und *2*), intern und extern zu dem Metacarpophalangealgelenk des Daumens. Sie werden bei Mädchen ab 11 Jahren und bei Jungen ab 13 Jahren angetroffen, zuerst das interne und dann das externe. Auch sehr häufig, aber nicht konstant, sind die Sesambeine an den Metacarpophalangealgelenken des 2. (*3*) und des 5. Fingers (*4*), und an dem Interphalangealgelenk des Daumens (*5*).

Die Gesamtzahl der Sesambeine ist belanglos. Sie treten etwas häufiger beim Mann als bei der Frau auf. Bei Akromegalie werden die Sesambeine größer und es ist möglich, einen Sesambeinindex des Daumens zu berechnen, indem man die Länge mit der Breite in mm multipliziert. Die Normalwerte betragen ungefähr 25 beim Mann, 20 bei der Frau. Bei Akromegalie steigt der Index auf Werte zwischen 30 und 60 an.

Die Metacarpalien haben *nur eine Epiphyse*. Beim Daumen liegt sie proximal und an den anderen Fingern distal. Bei diesem jungen Patienten erkennt man deutlich die Epiphysen und die jeweiligen Epiphysenfugen.

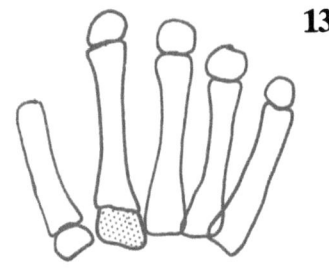

13

Eine zusätzliche Epiphyse, auch *Pseudoepiphyse* genannt, besteht an dem proximalen Teil von Metacarpale II bei ungefähr 10% der Jugendlichen im Alter von 6 bis 14 Jahren. Sie darf nicht mit einer Fraktur verwechselt werden.
Andere Pseudoepiphysen, insbesondere an den Phalangen, sind viel seltener. Sie treten immer nur vorübergehend auf und verschwinden vor Wachstumsende.

Auch an den Phalangen gibt es nur jeweils eine Epiphyse, die immer proximal liegt, abgeflacht ist (*1*), mit gut sichtbarer Epiphysenfuge. *Zapfenepiphysen* (*2*), deren Spitze in die in „V"förmig verformte Diaphyse eindringt, kann man bei 2% der Jungen und 7% der Mädchen im Alter zwischen 6 und 14 Jahren als Normvariante beobachten. Im Normalfall finden sich Zapfenepiphysen nur bei einigen wenigen Phalangen. Das gehäufte Auftreten von Zapfenepiphysen hingegen steht meist im Zusammenhang mit verschiedenen Dysostosen und Dysplasien (tricho-rhino-phalangeale Dysplasie von Giedion, cleidocraniale Dysostose, Achondroplasie etc.).

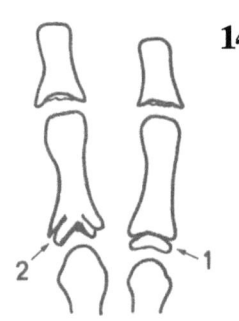

14

Ziemlich häufig kann man an einem der Handwurzelknochen einen *osteosklerotischen Herd* beobachten. Diese röntgenologisch hyperdense Zone entspricht vom anatomischen Aufbau her der Compacta. Diese sogenannten „Compactainseln" können entweder mitten in der Spongiosa liegen oder mehr am Rande im Bereich der Corticalis. Es handelt sich hierbei um asymptomatische, klinisch unbedeutsame Ossifikationsstörungen.

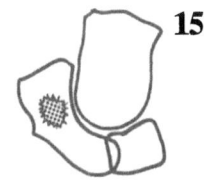

15

Osteosklerotische Herde kommen ubiquitär, im gesamten Handskelett vor, vorzugsweise jedoch im Bereich der Endphalangen (Fall 17 u. 18), der Metacarpalien (Fall 19) und des Os capitatum (Fall 16).

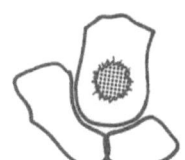

16

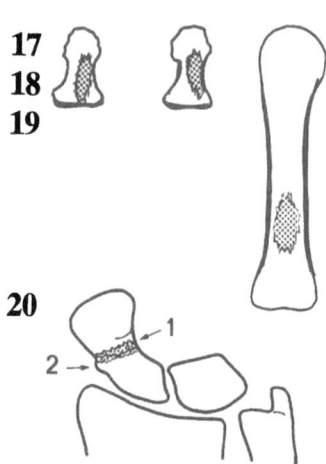

17
18
19
An den Endphalangen ist die Corticalis sehr dünn, deshalb sind die osteosklerotischen Herde meist eher peripher gelegen.

Man beachte die äußerst unscharfen Grenzen der hyperdensen Zone in der Spongiosa dieses Metacarpale.

20 Diese *Fraktur des Os scaphoideum* ist durch die querlaufende unregelmäßige Aufhellung des Knochens gut erkennbar (*1*). Der Vorsprung auf der radialen Seite (*2*) entspricht nicht einer Verlagerung der Knochenstücke, sondern dem Kamm, der hier immer den Hals des Knochenkörpers abgrenzt.

85% der Handwurzelfrakturen betreffen das Os scaphoideum. 70% dieser Frakturen befinden sich im Bereich des Scaphoidhalses, eines leicht verengten Abschnittes im mittleren Teil des Knochens. Die distalen Frakturen des Tuberculum und die des proximalen Pols sind viel seltener. Eine Verlagerung der Fragmente tritt selten auf. Im Falle einer ausgeprägten Verlagerung ist die Fraktur oft mit einer retrolunären Luxation des Carpus vergesellschaftet. Das proximale Fragment ist am schlechtesten vaskularisiert und dadurch am zerbrechlichsten. Je weiter proximal die Fraktur lokalisiert ist, desto häufiger beobachtet man eine Pseudarthrose und Nekrose des proximalen Teiles.

Eine Fraktur des Os scaphoideum läßt sich eigentlich fast immer radiologisch nachweisen. Lediglich in ca. 2% der Fälle ist dies nicht möglich. Da der Druckschmerz bei einer Fraktur des Os scaphoideum ganz charakteristisch ist, muß man bei unauffälligen Standardröntgenaufnahmen noch zusätzliche Spezialaufnahmen anfertigen in verschiedenen Handgelenkstellungen bzw. unterschiedlichem Strahlengang.

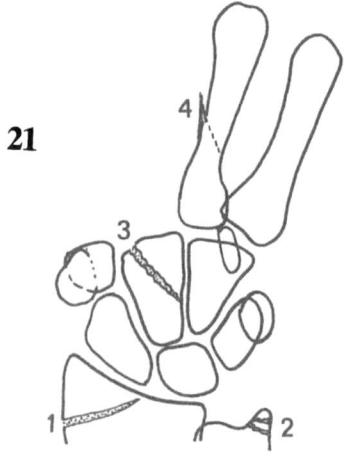

21

Bei diesem Unfall mit Zerquetschung der Hand kam es zu *mehreren Frakturen:*

1 Fraktur des Processus styloideus radii in Richtung des radiocarpalen Gelenkes
2 Fraktur des Processus styloideus ulnae
3 Querfraktur des Os capitatum
4 Spiralfraktur der Diaphyse des Metacarpale IV

Die *Fraktur des Os capitatum* ist relativ selten und entsteht meist durch Kompression.

Im Bereich Os trapezium – Basis von Metacarpale I tritt oft eine Fraktur auf, seltener eine Luxation.

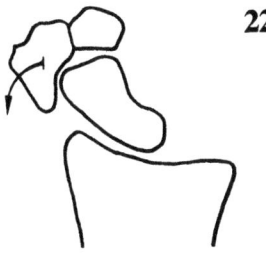

22

Auf diesem Röntgenbild fällt eine Konturunregelmäßigkeit des radialen Randes des Carpus auf, mit radialer Verlagerung des Trapezium. Es handelt sich hier um eine *Luxationsfraktur des Trapezium.* Der Bruchspalt selbst ist nicht sichtbar. Um ihn darzustellen, sind zusätzliche Aufnahmen in unterschiedlichen Projektionen, eventuell auch Schichtaufnahmen, nötig. Da sich das Os trapezium auf Röntgenbildern nur sehr schwer überlagerungsfrei darstellen läßt, werden traumatische Läsionen dieses Knochens häufig übersehen.

Diese *Fraktur (1) der Basis des Metacarpale I* mit (2) Verlagerung des distalen Fragmentes ist deutlich sichtbar. Es handelt sich hierbei um eine extraartikuläre Fraktur. Die zweite Art Fraktur, die man in diesem Bereich antrifft, ist die Benett-Fraktur, eine quere Gelenkfraktur mit Absprengung des internen Fragmentes der Metacarpalbasis. Dieses Fragment kann bei einer einfachen Teilfraktur des Metacarpale I ohne Luxation klein sein und dadurch leicht übersehen werden. Im Gegensatz hierzu ist manchmal durch den Zug des M. abductor pollicis longus das ganze Metacarpale nach oben und nach außen verschoben. Eine dritte Art Fraktur ist die Rolando-Fraktur, eine Trümmerfraktur der Epiphyse mit Dislokation des trapezometacarpalen Gelenkes.

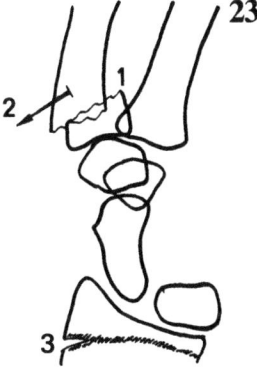

23

Auf dem Röntgenbild fällt ferner eine lineare Aufhellung mit verdichteter Randzone in der radialen Metaphyse (3) auf. Es handelt sich hierbei nicht um eine Fraktur, sondern um die Reste der Epiphysenfuge bei einem Jugendlichen.

24

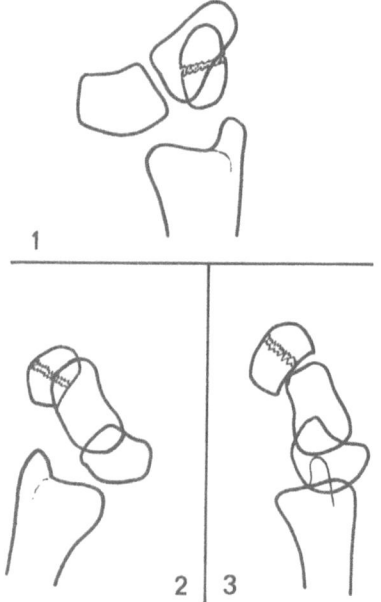

Diese *Fraktur des Os pisiforme* ist auf der klassischen dorsopalmaren Röntgenaufnahme des Handgelenkes (*1*) kaum sichtbar. Jeder präzise posttraumatische Schmerz muß also mit entsprechenden Spezialaufnahmen in verschiedenen Positionen untersucht werden.

Auf den beiden Zielaufnahmen (Einstellung nach Garraud) (*2*), in Teilauswärtsdrehung, und mit (*3*) maximaler Extension des Handgelenkes läßt sich diese Fraktur viel besser erkennen.

Die Fraktur des Os pisiforme kommt nicht sehr oft vor; sie entsteht durch einen direkten Sturz auf die palmare Seite des überstreckten Handgelenkes.

25

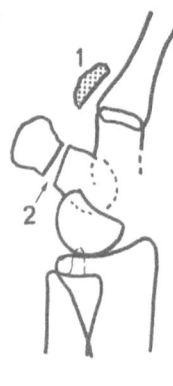
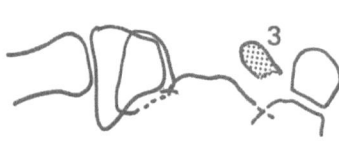

Die *Fraktur des Hamulus ossis hamati* gehört zu den klassischen Frakturen (Tennis, Golf), jedoch ist ihre Diagnose nicht einfach.

Der Haken des Os hamatum ist schwer zu tasten: er befindet sich 1,5 cm von dem Os pisiforme entfernt auf einer Linie, die das Os pisiforme mit dem dritten Metacarpalköpfchen verbindet.

Die radiologische Diagnose der Fraktur des Hamulus ossis hamati ist ebenfalls schwierig. Die Einstellung nach Hart und Gaynor (Erläuterung in Fall 5) ist bei vielen Verletzten wegen der Schmerzen unmöglich und in der Einstellung nach Garraud wird der Haken des Os hamatum öfters von der Basis des Metacarpale V überlagert. Aus diesen Gründen ist es oft nötig, Schichtaufnahmen anzufertigen.

Auf der Einstellung nach Garraud sieht man hier (*1*) den Abriß des Hamulus ossis hamati von der Seite. Die Einstellung nach Hart und Gaynor (*3*) zeigt ein axiales Bild. Der Gelenkspalt zwischen Os pisiforme und Triquetrum (*2*) ist deutlich sichtbar. Seine abnorme Erweiterung im proximalen Bereich entspricht einer Subluxation des Os pisiforme.

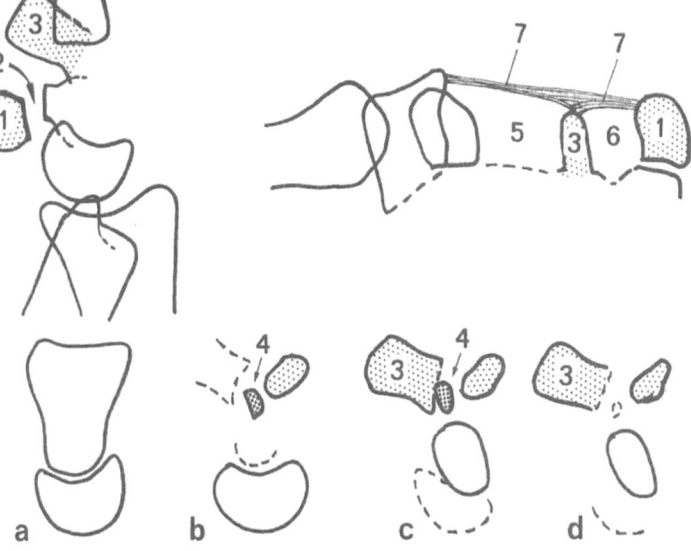

Auf der ersten dorsopalmaren Aufnahme der Handwurzel ist kein pathologischer Befund festzustellen.

Auf der Einstellung nach Garraud erkennt man hingegen deutlich eine Luxation des Os pisiforme (*1*) mit deutlich erweitertem Gelenkspalt zwischen Os pisiforme und Triquetrum (*2*). Der Hamulus ossis hamati (*3*) scheint normal.

Dies ist eine klassische Falle. Die *Fraktur des Os hamatum*, insbesondere an der Basis des Hakens, kann bereits durch ein leichtes Trauma entstehen. Die üblichen Röntgenaufnahmen, dorsopalmar und von der Seite, sind unauffällig. Manchmal wird erst nach einigen Monaten aufgrund eines Carpaltunnelsyndroms, einer Ulnarislähmung und persistierender Schmerzen die Diagnose durch *Schichtaufnahmen* gestellt. Seitliche Schichtaufnahmen sind hierbei am besten geeignet.

Bei diesem Fall lassen sich folgende Befunde erheben:
- Schnitt *a* (Os lunatum – Os capitatum): unauffällig
- Schnitt *b* (Os lunatum – Os hamatum), *c* und *d* (Os triquetrum – Os hamatum): Trümmerfraktur des Os hamatum mit Ablösung des Hamulus ossis hamati (*3*) und zentralem Sequester (*4*)

Klinisch relevant sind Verletzungen des Hamulus ossis hamati (*3*) vor allem aufgrund seiner Lagebeziehung zu den Strukturen der Handwurzel. Er trennt den Carpalkanal (*5*) von dem Sulcus N. ulnaris, auch Guyon-Canal genannt (*6*), zwischen dem Os hamatum (*3*) und Os pisiforme (*1*). Ferner setzt am Hamulus ossis hamati der distale Teil des ulnaren Randes des Retinaculum flexorum (*7*) an.

Der Hamulus ossis hamati entwickelt sich unabhängig von dem Körper des Os hamatum. Erst im Alter von ca. 15 Jahren ist die Verschmelzung beider Knochen vollständig. Bleibt diese Verschmelzung aus, was relativ selten vorkommt, dann entsteht das Os hamuli proprium (siehe Fall 6: akzessorische Handwurzelknochen Nr. 9). Seine Ränder sind regelmäßig, mit Corticalis, also leicht von einer Fraktur mit Abriß zu unterscheiden.

27 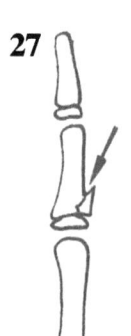 *Frakturen der Metacarpalien und der Phalangen* sind gewöhnlich leicht zu erkennen. Manchmal kann die Diagnose jedoch auch schwierig sein.

Bei diesem Kind mit noch bestehenden Epiphysenfugen ist die dorsopalmare Aufnahme unauffällig. Nur das Seitenbild läßt eine Konturunregelmäßigkeit des dorsalen Randes der Mittelphalanx erkennen. Es handelt sich um eine kleine Abrißfraktur.

28 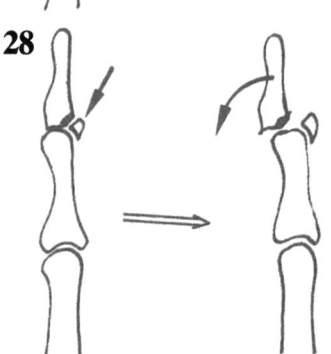 Bei diesem Erwachsenen kann man ebenfalls nur auf der Seitenaufnahme den Abriß des dorsalen Teiles der Endphalangenbasis nachweisen. Diese artikuläre Fraktur ist eigentlich ein Sehnen- und Knochenabriß des distalen Ansatzes des M. extensor des Fingers.

Beachtenswert ist jedoch die fehlende Subluxation bei Flexion, wodurch die sogenannte „Hammer"-Deformation entsteht. Eine Versteifung des Gelenkes ist das Hauptrisiko bei dieser Verletzung.

Mallet-Finger

29 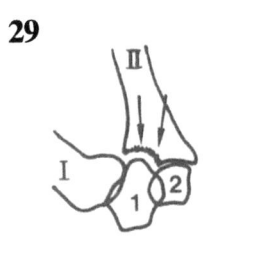 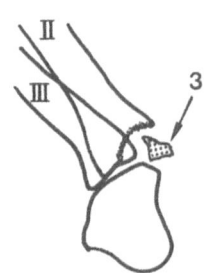 Bei diesem Patienten wurde aufgrund chronischer Schmerzen zunächst die Verdachtsdiagnose einer Rhizarthrose gestellt. Auf der dorsopalmaren Aufnahme sieht man eine auffällige Usur am radialen Rand der Basis von Metacarpale II, die vor dem Trapezoideum (2) mit dem Trapezium (1) zu artikulieren scheint.

Dieser Befund ist äußerst ungewöhnlich. Es ist sehr schwer, den traumatischen Ursprung dieser Veränderung nachzuweisen. Nur eine spezielle röntgenologische Einstellung „carpal boss" genannt, ermöglicht es, das basale Fragment dieser zunächst verkannten Fraktur darzustellen (3).

Bei Verletzungen der Hand können wir eine allgemeine gültige Regel festlegen: der Kliniker sollte nicht eine „dorsopalmare und seitliche Aufnahme der Hand" verordnen, sondern eine „röntgenologische Untersuchung zum Nachweis einer Fraktur, mit den hierfür nötigen Einstellungen". Der Radiologe sollte die Einstellung entsprechend der Lokalisation der Schmerzen wählen und gegebenenfalls zu Schichtaufnahmen übergehen.

Diaphysäre Frakturen der Metacarpalien und der Phalangen verlaufen meist spiralförmig oder schräg transversal. Diese Längsfraktur, eine „Grünholzfraktur" mit mehreren Fragmenten, der Grundphalanx des 3. Fingers, entstand durch Quetschung und nicht, wie die Mehrheit der Frakturen in diesem Bereich, durch eine Hyperflexions- oder Hyperextensionsbewegung.

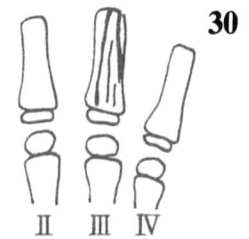

30

Eine typische traumatische Läsion beim Kind ist die *Epiphysenlösung*. Oft wird sie erst nach mehreren Wochen oder Monaten erkannt und geht dann einher mit einer periostalen Reaktion oder häufiger noch mit einer Hyperostose auf dem abgelösten Periost.

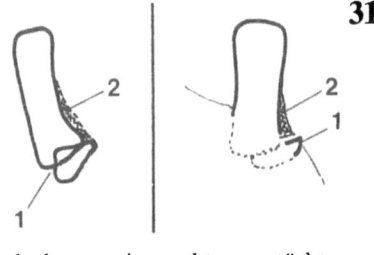

31

Auf der üblichen dorsopalmaren Aufnahme der Hand wird der Daumen stets schräg gesehen. Hierbei handelt es sich jedoch um eine echte verstärkte Einwärtsdrehung des Daumens mit:

1 abweichendem Verlauf von Epiphyse und Diaphyse
2 einer der periostalen Reaktion entsprechenden knöchernen Neubildung

Bei Sport- (Ski) oder Arbeitsunfällen kommt es häufiger zur *metacarpophalangealen Subluxation oder Verstauchung des Daumens*. Aufgrund ihrer spontanen Reposition wird sie meistens röntgenologisch übersehen. Der Patient klagt über anhaltende Schmerzen, bedingt durch Instabilität des Daumens, sowie eine starke Verminderung der Muskelkraft, und doch ist die Röntgenaufnahme unauffällig!

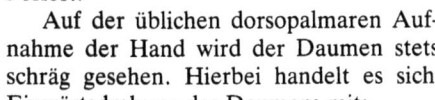

32

Die Subluxation ist natürlich nur durch Abriß oder Dehnung von Bändern möglich. Das Hauptrisiko besteht in dem relativ schnellen Auftreten einer Arthrose. Die Einstellung nach Eaton, die wir hier durchgeführt haben, ist eine *Aufnahme unter Belastung*. Der Patient drückt beide Daumen gegeneinander, wodurch die Subluxation wieder hergestellt wird und im Vergleich zur normalen Seite gut beurteilt werden kann. Eine solche Methode bringt aber folgende Risiken mit sich: Verlagerung der Fragmente einer nicht erkannten Fraktur (Benett-Fraktur, Fraktur des Os trapezium) mit ligamentärer Interposition, Stener-Effekt genannt. Eine Röntgenaufnahme unter Belastung soll deshalb nur bei ausgeprägten klinischen Symptomen auf Wunsch des Chirurgen und mit Leitungsanästhesie angefertigt werden.

33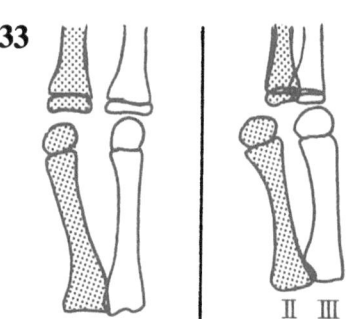

Eine *metacarpophalangeale oder interphalangeale Luxation* ist oft bei der klinischen Untersuchung leichter zu diagnostizieren als auf der Röntgenaufnahme.

Auf der Schrägaufnahme sieht man deutlich eine metacarpophalangeale Luxation des 2. Fingers. Auf der dorsopalmaren Aufnahme ist die Achsenabweichung längst nicht so deutlich. Das Wichtigste ist nicht die Diagnose einer Luxation zu stellen, sondern eine gleichzeitige Fraktur auszuschließen. Solch eine Fraktur kann sehr leicht übersehen werden, da sie häufig nur ein kleines knöchernes Fragment an der Basis eines Phalangen betrifft.

34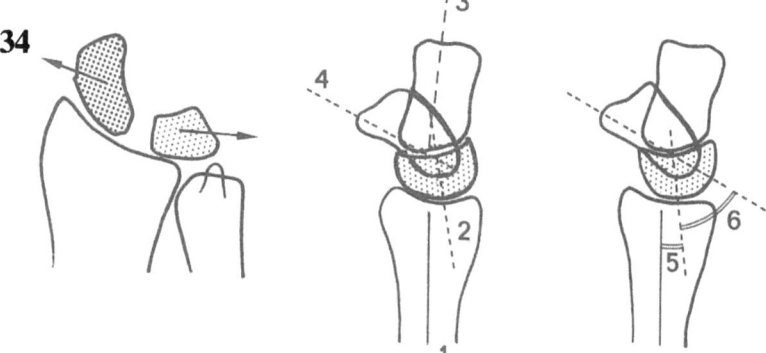

Auf der dorsopalmaren Aufnahme erkennt man deutlich eine Diastase von ca. 5 mm zwischen Os scaphoideum und lunatum, was äußerst ungewöhnlich ist. Es handelt sich hierbei um eine *Instabilität des Carpus,* ein überaus problematisches Krankheitsbild. Dieses scaphoidolunäre Gelenk ist von großer Bedeutung für die Biomechanik der Handwurzel. Eine ligamentäre Veränderung mit dadurch bedingter scaphoidolunäre Subluxation ist eine der zahlreichen Ursachen einer Carpusinstabilität. Dieses wahrscheinlich relativ häufige Krankheitsbild wird möglicherweise aufgrund der Kompliziertheit und der Ungenauigkeit der röntgenologischen Untersuchungsmethoden oft verkannt.

Auf einer Seitenaufnahme mit gestreckter Hand lassen sich folgende Achsen und Winkel eintragen:
- die Achse des Radius *(1)*
- die Achse des Os lunatum *(2)*: Senkrechte durch die Mitte einer Linie zwischen dem immer gut sichtbaren Vorder- und Hinterhorn des Lunatum
- die Achse des Os capitatum *(3)*: Linie zwischen der Mitte der proximalen Konvexität und der Mitte der Basis von Metacarpale III
- die Achse des Os scaphoideum *(4)*: Linie zwischen dem konvexen distalen und proximalen Ende des Knochens
- der radiolunäre Winkel *(5)*: Winkel zwischen *(1)* und *(2)*
- der scaphoidolunäre Winkel *(6)*: Winkel zwischen *(2)* und *(4)*

Die 3 Achsen Radius (*1*), Lunatum (*2*) und Capitatum (*3*) verlaufen mehr oder weniger gleichgerichtet, decken sich aber praktisch nie, weil die Handwurzel sich immer in einem bestimmten Flexions- oder Extensionsgrad befindet.

Der radiolunäre Winkel (*5*) variiert zwischen einer dorsalen Winkelbildung von 25° und einer palmaren Winkelbildung von 10° (durchschnittlich 5° dorsal). Der scaphoidolunäre Winkel (*6*) variiert von 30 bis 60°; sein Wert ist nicht exakt, da die Bestimmung der Scaphoidachse sehr ungenau ist. Bei unserem Beispiel ist der scaphoidolunäre W inkel deutlich vergrößert, daher die dorsale Instabilität des Carpus.

35

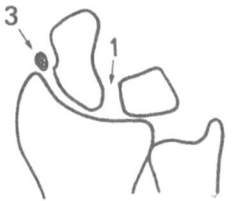 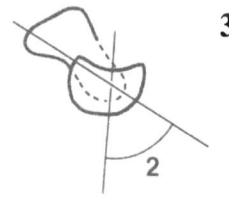

Bei diesem 2. Beispiel bemerkt man eine *scaphoidolunäre Diastase* (*1*), allerdings weniger ausgeprägt als beim vorhergehenden Fall. Dieser Befund kann noch als im Grenzbereich der Norm liegend angesehen werden, um so mehr als der scaphoidolunäre Winkel (*2*) auf dem Seitenbild normal groß ist.

Durch Bewegung, also auch durch unterschiedliche Handstellungen bei der radiologischen Untersuchung, ändert sich die Form der ersten Reihe der Handwurzelknochen, besonders des Os scaphoideum, auf der Röntgenaufnahme beträchtlich.

Zur gründlichen, wenn auch nur relativ präzisen, Untersuchung der Instabilität der Handwurzel gehören deshalb folgende Funktionsaufnahmen: dorsopalmare Aufnahme mit gestreckter Hand, mit ulnarer und radialer Inklination, Seitenaufnahmen mit gestreckter Hand, in Flexion und in Extension, also insgesamt 6 Bilder.

Bei der kleinen Ossifikation in Höhe des Processus styloideus radii (*3*) handelt es sich sicher um keinen traumatischen Abriß, auch nicht um einen älteren, sondern um einen akzessorischen Knochen: Os radiale externum (siehe Nr. 13, Fall 6).

36

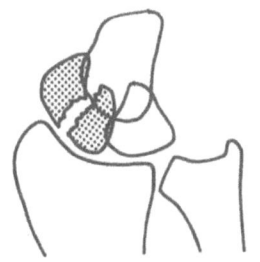 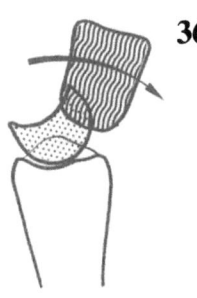

Die Fraktur des Os scaphoideum ist leicht zu erkennen. Da Dislokationen selten auftreten (Fall 20), ist diese ausgeprägte Verlagerung hier äußerst ungewöhnlich. Gleichzeitig besteht auf der dorsopalmaren Aufnahme eine Überlagerung des Os capitatum mit dem proximalen Scaphoidfragment und dem Os lunatum.

Seitlich wird die retrolunäre Luxation des Os capitatum offensichtlich. Hier lautet also die Diagnose: *retrolunäre Luxation des Carpus mit Scaphoidfraktur.*

37

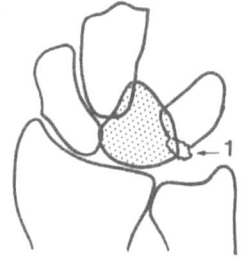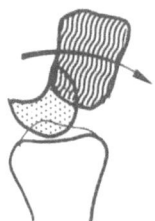

Auf der dorsopalmaren Aufnahme beobachten wir erneut eine ausgeprägte abnorme Überlagerung von Os lunatum und Os capitatum. Seitlich ist das Os lunatum nach palmar gekippt und das Os capitatum nach dorsal luxiert. Das Os scaphoideum ist unauffällig. Beim Os triquetrum liegt eine Fraktur vor, mit einem kleinen, mit dem Os lunatum (*1*) verbundenen Fragment. Der übrige Carpus ist nach dorsal luxiert. Es handelt sich somit um eine *retrolunäre Luxation des Carpus mit Triquetrumfraktur*.

38

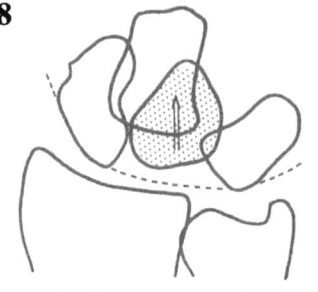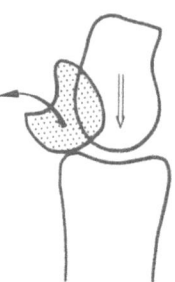

Erneut läßt sich auf der dorsopalmaren Aufnahme eine ausgeprägte abnorme Überlagerung von Os lunatum und Os capitatum feststellen sowie auf dem Seitenbild ein nach vorn gekipptes Os lunatum.

Im Gegensatz zu den Fällen 36 und 37 hat jedoch das Os lunatum seinen Kontakt zum Radius verloren. Es ist nach vorn luxiert. Der übrige Carpus ist achsengerecht zum Radius ausgerichtet. Es handelt sich hier also um eine *Luxation des Os lunatum nach vorn*. Ein wichtiges Zeichen auf der dorsopalmaren Aufnahme ist die Achsabweichung von Os scaphoideum – lunatum – triquetrum. Eine solche Luxation des Os lunatum ohne gleichzeitige Fraktur kann leicht verkannt und lediglich als „Verstauchung" gewertet werden. Aufgrund der Gefahr einer Kompression des N. medianus im Carpalkanal kann diese Fehldiagnose ernste Folgen haben.

Man kann also zwei Arten von Luxationen des Carpus unterscheiden:
– Luxation des Os lunatum nach vorn: übrige Handwurzelknochen regelrecht lokalisiert, Os lunatum nach vorne verlagert
– retrolunäre Luxation des Carpus: Os lunatum unterhalb des Radius mit einem Fragment des Os scaphoideum oder seltener des Os triquetrum, und übrige Handwurzelknochen nach dorsal verlagert

Diese Diagnose ist leicht: Querfraktur des Os scaphoideum und globale Osteosklerose der 2 Fragmente. Diese Osteosklerose entspricht einer *posttraumatischen aseptischen Nekrose,* die nur bei älteren Frakturen auftritt, also bei Pseudarthrosen. Da die Vaskularisation des Os scaphoideum hauptsächlich von distal und laterodorsal erfolgt, wird üblicherweise allein das proximale Fragment nekrotisch. Die Verdichtung des proximalen Scaphoidfragmentes nach einer frischen Fraktur kann eine Nekrose andeuten, kann aber auch im ersten Stadium einer regelrecht verlaufenden Frakturheilung vorkommen. In der Tat kann eine Revaskularisation von dem distalen Fragment aus stattfinden.

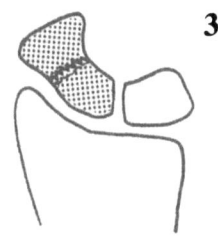

39

Die *Nekrose des Os lunatum,* auch Morbus Kienböck genannt, kann zwar spontan auftreten, folgt aber oft einem Trauma, meist ohne Fraktur oder Luxation. Das Os lunatum verdichtet sich und wird abgeflacht; sein proximales Ende wird unregelmäßig.

Im Bereich der Hand treten Osteonekrosen vor allem an zwei Stellen auf: am Os scaphoideum und am Os lunatum.

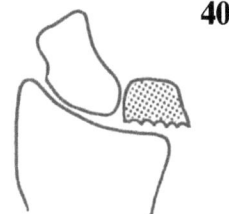

40

Am Os lunatum kann der Morbus Kienböck:

- spontan auftreten (selten)
- sich posttraumatisch entwickeln; meist ohne Fraktur oder Luxation (häufig)
- sekundär Folge einer Mißbildung sein (selten). Im Fall 41 kommt es durch eine Verkürzung der Ulna *(1)* zu einer ungleichen ligamentären Spannung, deren Zentrum das Os lunatum ist. Die zugrunde liegende Mißbildung, eine Ulna breva *(1)*, findet sich identisch auf beiden Seiten. Nur auf einer Seite jedoch hat sich eine aseptische Nekrose des Os lunatum *(2)* entwickelt. Ein Jahr später ist das nekrotische Os lunatum stärker abgeflacht und verdichtet *(3)*.

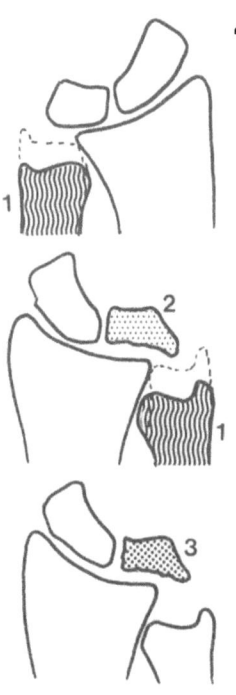

41

42

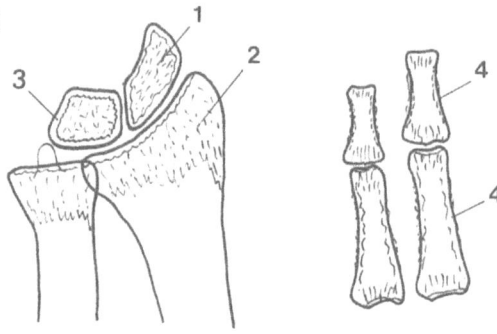

Durch Vergleich mit der normalen Seite drängt sich die Diagnose einer Sudeck'schen Dystrophie auf, mit folgenden röntgenologischen Zeichen:
- verstärkte knöcherne Transparenz aufgrund einer Osteopenie. Diese ist an den Handwurzelknochen diffus und homogen (*1*), an den Röhrenknochen (*2*) epiphysär und eher heterogen
- subchondrale knöcherne Resorption, die als eine bandförmige Aufhellung (*3*) erscheint, besonders am distalen Ende von Radius und Ulna und an einigen Handwurzelknochen, z. B. dem Os lunatum
- subperiostale und endostale Corticalisresorption, wodurch die diaphysäre Corticalis leicht unscharf aussieht (*4*)
- intakte Gelenkspalten

Die Röntgenuntersuchung ist von entscheidender Bedeutung bei der Diagnose einer Sudeck'schen Dystrophie, einem pseudoentzündlichen Syndrom, ohne biologische Entzündungszeichen, mit Zeichen der Demineralisation auf den Röntgenaufnahmen, verstärkter Anreicherung bei der Szintigraphie, gutartigem Verlauf mit Rückbildung ohne bleibende Schäden.

Die Hälfte der Fälle ist traumatischen Ursprungs, zum Beispiel nach distaler radioulnarer Fraktur. Man darf nicht den Fehler begehen, diese Demineralisation als einfache Immobilisierungsosteoporose nach Abnahme des Gipsverbandes zu deuten. Die Verordnung rehabilitierender Maßnahmen würden die Lage nur verschlimmern. Im Anfangsstadium kann die Diagnose schwierig sein. Man wird deshalb auch nach einer zweiten Lokalisation suchen, da der gleichzeitige Befall von Schulter und Hand typisch ist.

Im Laufe der Rückbildung einer Sudeck'schen Dystrophie setzt eine Rekalzifikation ein, mit dichten und breiten Bändern um die entkalkten Zonen herum. So kommt es zu einer Bälkchenbildung mit Mikrodefekten, die im Bereich der Epiphysen vor allem in Längsrichtung verläuft. Dieses Stadium führt entweder zu einer verstärkten Atrophie oder zur Heilung der Sudeck'schen Dystrophie. Im Vergleich zur gesunden Seite ist die Corticalis schmaler und die Transparenz der Handwurzel erhöht. Dieser Befund kann lebenslang bestehen bleiben. In anderen Fällen lassen sich einige Jahre nach Auftreten der Dystrophie keine radiologischen Zeichen mehr nachweisen.

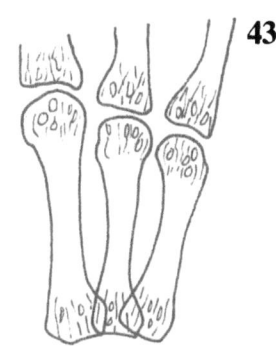

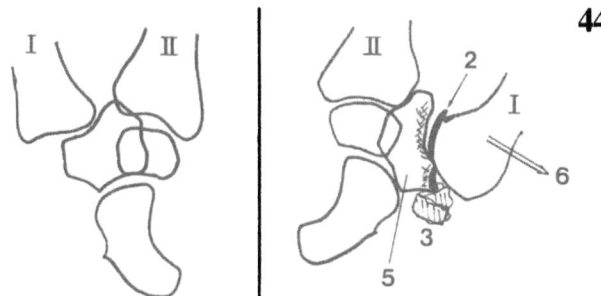

Die trapezometacarpale Arthrose des Daumens ist die häufigste rheumatoide degenerative Veränderung an der Hand. Gewöhnlich liegt zur Befundung eine dorsopalmare Handaufnahme vor, worauf aber das trapezometacarpale Gelenk schräg dargestellt ist. Zur genaueren Untersuchung gehören Aufnahmen von vorn und Seitenbilder des Gelenkes in der Einstellung nach Kapandji. Jedoch sollte die Diagnose einer trapezometacarpalen Arthrose oder Rhizarthrose schon auf der dorsopalmaren Aufnahme gestellt werden und wir wollen das üben, indem wir nach folgenden röntgenologischen Zeichen suchen:
- Gelenkspaltverschmälerung (*1*)
- subchondrale Osteosklerose der Gelenkflächen (*2*)
- mehr oder weniger hypertrophische Osteophytose am radialen Rand des Os trapezium und um die Metacarpalbasis (*3*) herum
- zystische Aufhellungen in Os trapezium und Metacarpale (*4*)
- Deformierung des Os trapezium (*5*)
- Subluxation des Metacarpale nach außen mit vergrößertem Abstand der Basis von Metacarpale I und II (*6*)

45

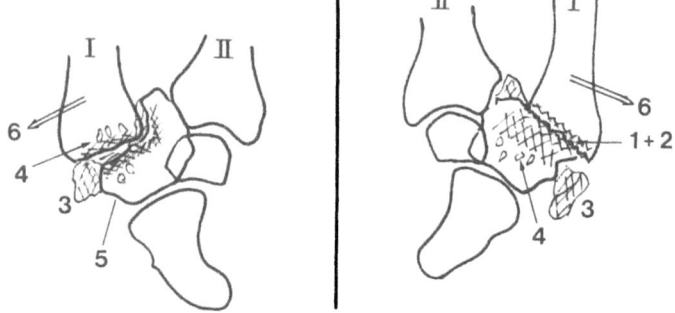

Im Fall 44 waren nicht alle röntgenologische Zeichen der trapezometacarpalen Arthrose des Daumens vorhanden. Bei diesem neuen bilateralen Fall ist die Arthrose weiter fortgeschritten und weist die radiologischen Zeichen auf.

Deutlich wird noch einmal das isolierte Auftreten dieser degenerativen Veränderung der Hand demonstriert.

Bei der Beurteilung des Gelenkspaltes zwischen der Basis von Metacarpale I u. II und den Handwurzelknochen sollte man vorsichtig sein. Ein leicht vergrößerter Spalt kann im Zusammenhang mit einem verstärkt ausgebildeten Tuberculum des Os trapezium als Normvariante angesehen werden. In den Fällen 44 und 45 handelt es sich jedoch eindeutig um eine Subluxation.

Die Fingerarthrose befällt hauptsächlich die distalen interphalangealen, seltener die proximalen und nur ausnahmsweise die metacarpophalangealen Gelenke. Die Fingerarthrose beginnt gewöhnlich im Bereich des Zeigefingers und ist dort am stärksten ausgeprägt. Die radiologischen Zeichen sind auch bei unterschiedlich lokalisierten arthrotischen Veränderungen der Finger weitgehend gleich:

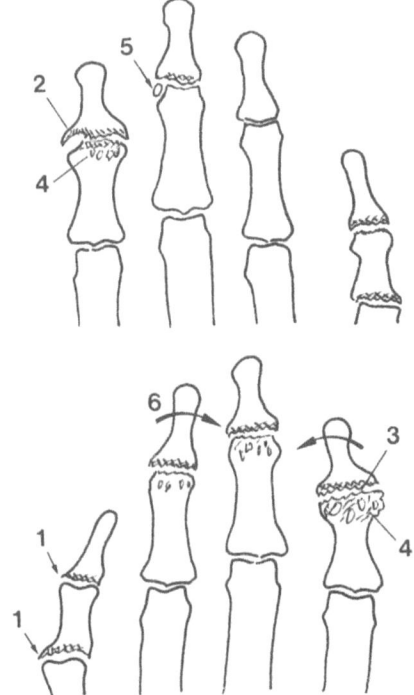

- Osteophytenbildung: zuerst kleine spitze (*1*), dann eher hypertrophe Randzacken (*2*) am Köpfchen der Phalanx und der Basis der angrenzenden Phalanx. Diese Osteophyten befinden sich überwiegend dorsal und an den lateralen Rändern. Sie entsprechen den knotenförmigen Verdickungen der Heberden-Arthrose an den distalen Interphalangealgelenken und den Knoten der Bouchard-Arthrose an den proximalen Interphalangealgelenken. Diese Osteophyten sind das wichtigste röntgenologische Zeichen
- Gelenkspaltenverschmälerung (*3*)
- subchondrale knöcherne Arosionen mit zystischen Aufhellungen und osteosklerotischen Veränderungen (*4*)
- Ossifikation der Gelenkkapsel (*5*)
- Gelenkdeformierung, meist eine Inklination in Richtung des Mittelfingers (*6*), die bis zur rechten Subluxation fortschreiten kann

Trotz zum Teil beträchtlichen Deformierungen und den dadurch auftretenden ästhetischen Problemen werden die Fingerarthrosen von den Patienten oft relativ gut toleriert. Arthrosen im trapezometacarpalen Gelenk des Daumens sind hingegen häufig mit schwerwiegenden Bewegungseinschränkungen verbunden.

47

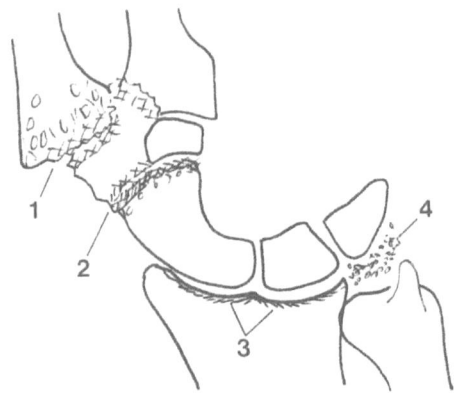

Auf diesem Röntgenbild der Hand finden sich multiple röntgenologische Veränderungen:
- Eine fortgeschrittene trapezometacarpale Arthrose (*1*)
- *Die trapezoscaphoidale Arthropathie* (*2*) mit Gelenkspaltverschmälerung und subchondraler Osteosklerose ist eher ungewöhnlich für eine „Arthrose"
- Eine Verminderung des radiocarpalen Gelenkspaltes (*3*) ist oft schwierig zu beurteilen, da die senkrechte Richtung des Strahlenganges für seine gute Darstellung nicht geeignet ist. Man müßte bei flach auf der palmaren Seite aufliegender Hand einen 30° aufsteigenden Strahlengang wählen, um die Gelenkpfanne des Os scaphoideum und lunatum gut darzustellen. Hier sieht man eine doppelte Impression des Os scaphoideum und lunatum, was ein reduziertes Radiocarpalgelenk andeutet
- In dem Spalt zwischen distaler Ulna und Os triquetrum finden sich feine Verkalkungen, die dem *Discus articularis ulnae* (*4*) entsprechen

Die Verkalkung des Discus articularis und die trapezoscaphoidale Arthropathie lassen den Schluß auf eine *artikuläre Chondrokalzinose* zu.

48

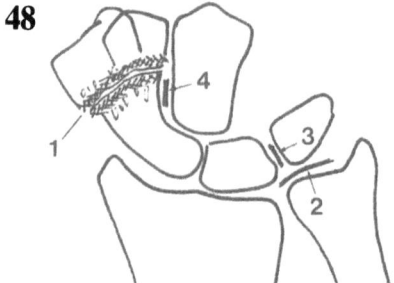

Die artikuläre Chondrokalzinose ist ein metabolisch bedingter Rheumatismus mit Kalziumpyrophosphatkristallablagerungen im Knorpel, Synovia und Gelenkkapsel, und mit chronischen Arthropathien, die röntgenologisch einer Arthrose gleichen.

Dieser Fall ist typisch, weil keine gleichzeitige Arthrose vorliegt. Hier lassen sich folgende Befunde erheben:
- eine typische trapezoscaphoidale und trapezoidale Arthropathie (*1*) mit reduziertem Gelenkspalt, subchondraler Osteosklerose und Geröllzysten im Köpfchen des Os scaphoideum
- eine Verkalkung des Discus articularis ulnae (Faserknorpel) (*2*)
- intercarpale Verkalkungen zwischen dem Os lunatum und triquetrum (*3*) und zwischen dem Os scaphoideum und capitatum (*4*) (Gelenkknorpel)

Die *Verkalkung des Discus articularis ulnae* ist eine für die artikuläre Chondrokalzinose besonders charakteristische Veränderung. Sie äußert sich als weitgehend linear geschichteter Schatten (*1*) oder als mehr oder weniger große schollige Verkalkungen (*2*), die bis außerhalb des Gelenkes reichen können (Fall 50).

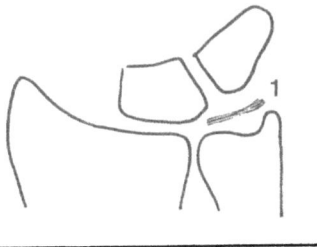

49

Man muß dann nach den zwei anderen typischen Veränderungen suchen:
- der Meniskuskalzinose und Kalzinose der Kniegelenkknorpels
- der faserknorpeligen Verkalkung der Symphysis pubica in Form eines röntgendichten senkrechten Bandes in der Symphysenmitte

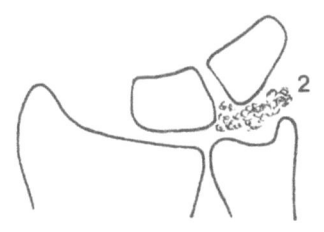

Das gleichzeitige Auftreten dieser drei Veränderungen sichert die Diagnose einer artikulären Chondrokalzinose

Im Gegensatz zum vorhergehenden Fall sehen wir hier alle Röntgenzeichen der Chondrokalzinose:

- zunächst multiple, zum Teil relativ große, Geröllzysten in der radialen Epiphyse (*1*) und im Os capitatum (*2*), kleinere Zysten im Os scaphoideum, triquetrum, hamatum und in der Basis des Metacarpale IV
- eine ausgedehnte Verkalkung des Discus articularis (*3*)
- eine mäßig ausgeprägte trapezoscaphoidale (*4*) und trapezometacarpale (*5*) Arthropathie

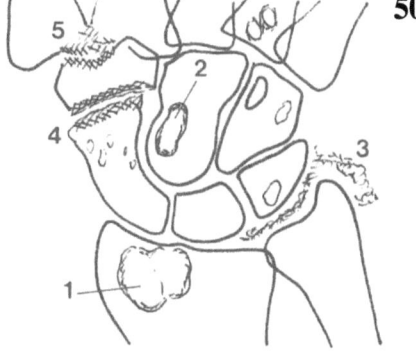

50

Aufgrund der Übereinstimmung aller übrigen Chondrokalzinosezeichen muß man auch für die trapezometacarpalen Veränderungen die selbe Ätiologie annehmen.

51

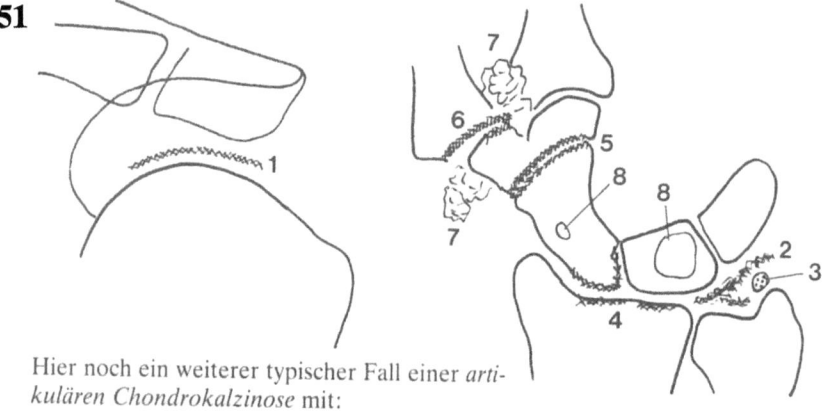

Hier noch ein weiterer typischer Fall einer *artikulären Chondrokalzinose* mit:
- Verkalkung des Gelenkknorpels des Caput humeri (*1*)
- Verkalkung des Discus articularis ulnae (*2*) in der Nähe eines uns bereits wohlbekannten akzessorischen Knochens: dem Os triangulare (*3*)
- radiocarpale (*4*), trapezoscaphoidale, trapezoidale (*5*) und trapezometacarpale (*6*) Arthropathien
- hypertrophische Osteophytose des radialen Randes des Os trapezium und der Metacarpalbasis (*7*), ein Befund, den wir schon bei Arthrosen kennengelernt haben (Fall 44)
- kleine und große zystische Aufhellungen (*8*)

52

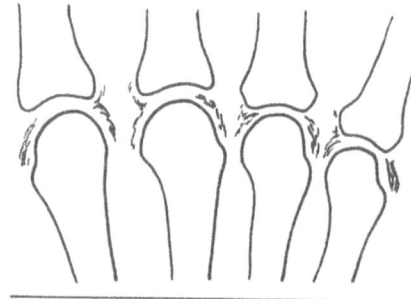
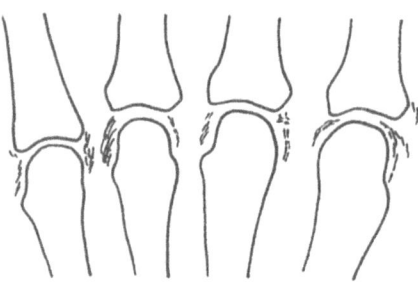

Außer der Handwurzel werden auch die *metacarpophalangealen Gelenke,* wenn auch seltener (20%), von der artikulären Chondrokalzinose befallen. Die Erkrankung ist meistens bilateral, vom 2. bis zum 5. Finger. Zugleich gibt es fast immer weitere Veränderungen, insbesondere am Discus articularis ulnae.

Die Verkalkungen finden sich hier hauptsächlich lateral, auf der *Synovialmembran.* Ein Teil der Kapselkontur bildet sich dadurch im Röntgenbild ab. Solche Verkalkungen kommen auf der radialen und auf der ulnaren Seite jedes Gelenkes etwa gleich häufig vor. Diese metacarpophalangealen Veränderungen sind ganz typisch und dürfen keinesfalls mit den Zeichen einer rheumatischen Polyarthritis verwechselt werden.

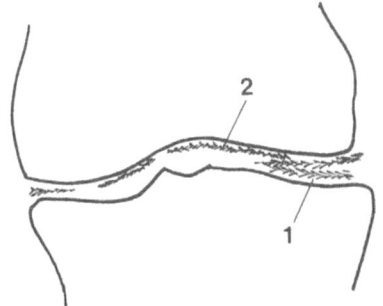 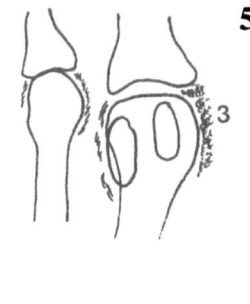

Bei diesem Patient sind die röntgenologischen Veränderungen rechts und links weitgehend identisch, was für eine *artikuläre Chondrokalzinose* ganz typisch ist. Man sieht:
– an den Metacarpophalangealgelenken: Verkalkungen von Synovia und Kapsel, mit intakten Gelenkspalten und Gelenkflächen
– an den Knien: Meniskus- (*1*) und Gelenkknorpelverkalkungen (*2*). Da die Meniskuskalzinose bei Patienten über 60 Jahren häufig vorkommt, reicht ihr Auftreten alleine nicht zur Diagnosestellung einer Chondrokalzinose aus
– an den Metatarsophalangealgelenken: periartikuläre Verkalkungen der Sehnen und Bänder (*3*). Auch hier sind die Gelenkspalten und Gelenkflächen intakt. Veränderungen an den Füßen treten wesentlich seltener auf als an den Händen

Betont werden muß noch, daß es keinen direkten Zusammenhang zwischen klinischem und radiologischem Befund gibt. Beides ist möglich: Schmerzen trotz radiologisch unauffälliger Gelenke oder auch umgekehrt Beschwerdefreiheit trotz ausgeprägter radiologischer Veränderungen.

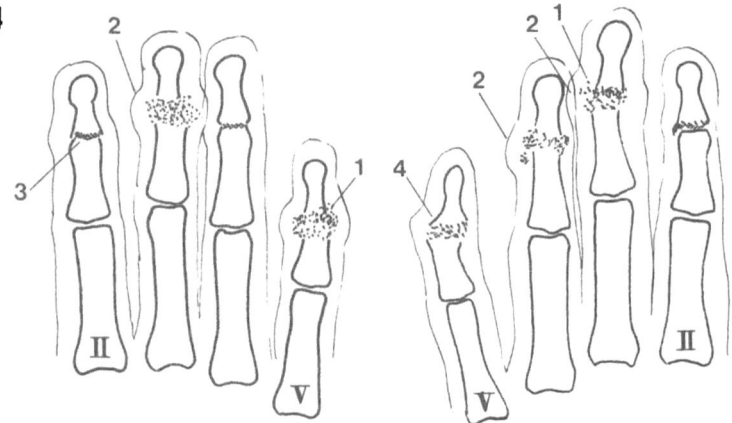

Hier einige auffällige röntgenologische Veränderungen:
- multiple kleine periartikuläre Verkalkungen an den distalen Interphalangealgelenken (*1*). Die proximalen Interphalangealgelenke und metacarpophalangealen Gelenke hingegen sind normal. Diese multiplen Verkalkungen sind von hoher Dichte, homogen, schollig oder linear
- Weichteilschwellung in der Umgebung der betroffenen Gelenke (*2*)
- erosive Arthropathien mehrerer kleiner Gelenke (*3*), mit Deformierung und Achsenverlagerung der Finger (*4*)

Bei dieser Kombination von erosiven Arthropathien und umschriebenen Kalzinosen muß man verschiedene Differentialdiagnosen in Erwägung ziehen:

1. *Rheumatismus mit Hydroxylapatitablagerungen, eine Krankheit mit multiplen Sehnenverkalkungen.* Es handelt sich um eine metabolisch bedingte Arthropathie, die zu der Gruppe der Mikrokristallarthritis gehört, genauso wie die Gelenkchondrokalzinose und die Gicht. Oft asymptomatisch oder durch banale Schmerzen charakterisiert, trifft man diese Erkrankung in abnehmender Frequenz an Schulter, Hüfte und Hand. Die Hydroxylapatitkristalle dringen in die periartikulären Strukturen ein (Gelenkkapsel, Bänder, Sehnen). An den Händen befinden sie sich meistens an den distalen Interphalangealgelenken und an der Handwurzel in der Nähe der Processus styloidei radii und ulnae. Jedoch sind die Verkalkungen normalerweise nicht so zahlreich wie hier, und die Gelenke sind nur bei fortgeschrittenen Stadien der Erkrankung betroffen.

2. Destruktive *Arthrose*. Die periartikulären Verkalkungen sind hier jedoch viel dichter als bei den arthrotischen Ossifikationen und es gibt keine Osteophyten.

3. *Sklerodermie.* Hier treten an den Akren (Toruli tactiles, Tuberositas unguicularis) keine Atrophiezeichen auf. Auch sind die Gelenkveränderungen bei der Sklerodermie nicht so zahlreich.

4. *Hyperparathyreoidismus.* Die Knochenstrukturen bleiben hierbei normal. Ferner sind die Verkalkungsherde beim Hyperparathyreoidismus größer und treten mehr gruppenweise verstreut auf.

Ohne weitere Befunde kann man sich in diesem Fall auf keine endgültige Diagnose festlegen. In Frage kommen sowohl eine ungewöhnliche Variante einer Arthrose sowie ein atypischer Hydroxylapatitrheumatismus.

55

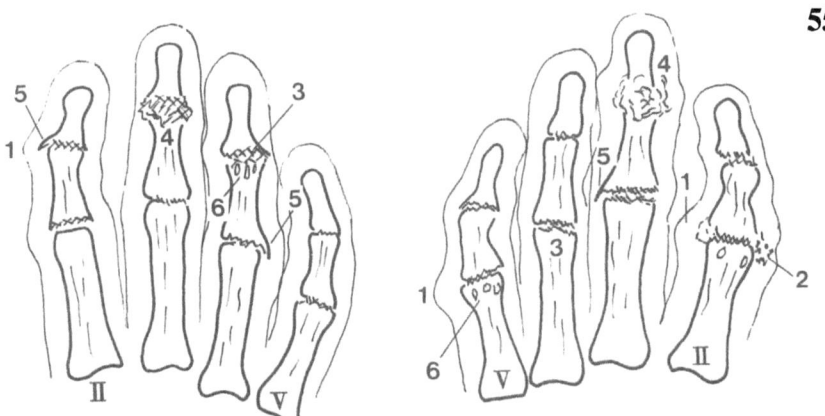

Bei diesem Fall sind alle Fingergelenke betroffen. Der Schweregrad der Veränderungen ist jedoch sehr unterschiedlich. Man beobachtet:
- Weichteilschwellung (*1*) mit feinen Verkalkungen, die Tophi entsprechen (*2*)
- Gelenkspaltverschmälerungen (*3*)
- Gelenkzerstörungen (*4*)
- Osteophyten (*5*)
- Geröllzysten in den Phalangen (*6*)
- eine globale Osteoporose mit Corticalisverschmälerung, vermehrter knöcherner Transparenz bei in Längsrichtung verlaufenden bandförmigen Verdichtungen

Es handelt sich mit Sicherheit um keine rheumatoide Polyarthritis, da die Metacarpophalangealgelenke intakt sind. Es liegt auch keine Arthrose vor. Im Vergleich zu Fall 46 sind hier die Veränderungen mehr destruktiv und die paraartikuläre Weichteilverdickung entspricht nicht darunterliegenden hypertrophischen Osteophyten. Die Diagnose muß dementsprechend *chronische artikuläre Gicht* lauten.

Ursache der an mehreren Fingern auftretenden Schwellungen sind die Tophi mit radiologischen Dichtewerten, die in etwa denen von Weichteilen entsprechen.

Zu den Gelenkveränderungen kommt es aufgrund von Knorpelschäden, die durch Uratinfiltrate und subchondrale Geröllzysten verursacht werden. Die randständigen Osteophyten sind meist nur mäßig ausgeprägt und sind Ausdruck einer Reaktion von Knochen und Knorpelgewebe im Rahmen der Zerstörung des Gelenkes.

Die Uratarthropathien befallen hauptsächlich den Fuß, die Handwurzel und die Finger, das Sprunggelenk, das Knie und den Ellenbogen.

56

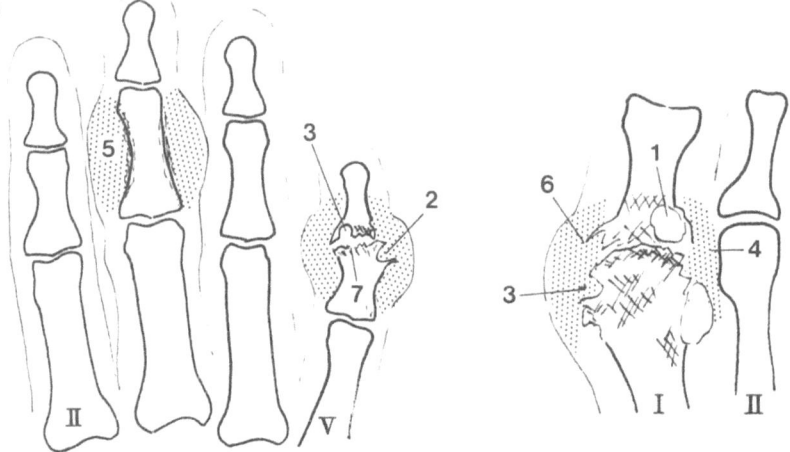

Hier handelt es sich um eine ganz typische *chronische Uratarthropathie* (Gicht) mit selektivem Befall des Großzehengrundgelenkes und ubiquitärer Lokalisation der Veränderungen an der Hand. Alle für das Krankheitsbild charakteristischen radiologischen Zeichen sind vorhanden:

- zentrale zystische Aufhellungen, die den Knochen auftreiben (*1*), laterale epiphysäre (*2*) und subchondrale +/− zusammentreffende Geröllzysten, welche die Gelenkfläche (*3*) arodieren
- Tophi in den Weichteilen, paraartikulär (*4*) oder gelenkfern, mit periostaler Reaktion (*5*)
- Osteophyten (*6*)
- Arosionen und Destruktionen der Gelenke (*7*)

Die röntgenologischen Veränderungen bei Gicht können sich nach mehrjähriger hypourikämischer Therapie auch wieder zurückbilden. Es kommt dann zu einer Verkleinerung der Tophi, Verkleinerung oder Verschwinden der Geröllzysten und Usuren, Wiederherstellung eines fast normalen Gelenkspaltes.

57

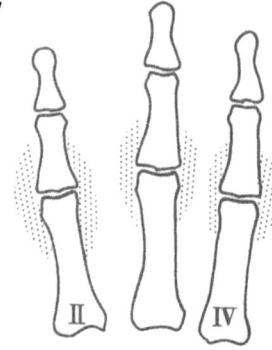

Auf den ersten Blick kann dieses Röntgenbild unauffällig aussehen. Bei genauerer Betrachtung fällt aber eine Verdickung und eine Vergrößerung der Weichteilschatten in der Nähe der proximalen interphalangealen Gelenke auf.

Es handelt sich um das Anfangsstadium einer *rheumatoiden Polyarthritis,* mit *rheumatoider Synovitis.* Die Gelenkspalten bleiben normal.

Das zweite frühzeitige Zeichen besteht in einer zunehmenden Transparenz der Epiphysen und der proximalen interphalangealen und metacarpophalangealen Gelenke durch Osteoporose, verursacht durch Inaktivität und lokale Hyperämie bei Synovitis.

Die ersten lokalen knöchernen Zeichen, die bei der *rheumatoiden Polyarthritis* an den Metacarpophalangealgelenken auftreten, sind:

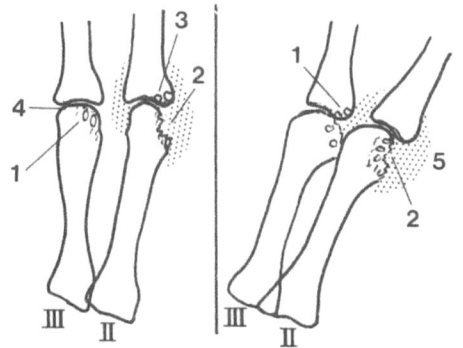

- rundliche oder ovale zystische Aufhellungen (*1*), kleiner als 5 mm, mit unscharfen oder scharfen Rändern, manchmal mit einem kleinen dichten osteosklerotischen Randsaum. Sie befinden sich im subchondralen Knochen, hauptsächlich im Bereich der Metacarpalköpfchen und Handwurzelknochen
- Arosionen am Kapselansatz, besonders des radialen Randbereichs, sowohl an den Metacarpalköpfchen (*3*) als auch an der Phalangenbasis (*3*) am Übergang zwischen subchondraler knöcherner Lamina und Corticalis
- verschmälerte Gelenkspalten (*4*) als Kennzeichen einer Knorpelzerstörung. Ihr diagnostischer und prognostischer Wert ist beachtlich, denn Veränderungen des Knorpels sind irreversibel. Bei nur diskreter Reduzierung des Gelenkspaltes ist die Befundung jedoch sehr schwierig, denn die kleinste Flexion des Gelenkes verfälscht bereits das Bild.

An dem am häufigsten betroffenen Gelenk (metacarpophalangeal II) sind die paraartikulären Weichteile deutlich verdickt (*5*). Die Osteoporose der Epiphysen ist nur schwach ausgeprägt.

59

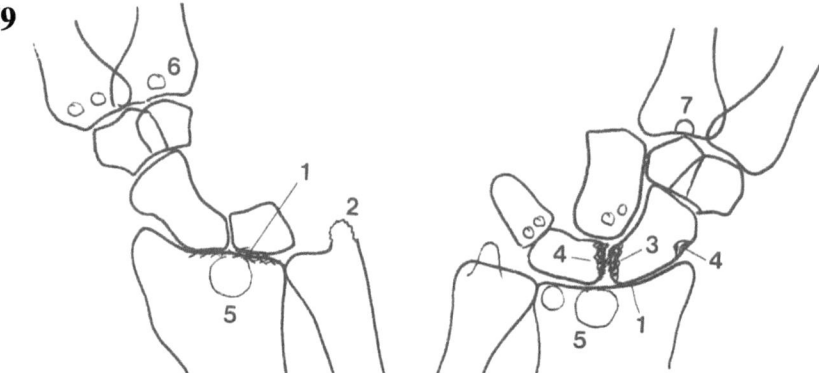

Der Carpus kann ebenfalls frühzeitig von einer *rheumatoiden Polyarthritis* betroffen werden:

- Osteoporose der Handwurzelknochen, der radialen und ulnaren Epiphysen und der Metacarpalbasis
- Verschmälerung des Radiocarpalgelenkes (*1*) und der intracarpalen Gelenke, wobei letztere schwieriger und nur unter Berücksichtigung der Handstellung zu beurteilen sind
- knöcherne Arosionen. Meistens sind zunächst Processus styloideus radii (*2*) und der proximale Rand des Os scaphoideum betroffen (*3*), aber alle anderen Lokalisationen sind ebenfalls möglich (*4*)
- sowohl vereinzelte als auch multiple zystische Aufhellungen. Sie sind in der radialen Epiphyse oft ziemlich groß (*5*). Man trifft sie sowohl in der Spongiosa (*6*) als auch in der subchondralen Lamina (*7*) an. Diese Zysten sind nicht spezifisch für eine rheumatoide Polyarthritis. In der Tat können besonders im Alter genauso oft dystrophische Defekte in den Handwurzelknochen vorkommen, besonders im Os scaphoideum und capitatum.

60

Zahlreiche bilaterale zystische Aufhellungen im Bereich von Handwurzelknochen und Metacarpalbasen beherrschen dieses Röntgenbild. Sie sind rundlich oder oval, zentral oder randständig, mit oder ohne osteosklerotischen Saum und von unterschiedlicher Größe (einige sogar über 5 mm).

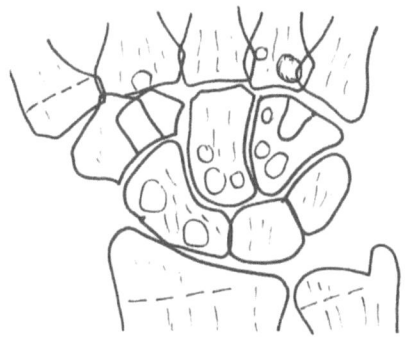

Die zweite Veränderung ist die trabekuläre Struktur der Spongiosa, ein Hinweis auf Rekalzifikationsvorgänge bei Osteoporose. Die knöchernen Konturen sind erhalten. Arosionen und Gelenkspaltverschmälerungen liegen nicht vor.

Es bestehen noch Reste der Epiphysenfugen an den Epiphysen des Metacarpale I, des Radius und der Ulna. Hier handelt es sich um einen Jugendlichen, der seit Jahren an *juveniler Polyarthritis* leidet.

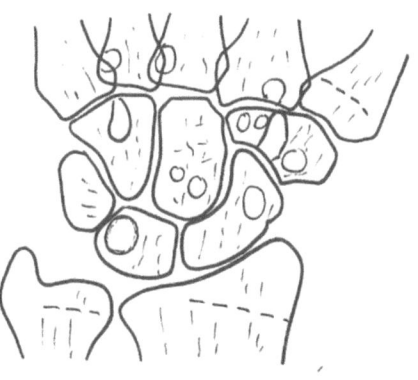

Gleich welcher Typ von juveniler Polyarthritis vorliegt [systemische Form (Still-Syndrom), mono- oder oligoartikuläre Arthritis, oder progressive polyartikuläre Form], die röntgenologischen Veränderungen sind ziemlich einheitlich und denen des Erwachsenen ähnlich. Dazu kommen Wachstumsstörungen. Man kann folgendes beobachten: Osteoporose (konstant, häufig, diffus), periostale Anlagerungen an den metacarpalen Diaphysen, die mit der Corticalis verschmelzen, reduzierte Gelenkspalten, Arosionen und Geröllzysten (später), oft ein retardiertes Knochenalter, aber auch eine Wachstumsbeschleunigung mit vorzeitigem Verschluß der metacarpalen Epiphysen, was zu einer Brachymetacarpie führt. Die Krankheit kann in jedem Stadium zum Stillstand kommen, ohne daß eine endgültige Stabilisierung sicher ist. Dann erfolgt auch eine Stabilisierung der Röntgenbilder mit partieller Rückbildung der Osteoporose und Wiederherstellung von Dichte und Kontur der Handwurzelknochen. Diesen Zustand sehen wir hier in Fall 60.

Beachtet werden muß, daß die juvenile Polyarthritis zwar bevorzugt die Hand befällt, aber auch, mit abnehmender Häufigkeit, die Halswirbelsäule, das temporomandibuläre Gelenk, die Hüften und die Sakroiliakalgelenke.

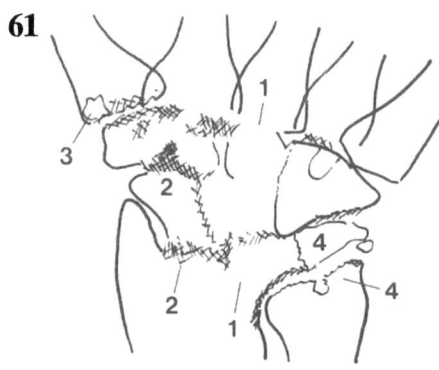

Im *fortgeschrittenen Stadium der rheumatoiden Polyarthritis* beginnt die *entzündlich bedingte Verschmelzung der Handwurzel* mit folgenden Zeichen:

- Verschwinden der Gelenkspalten (*1*)
- arrodiertes, gezacktes und osteosklerotisches Aussehen des subchondralen Knochens (*2*)
- Geröllzysten (*3*)
- knöcherne Deformierungen und Abflachungen (*4*)

Das Röntgenbild unterscheidet sich also deutlich von dem bei der Arthrose, insbesondere der Rhizarthrose, und dem bei den Arthropathien der artikulären Chondrokalzinose.

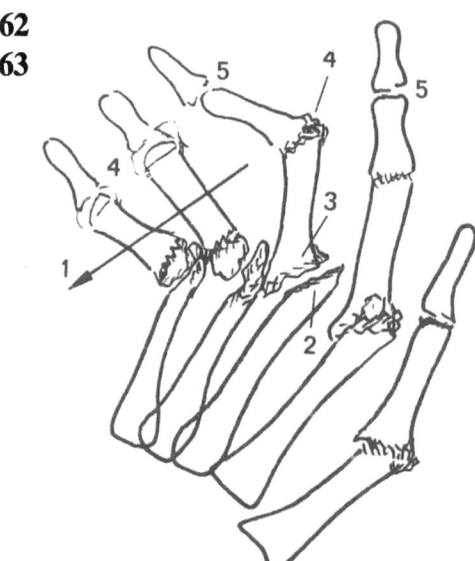

Bei *älteren* und fortgeschrittenen Formen von *rheumatoider Polyarthritis* treffen wir außer der entzündlich bedingten Verschmelzung der Handwurzel schwere deformierende Arthropathien der Finger an mit:

- Subluxation, dann Luxation nach ulnar sowie Flexion der Grundphalangen (*1*)
- Erosion der Metacarpalköpfchen, die dadurch spitz zulaufen (*2*)
- becherförmige Auftreibung der Phalangenbasis (*3*)
- Deformierung der proximalen Interphalangealgelenke mit Hyperextension (*4*)
- intakte distale Interphalangealgelenke (*5*)

Die destruktiven Veränderungen sind hier noch weiter fortgeschritten, mit totaler Verschmelzung der Handwurzelknochen, echter atrophischer Osteolyse im Bereich der Epiphysen bei gleichzeitiger paradoxer Unversehrtheit der distalen Interphalangealgelenke.

Als Differentialdiagnosen muß man in Betracht ziehen:
- Lepra: die Veränderungen sind mehr distal lokalisiert, genau so destruktiv, befallen aber weniger den Carpus
- Syringomyelie: nicht so deformierend, mehr destruktiv, besonders distale Atrophie der Phalangen, betrifft auch den Ellenbogen
- mutilierende Akropathie: befällt vorwiegend den Fuß.

Die Bilder A und B stellen die selbe Hand in einem zeitlichen Abstand von 8 Monaten dar. Auf dem ersten Bild sieht man:

- den selektiven Befall der distalen Interphalangealgelenke
- die Gelenkspaltverschmälerungen durch Degeneration des Gelenkknorpels (*1*)
- die Unregelmäßigkeit und Osteosklerose des subchondralen Knochens (*2*)
- keine Osteoporose der Epiphysen und der Phalangenbasis

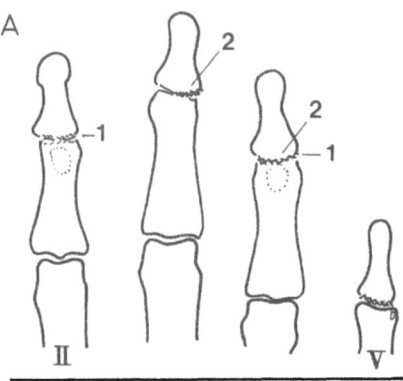

8 Monate später, auf Bild B, ist eine Verschlechterung des Zustandes deutlich:

- subchondrale Mikrodefekte (*3*)
- Achsenverlagerung einiger Endphalangen (*4*)
- verstärkt Gelenkspaltverschmälerungen (*5*) und Arosionen, besonders des distalen Interphalangealgelenkes des 3. Fingers (*6*)
- zwei große Geröllzysten (*7*), die man auf der vorhergehenden Aufnahme nur ahnen konnte.

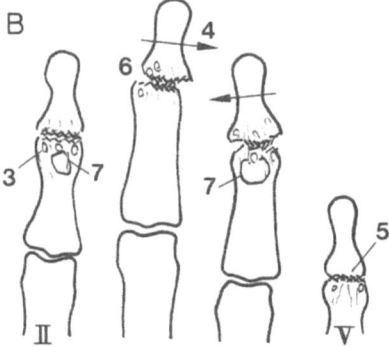

Der selektive Befall der distalen Interphalangealgelenke schließt eine rheumatoide Polyarthritis aus. Die radiologischen Zeichen sind jedoch die gleichen. Es handelt sich um eine *Arthropathia psoriatica*.

Die Arthropathia psoriatica kann in zwei Formen auftreten: als chronische Polyarthritis mit peripheren Veränderungen, besonders an Händen und Füßen, oder als rheumatoide Sakroileitis mit Erkrankung des axialen Skeletts, entweder isoliert oder kombiniert mit Arthritis der Extremitäten. Folgende zwei Möglichkeiten bestehen:

- bereits bekannte Hautpsoriasis: dies ist meistens der Fall. Die Diagnose ruht auf den Trias „entzündliche Gelenkerkrankungen + Hautpsoriasis + negative Rheumaserologie"
- unbekannte Hautpsoriasis: als Diagnose kommen dann bei peripheren Veränderungen eine seronegative Polyarthritis und bei axialen Erkrankungsformen eine rheumatoide Sakroileitis in Frage.

65

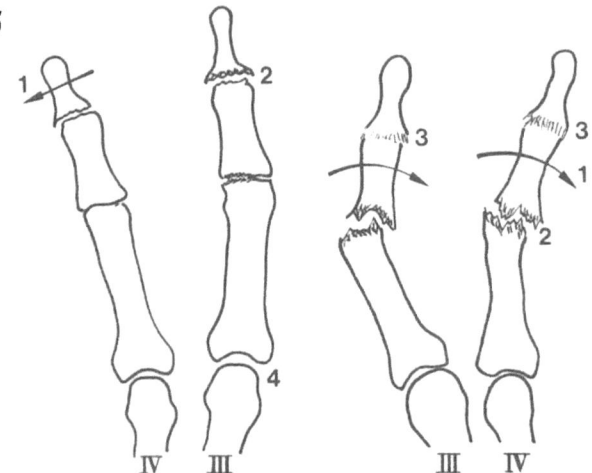

Die *Arthropathia psoriatica* zeigt nicht nur einen Befall der Interphalangealgelenke. Bei schnellem Krankheitsverlauf können die gleichen röntgenologischen Veränderungen wie bei einer rheumatoiden Polyarthritis auftreten.

Ein wichtiges Unterscheidungsmerkmal besteht jedoch: bei der rheumatoiden Polyarthritis bleiben die distalen Interphalangealgelenke, bei der psoriatischen Polyarthritis lediglich die Metacarpophalangealgelenke unversehrt.

Auf dieser Abbildung lassen sich folgende Befunde erheben:
- eine ulnare Subluxation (*1*)
- eine destruktive Arthritis (*2*)
- Gelenkversteifungen (*3*)
- intakte Metacarpophalangealgelenke (*4*)

Bei der Arthropathia psoriatica der Hände kann man auch osteosklerotische Veränderungen antreffen sowie Osteophyten und periostale Wucherungen an den Diaphysen und im Ansatzbereich von Gelenkkapsel und Bändern.

66

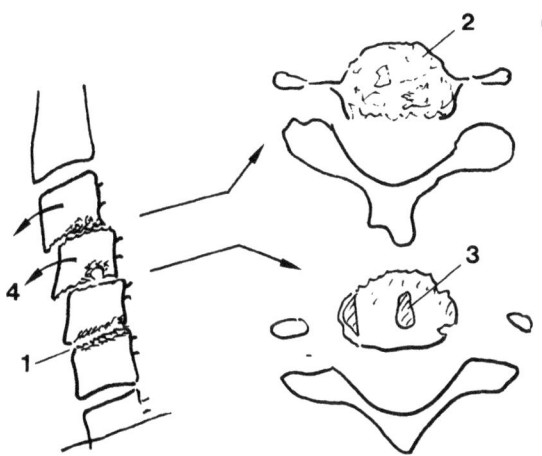

Ein Vergleich mit Fall 62 zeigt bei diesen Händen Übereinstimmungen und Unterschiede, die es uns ermöglichen, die Diagnosen rheumatoide Polyarthritis (Fall 62) oder Arthropathia psoriatica (Fall 66) zu stellen:
- ungefähr identische, entzündlich bedingte Verschmelzung der Handwurzel
- relativ ähnliche destruktive Arthropathie, aber mit unterschiedlicher Topographie: metacarpophalangeal und proximal interphalangeal bei der rheumatoiden Polyarthritis, proximal und distal interphalangeal bei der Arthropathia psoriatica
- Subluxationen und Luxationen der Finger nach ulnar, aber bezüglich der betroffenen Gelenke in unterschiedlichen Bereichen

Bei demselben Patienten bemerkt man an der *Halswirbelsäule:*
- Spondylodiscitis von C3 bis C6, mit Verschmälerung der Zwischenwirbelräume (*1*), unscharfe Arosion der Wirbelplatten (*2*), subchondrale Geröllzysten (*3*). Diese Spondylodiscitis entwickelt sich progressiv zu Blockwirbeln
- Subluxation von C3 und C4 (*4*) nach vorne
- keine Syndesmophyten. Diese sind charakteristisch für eine ankylosierende Spondylarthritis (Morbus Bechterew). Je nachdem, ob die Arthropathia psoriatica mehr der rheumatoiden Polyarthritis oder mehr der ankylosierenden Spondylarthritis gleicht, entsprechen auch die zervikalen Veränderungen mehr dem einen oder dem anderen Krankheitsbild. In Anbetracht der ausgeprägten peripheren Veränderungen an den Händen, handelt es sich in diesem Fall 66 eindeutig um eine Arthropathie vom Typ einer rheumatoiden Polyarthritis, bei der *nie* Syndesmophyten vorhanden sind.

67

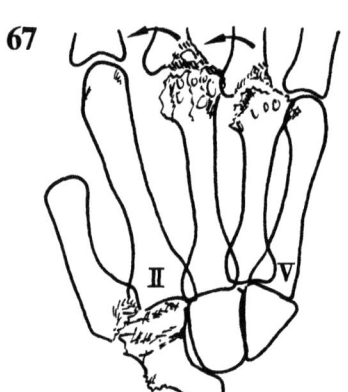

Deutlich erkennt man beidseits eine trapezometacarpale Arthropathie des Daumens, die einer gewöhnlichen degenerativen Arthrose ähnelt. Die schweren Veränderungen auf der einen Seite der metacarpophalangealen Gelenke des 3. und 4. Fingers lassen jedoch auf eine *Polyarthritis* schließen.

Im Vergleich zu einer rheumatoiden Polyarthritis bestehen deutliche Unterschiede. An der Basis des Daumens könnte es sich um eine ältere Arthrose handeln. Bei den Metacarpophalangealgelenken sind nicht alle Gelenke betroffen und man beobachtet nicht die üblichen rechts-links symmetrischen Veränderungen der rheumatoiden Polyarthritis. Dazu kommt noch, daß die zwei betroffenen Finger nach radial subluxiert sind. Die Rheumaserologie ist negativ. Es handelt sich hier um eine *seronegative Polyarthritis*.

68

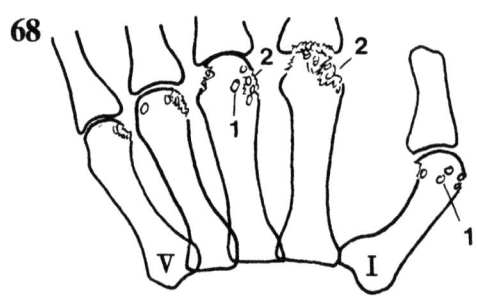

Sie haben sicher viele Ähnlichkeiten mit dem vorhergehenden Fall 67 bemerkt:

– multiple kleine zystische Aufhellungen (*1*) im Metacarpalköpfchen, besonders lateral auf der radialen Seite
– laterale Arosionen im Bereich des synovialen Recessus der Metacarpalköpfchen (*2*)

Die röntgenologischen Veränderungen sind beidseits weitgehend identisch und betreffen alle Metacarpophalangealgelenke, ein Krankheitsbild also wie bei einer rheumatoiden Polyarthritis. Es handelt sich hier jedoch um eine chronische Polyarthritis bei *Lupus erythematodes disseminatus*.

Diese akuten, subakuten oder chronischen Gelenkveränderungen sind in 90% der Fälle vorhanden, und in jedem 2. Fall richtungsweisend für die Diagnose. Die chronische Polyarthritis kann rein synovial lokalisiert sein, ohne Deformierung und ohne radiologische Zeichen. Sie kann auch eine rheumatoide Polyarthritis vortäuschen mit Erkrankung der metacarpophalangealen und proximalen interphalangealen Gelenke. Die Ansichten über den Krankheitswert der Veränderungen sind unterschiedlich, aber die Polyarthritis des Lupus erythematodes kann weitaus stärker deformierend und zerstörend verlaufen als die gewöhnliche rheumatoide Polyarthritis.

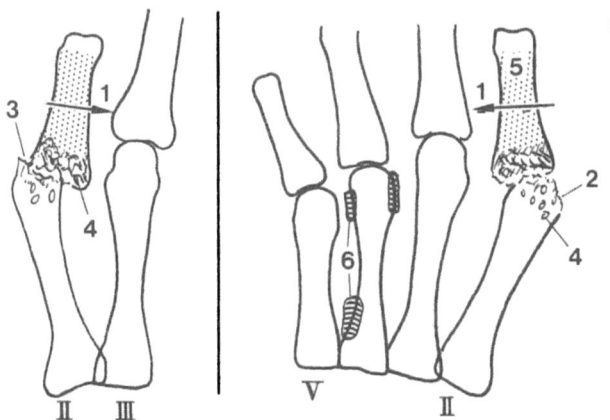

Das gleichzeitige Auftreten einer Oligo-Arthritis und multipler Verkalkungen in den Weichteilen sollte uns an eine *Kollagenose* denken lassen.

Die Arthritis befällt hier beidseits etwa gleich ausgeprägt nur das 2. Metacarpophalangealgelenk:

- ulnare Luxation und Flexion der Grundphalanx (*1*)
- Arosion der lateralen Ränder des Metacarpalköpfchens im Bereich des lateralen synovialen Recessus (*2*)
- Zerstörung des subchondralen Knochens (*3*)
- Geröllzysten im Metacarpalköpfchen und in der Phalangenbasis (*4*)
- osteosklerotische Veränderung der gesamten Grundphalanx (*5*), deutlich ausgeprägt im Vergleich zu der homologen Phalanx des 3. Fingers

In den Weichteilen der Hand finden sich nur einige wenige *Verkalkungen* (*6*), in anderen Regionen, wie zum Beispiel hier in der Leisten-, Schenkel- und Obturatorgegend, lassen sich zahlreiche Verdichtungen nachweisen.

Es handelt sich hier um eine *Dermatomyositis*. Diese Kollagenose wird bei fehlenden Handveränderungen Polymyositis genannt und Dermatomyositis, wenn die Hauterscheinungen im Vordergrund stehen. In ⅓ der Fälle treten bei dieser Kollagenose Gelenkveränderungen auf, besonders an den Extremitäten, entweder in Form von einfachen Polyarthralgien oder echten Polyarthritiden. Einem Stadium mit reiner Synovitis ohne Röntgenzeichen folgt ein Stadium mit destruktiver und mutilierender Arthropathie.

70 Diese echte Weichteilkalzinose von Unterarm und beiden Händen legt die Diagnose eines *Thibierge-Weissenbach-Syndroms* nahe, auch Calcinosis cutis-Raynaud-Sklerodaktylie-Teleangiektasie-Syndrom genannt. Es handelt sich also um eine klinische Form von *Sklerodermie*.

Das Thibierge-Weissenbach-Syndrom kommt bei ungefähr 10 bis 12% der Sklerodermien vor, und oft in einer relativ frühen Phase der Krankheit, schon nach einigen Jahren. Das Raynaud-Syndrom und die Teleangiektasien können bereits vor den typischen Sklerodermiezeichen auftreten.

Die *Kalzinose* ist das charakteristischste Symptom. An den Händen entwickelt sie sich ausschließlich zwischen Metacarpophalangealgelenken und den Toruli tactiles. Seltener wird sie an den Ellenbogen und Unterarmen beobachtet, und noch seltener an den Hüften und an den Zehen. An den Fingern sind die Verkalkungen hauptsächlich subkutan lokalisiert, seltener im Bereich von Muskeln und Sehnen. Im allgemeinen sind die artikulären Strukturen (Kapsel, Bänder, Synovia) nicht befallen. Intraartikuläre Kalkablagerungen mit artikulären Arosionen, die rasch zu einer mutilierenden Arthropathie führen, wurden in Einzelfällen beschrieben. Die Größe der Knötchen ist unterschiedlich, einige können, besonders im Bereich der Ellenbogen, 10 bis 15 mm erreichen. Sie treten meist in Gruppen auf, gelegentlich aber auch vereinzelt. Zusammengesetzt sind diese Ablagerungen aus Kalziumphosphat und Carbonat, also aus Hydroxylapatit.

An den Endphalangen der Finger liegt ferner noch eine Sklerodaktylie vor. Wir wollten aber bei diesem Fall hauptsächlich die Kalzinose vorstellen. Die Sklerodaktylie wird im nächsten Fall viel deutlicher demonstriert.

71

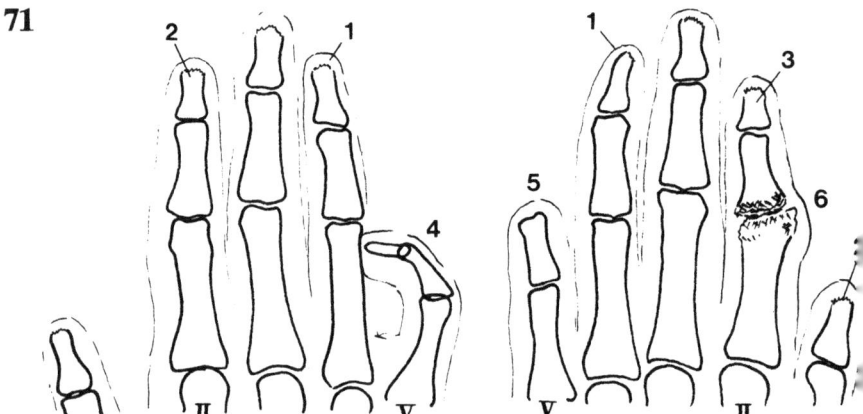

Bei diesem Fall von *Sklerodermie* fehlen Weichteilverkalkungen. Andere typische Veränderungen lassen sich jedoch feststellen:

- Atrophie der Toruli tactiles (*1*)
- Arosion, dann zunehmender Abbau der distalen Tuberositas (*2*). Die Phalanx wird durch die in proximaler Richtung fortschreitende Destruktion abgebaut (*3*)

- sklerosierende Hautatrophie, die nach und nach die Gelenkbeweglichkeit beeinträchtigt. Manche Finger sind in Flexion blockiert (*4*), werden spitz mit Ulzerationen, wodurch Amputationen notwendig werden können (*5*)
- selten auftretende, deformierende Arthropathie (*6*). In ungefähr einem Drittel der Sklerodermien findet man chronische Oligo- oder Polyartritiden. Kennzeichnend sind geringe oder fehlende Schmerzen und Entzündungszeichen sowie die Abwesenheit rheumatoider Knötchen.

Bei der Sklerodermie liegt im Bereich der Hände meist eine *Sklerodaktylie* vor. Arthritis und Weichteilkalzinose sind seltener.

72 Diese ausgeprägte Weichteilkalzinose des Ellenbogens und der Finger gehört nicht zu der Gruppe der Kollagenosen. Außer den wichtigsten Kollagenosen (Sklerodermie, Polymyositis) gehen verschiedene andere pathologische Veränderungen mit Kalkablagerungen in den Fingerweichteilen einher: die primäre Hypercalcämie, der Hyperparathyreoidismus, die chronische Niereninsuffizienz und insbesondere die Pseudogicht bei hämodialysierten Patienten.

Es handelt sich hier um eine *kalkige Pseudogicht bei einem hämodialysierten Patienten*. Die auffälligsten Zeichen eines *sekundären Hyperparathyreoidismus* bei chronischer Niereninsuffizienz sind die vielen, metastatisch genannten, Weichteilverkalkungen (*1*). Klinisch simulieren sie Gichttophie, sind aber radiologisch viel dichter. An der Mittelphalanx des 3. Fingers haben Sie sicher auch in Verbindung mit den großen Kalkablagerungen eine Resorption des radialen Randes (*2*) bemerkt.

73

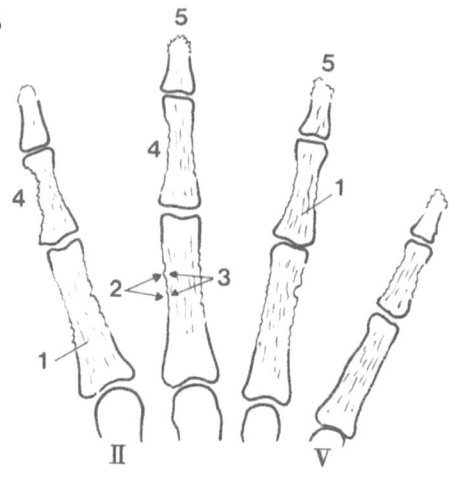

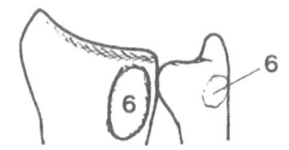

Der *primäre Hyperparathyreoidismus* führt an der Hand zu ganz typischen Veränderungen:
- diffuse Osteoporose mit allgemein verminderter Knochendichte
- dichte und unregelmäßige längliche knöcherne Bälkchen im Markraum (*1*), wodurch trotz Osteoporose ein Eindruck von erhöhter Knochendichte entsteht
- subperiostale (*2*) und endostale (*3*) Resorptionsvorgänge, besonders in den Grundphalangen und dadurch bedingt eine Corticalisverschmälerung und Markraumerweiterung. In den Mittelphalangen ist die subperiostale Resorption eher an dem radialen Rand des 2. und 3. Fingers (*4*) bemerkbar
- Arosion, dann zunehmender Abbau der Tuberositas der Endphalangen (*5*), wie bei Sklerodermie, aber ohne Atrophie der Toruli tactiles
- rundliche oder ovale Defekte, ohne oder mit osteosklerotischem Randsaum, besonders im Bereich der radialen und ulnaren Epiphyse (*6*). Diese Defekte sind auch typisch für die Schädelkalotte, wo sie oft zahlreich auftreten. Sie dürfen nicht mit einem Morbus Paget oder multiplen Myelomen verwechselt werden

Bei solch einem Bild von primärem Hyperparathyreoidismus sollte auch nach Nierensteinen und Nierenkalzinose gesucht werden. Beachten wir, daß die knöchernen Zeichen nur in 50% der Fälle mit primärem Hyperparathyreoidismus vorhanden sind. Nach Operation der ursächlichen Nebenschilddrüsenveränderungen erfolgt eine schnelle Remineralisation des Skeletts. In diesem Fall 73 können Sie sich davon überzeugen, wenn Sie die Schädelkalotte vor (*A*) und zwei Monate (*B*) nach Entfernung des Adenoms vergleichen.

74 Sie sind jetzt imstande, die Zeichen des *primären Hyperparathyreoidismus* zu erkennen. Dieser Fall ist genau so typisch wie der vorhergehende:

- Arosion der Tuberositas der Endphalangen (*1*)
- Subperiostale und endostale Resorption der Diaphysen mit weitgehendem Abbau der Endphalangen (*2*)
- ausgeprägte subperiostale Resorption am radialen Rand der Mittelphalanx des 2. und 3. Fingers (*3*)
- hyperdense und vergröberte Bälkchenstruktur der Spongiosa (*4*), wodurch der Eindruck einer diffusen Osteosklerose entsteht

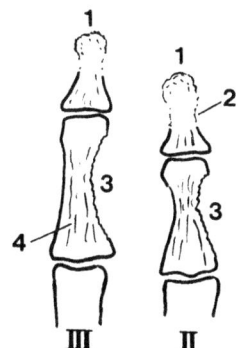

Die Erkrankung der Wirbel ist ebenfalls typisch: Vermehrte Transparenz durch Dekalzifikation (Steigerung der Osteoklastenaktivität), Unschärfe der übrigen Knochenstruktur, komprimierte Wirbelkörper, ähnlich wie bei einer Osteomalazie.

75 Dieser Fall weicht erheblich von den vorhergehenden ab. Es bestehen keine Veränderungen der knöchernen Konturen, insbesondere nicht im Bereich der Tuberositas der Endphalangen und der Diaphysen der anderen Phalangen. Es fällt lediglich ein einziges radiologisches Zeichen auf: die *vermehrte knöcherne Transparenz*. Sie ist global, massiv, mit Rarefizierung der Knochenbälkchen in der Spongiosa und Corticalisverdünnung. Die Epiphysenfugen sind noch sichtbar und mindestens eines der Sesambeine des Daumens ist vorhanden. Das Knochenalter kann also auf 12 bis 14 Jahre geschätzt werden.

Eine solche global vermehrte knöcherne Transparenz kann unterschiedlichen Ätiologien entsprechen: Kortisonosteoporose, Mangelosteomalazie, Hämopathie usw. ... Hier lautet die Diagnose *enterogene Arthropathie durch Malabsorptionssyndrom*. Das Röntgenbild der Hand an sich ist nicht spezifisch.

76

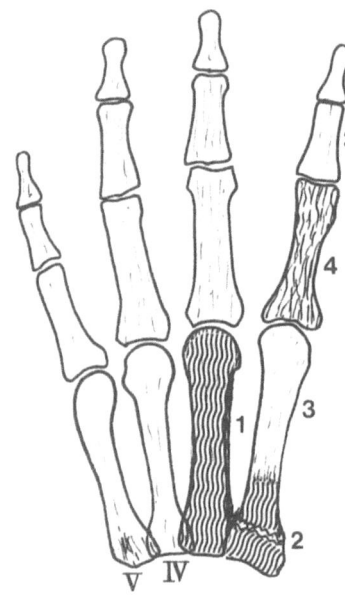

Die röntgenologischen Veränderungen der Hand dieser älteren Patientin sind nicht so eindeutig. Folgendes fällt auf:

- eine mit Ausnahme seines Köpfchens fast vollständige Osteosklerose des Metacarpale III mit geringgradiger diaphysärer Verdickung *(1)*
- eine Fraktur im Bereich der proximalen Diaphyse des Metacarpale II *(2)* mit Osteosklerose der angrenzenden Zonen. Aufgrund der ungewöhnlichen Lokalisation der Fraktur muß sie als pathologische Fraktur angesehen werden
- eine Osteoporose des gesamten Fingers distal der Fraktur *(3)*
- grobe, osteosklerotische, trabekuläre Veränderungen der gesamten Grundphalanx des 2. Fingers *(4)*

Die Veränderungen 1 und 4 sind charakteristisch für einen *Morbus Paget*. Die Befunde an der Hand (Metacarpale, Grundphalanx) sind jedoch ungewöhnlich. In Anbetracht der Verdichtung von Metacarpale III muß diese Diagnose jedoch in Erwägung gezogen werden. Die Fraktur des Metacarpale II ist schwieriger zu erklären, da weitere Veränderungen dieses Knochens fehlen. Sie wurde als Ermüdungsfraktur gedeutet.

Auf diesen Röntgenbildern lassen sich problemlos folgende Befunde erheben:
- eine vergröberte und unregelmäßige Bälkchenstruktur der Spongiosa der Metacarpalien und Phalangen
- eine diffuse Osteosklerose der Handwurzelknochen
- eine symmetrische identische Veränderung beider Hände
- eine Osteokondensation der Ulna (*1*) und des Radius (*2*) und eine Verknöcherung der Membrana interossea (*3*) in ihrem oberen und mittleren Anteil
- eine Osteosklerose der Halswirbel

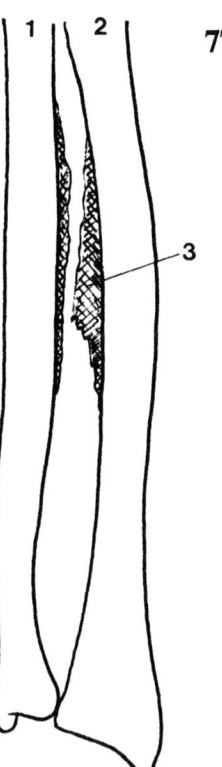

Es handelt sich also um eine allgemein sklerosierende Erkrankung des ganzen Skeletts, auch *sklerosierende Osteose* genannt. Hierunter versteht man einen Umbau des Knochens durch verstärkte Produktion oder übermäßige Mineralisation oder auch durch abnorme medulläre Sklerose. Die Ätiologie ist weder entzündlich, noch infektiös, noch neoplastisch. Unter den generalisierten Formen gibt es einige angeborene sklerosierende Osteosen mit röntgenologischen Besonderheiten, die eine präzise Diagnose erlauben, zum Beispiel: die Osteopetrose (Morbus Albers-Schönberg), die Pycnodysostose und das Camurati-Engelmann-Syndrom. Andere Osteosen sind sekundär auf unterschiedliche Weise erworben, z. B. die Fluorose, der Hyperparathyreoidismus und die Osteomyelosklerose.

Dieser Patient leidet an einer *Fluorose,* nach Einnahme von stark fluorhaltigem Wasser. Diese Vergiftung wird hauptsächlich in manchen Regionen Nordafrikas und Indiens angetroffen. Die Krankheit ist oft latent und wird manchmal erst aufgrund von osteoartikulären Schmerzen erkannt. Das ganze Skelett wird symmetrisch befallen, mit axialer Präferenz (Wirbelsäule, Becken). Ein typisches Zeichen ist die Verknöcherung der radioulnären Membrana interossea.

78

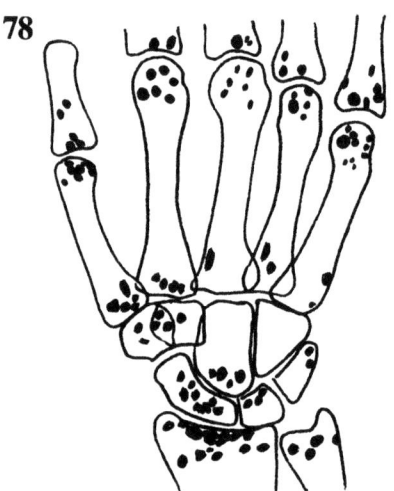

Zahlreiche kleine rundliche oder ovale knöcherne Skleroseherde, mehr oder weniger symmetrisch auf beide Hände verteilt, sowie im Bereich einer Schulter führen zur Diagnose einer *Osteopoikilie*. Es ist eigentlich die einzige Diagnose, die aus radiologischer Sicht möglich ist.

Diese „Krankheit" ist eher eine radiologische Rarität. Sie gehört zur Gruppe der Osteochondrodysplasien und ist autosomal dominant vererblich, aber von unbekannter Pathogenese. Klinisch bleibt sie gewöhnlich asymptomatisch. Nur selten wurden Gelenkschmerzen der Extremitäten oder Hautanomalien beobachtet. Die Krankheit ist üblicherweise ein röntgenologischer Zufallsbefund und leicht zu diagnostizieren. Folgende radiologische Zeichen fallen auf:

- zahlreiche kleine knöcherne Verdichtungen ohne Veränderung der umgebenden Knochenstrukturen
- bevorzugte Lokalisation der Herde in den Extremitäten, seltener in den Schulterblättern und im Becken, ausnahmsweise in Wirbelsäule und Rippen, nie im Schädel
- Lokalisation in den Epiphysen und Metaphysen der Röhrenknochen (Metacarpalien, Phalangen, ...) oder in der Mitte der breiten Knochen (Carpus)
- meist rundliche Verdichtungsherde, die aber manchmal mehr wie Flecken mit unscharfen Konturen aussehen können (z.B. Röntgenbild der Schulter bei Fall 78)
- die Anzahl der knöchernen Verdichtungen kann ganz unterschiedlich sein
- keine Veränderung im Lauf der Zeit. Die bereits beim Kind feststellbaren Skleroseherde bleiben beim Erwachsenen unverändert bestehen.

Bei diesem 6jährigen Kind bestehen charakteristische morphologische Veränderungen, die eine genaue Diagnose erlauben:
- Hypertrophie der Tuberositas der Endphalangen, besonders deutlich am 3. und 4. Finger (*1*). Dadurch kommt es, besonders am Daumen, zu einer Verdickung der Weichteile. Es entstehen die sogenannten Trommelschlegelfinger
- periostale Anlagerungen im Bereich der Diaphysen der Röhrenknochen, wodurch diese Diaphysen spindelförmig erscheinen. Am deutlichsten ist diese Veränderung an Radius, Ulna (*2*) und an den Grundphalangen (*3*) ausgebildet. Die neugebildete Corticalis kann gewellt sein und unterscheidet sich deutlich von der ursprünglichen Corticalis (*4*). Diese neugebildete Corticalis kann auch eher linear verlaufen und einige Zeit von der ursprünglichen Corticalis durch eine bandförmige Aufhellung (*5*) getrennt bleiben

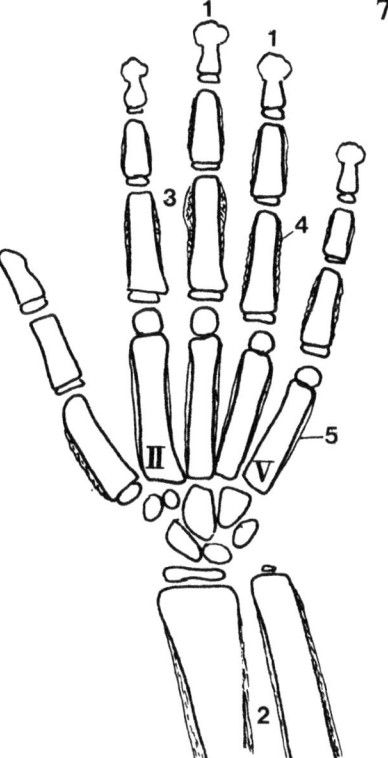

Die Kombination von *Trommelschlegelfingern + diaphysären periostalen Anlagerungen* ist typisch für eine *pulmonale hypertrophische Osteoarthropathie*. Wie es der Name andeutet, sind die knöchernen Veränderungen Folge einer chronischen Lungenerkrankung. In diesem Fall 79 ist die zugrunde liegende Krankheit eine Mukoviscidose. Man sollte daran denken, denn sie ist eine der beim Kind seltenen auftretenden Fälle von chronischer Ateminsuffizienz. Zu der Mukoviscidose gehört gewöhnlich ein polymorphes Pulmonalsyndrom mit ausgeprägtem Emphysem.

Die röntgenologischen Veränderungen der pulmonalen hypertrophischen Osteoarthropathie entwickeln sich entsprechend der zugrunde liegenden Krankheit. Eine Rückbildung ist also möglich. Die selben Veränderungen kommen beim Erwachsenen vor, jedoch steht hier vor allem die Ausbildung von Trommelschlegelfingern im Vordergrund. Die knöchernen Veränderungen sind nicht proportional zum Schweregrad der Ateminsuffizienz und können auch schon vor Manifestation der pulmonalen Erkrankungen bestehen und zu ihrer Diagnose führen.

Die Liste der Krankheiten, bei denen Trommelschlegelfinger auftreten können, ist lang. Aber hauptsächlich findet man sie bei Ateminsuffizienz, Lungenkrebs, bakterieller Endocarditis und angeborenen zyanotischen Kardiopathien.

80

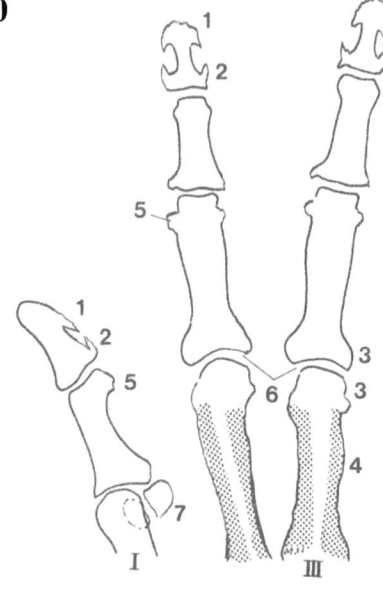

Bei diesem Erwachsenen besteht ganz offensichtlich auch eine Osteopathie, die man als „hypertrophisch" bezeichnen könnte. Sie unterscheidet sich jedoch von Fall 79. Analysieren wir zuerst die Veränderungen:

- Vergrößerung der Tuberositas der Endphalangen mit lateralen Knochenspornen (*1*)
- knöcherne Dornen an der Basis der Endphalangen, die sich im Gegensatz zu Osteophyten in distaler Richtung (*2*) entwickeln
- Vergrößerung von Basis und Köpfchen der Metacarpalien und Phalangen (*3*)
- Erweiterung der Diaphysen durch periostale Hyperosteogenese, wodurch die Grundphalangen und die Metacarpalien sehr massiv wirken (*4*). Die Corticalis ist verbreitert, aber ohne periostale Randzone, wie bei der pulmonalen hypertrophischen Osteoarthropathie
- Hypertrophie der Muskelansatzstellen (*5*)
- deutliche Erweiterung der Metacarpophalangealgelenkspalten (*6*)
- vergrößerte Sesambeine des Daumens (*7*)

All diese Veränderungen sind typisch für die *Akromegalie*. Die osteoartikulären Veränderungen der Hände gehören zu den prägnantesten Zeichen dieser Krankheit, die durch ein somatotropes Hypophysenadenom hervorgerufen wird.

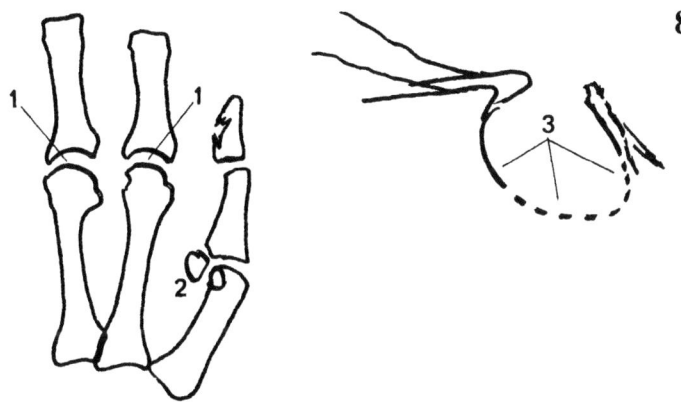

Die Übersichtsaufnahme der beiden Hände ist auch hier typisch für eine *Akromegalie.*

Besonders deutlich sieht man hier:
- eine Erweiterung der Metacarpophalangealgelenkspalten *(1)* durch Hypertrophie der Gelenkknorpel
- eine Vergrößerung der Sesambeine der Daumen *(2).* Der Sesamindex (Länge × Breite in mm) liegt bei dieser Krankheit zwischen 30 und 60, während er im Normalfall unter 25 bleibt

Bei fortgeschrittenen Stadien wird man an den Händen auch folgendes beobachten können:
- das gleichzeitige Auftreten von Hyperostose und Hypertransparenz. Es besteht in der Tat gleichzeitig eine periostale Hyperosteogenese durch Hyperproteinanabolismus und ein passiver Kalziumausgleich, akromegale Osteoporose genannt
- unspezifische zystische Aufhellungen in den Handwurzelknochen
- pseudoarthrotische Arthropathien durch die starke Wucherung von Knochen und Knorpel

Die röntgenologischen Veränderungen der Hände treten erst in einer späteren Phase der Krankheit auf. Zuerst erscheint eine *Weichteilverdickung,* die auf einem Seitenbild der hinteren Fußwurzel an der Ferse gemessen werden kann. Bei unserem Patienten sind die Fersenweichteile 29 mm dick, während die Normalwerte unter 21 mm liegen. Werte ab 23 mm bestätigen die Diagnose einer Akromegalie.

Da die somatotropen Adenome gewöhnlich erst spät entdeckt werden, handelt es sich meist um Makroadenome von mehr als 10 mm Durchmesser. In diesen Fällen findet sich häufig eine Erweiterung der Sella turcica mit Zerstörung ihrer Konturen *(3).* Die radiologische Untersuchung des Adenoms selbst bleibt der Computertomographie vorbehalten.

82

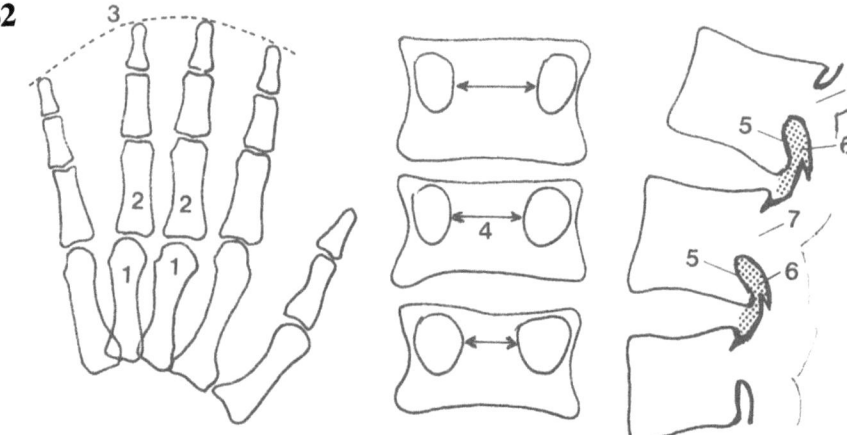

Bei diesem Patienten kann man an den Händen folgendes feststellen:
- eine Verkürzung des 2., 3. und 4. Metacarpale, besonders des 3., mit Verdickung der Diaphysen und der Metacarpalköpfchen (*1*)
- eine allgemeine Verkürzung der Phalangen bei intakter Gesamtmorphologie (*2*)
- eine global untersetzt gebaute Hand mit fast identischer Länge der 4 letzten Finger (*3*)
- die Rechts-Links-Symmetrie der oben genannten Veränderungen

Eine Gesamtverkürzung der Hände tritt selten isoliert auf. Verschiedene andere Teile des Skeletts sind meistens auch befallen, insbesondere die Wirbelsäule. Die Hauptveränderungen bestehen in:

- einer von cranial nach caudal abnehmenden Interpendikulardistanz (*4*). Im Normalfall ist dies genau umgekehrt
- eine antero-posteriore Verkürzung der Wirbelkörper, die auf eine verstärkte Konkavität ihrer vorderen Ränder (*5*) zurückzuführen ist (Scalloping)
- eine antero-posteriore Verkleinerung der Foramina intervertebrales (*6*) aufgrund der verkürzten Pedikel (*7*)

Bei diesem kombinierten Auftreten einer globalen Verkürzung der Finger mit progressiver Lumbalkanalstenose von cranial nach caudal ist die Diagnose einer *Achondroplasie* naheliegend. Sie ist nicht die einzige Dysplasie mit kurzen Fingern (Akromelie), aber alle anderen Möglichkeiten sind äußerst selten und ihre exakte Diagnose sehr schwierig (Beispiel: Pseudoachondroplasie, spondylo-epiphyso-metaphysäre Dysplasie usw.). Außer den Skelettanomalien können oft noch verschiedene andere Mißbildungen vorhanden sein, wodurch je nachdem die Diagnose erleichtert oder aber auch erschwert werden kann.

Bei diesen Händen eines 9jährigen Mädchens bemerkt man:
- global kurze, untersetzte Hände
- eine unregelmäßige Kontur der meisten Handwurzelknochen (*1*) und der distalen radialen Epiphyse (*2*)
- Unregelmäßigkeiten im Bereich der metaphysären Grenze der Metacarpalien (*3*) und der Phalangen
- einige unregelmäßige Metacarpalepiphysen (*4*)
- einige Zapfenepiphysen in den Phalangen (*5*)

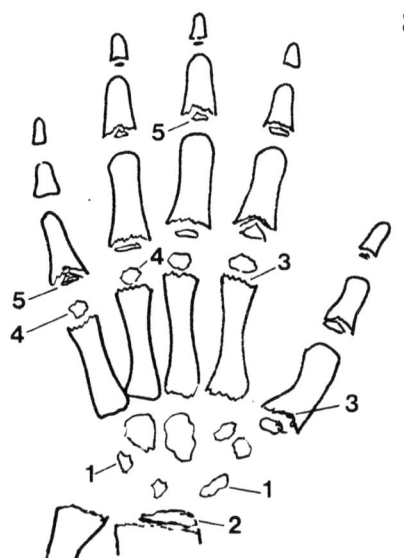

Die Diagnose ist hier relativ schwierig. Die Kombination Akromegalie + metaphysäre Unregelmäßigkeiten führen zur Diagnose einer *polyepiphysären Dysplasie*. Diese Krankheit wird meistens im Alter zwischen 2 und 10 Jahren, manchmal jedoch erst beim Erwachsenen festgestellt. Zur polyepiphysären Dysplasie gehören eine verminderte Körpergröße bei normaler Schädelgröße, eine oft normale Wirbelsäule und kurze Extremitäten, insbesondere eine Verkürzung von Händen und Füßen.

Die polyepiphysäre Dysplasie gehört zu den Osteochondrodysplasien. Sie unterscheidet sich deutlich von der Achondroplasie, bei der die craniovertebralen Veränderungen typisch sind. Sie gehört zur Gruppe der spondylo-epiphysometaphysären Dysplasien, wobei wegen der Komplexität der Anomalien die Klassifikation der verschiedenen Merkmale umstritten ist.

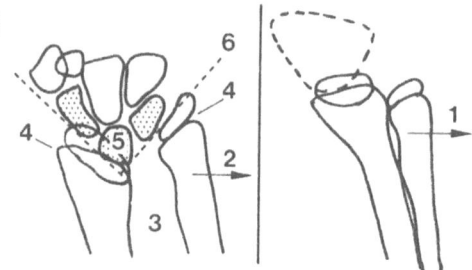

Dieses 10jährige Mädchen mit verminderter Körpergröße wurde wegen einer bilateralen Verkürzung der Unterarme mit Fehlbildung des Handgelenkes röntgenologisch untersucht. Analysieren wir die Röntgenzeichen:
- Außenkrümmung des Radius in der Frontalebene
- Luxation der distalen Ulna nach hinten (*1*) und innen (*2*)
- Erweiterung des Spatium interosseum antebrachii (*3*)
- untere Schrägstellung von Radius und Ulna (*4*)
- spitzwinklige Stellung der proximalen Handwurzelknochenreihe (*5*). Die Spitze wird vom Os lunatum gebildet, das über Eck in dem erweiterten distalen radioulnären Gelenk liegt. Der Carpalwinkel ist stark reduziert, hier auf 90° (Normalwert = 131 ± 7°).

Die oben beschriebenen Veränderungen sind charakteristisch für die *Madelungsche Deformität*. Diese entstellende, meist bilaterale Deformität kommt vorwiegend beim weiblichen Geschlecht vor. Sie tritt meistens familiär gehäuft auf und beeinträchtigt die Patienten funktionell nur wenig.

85

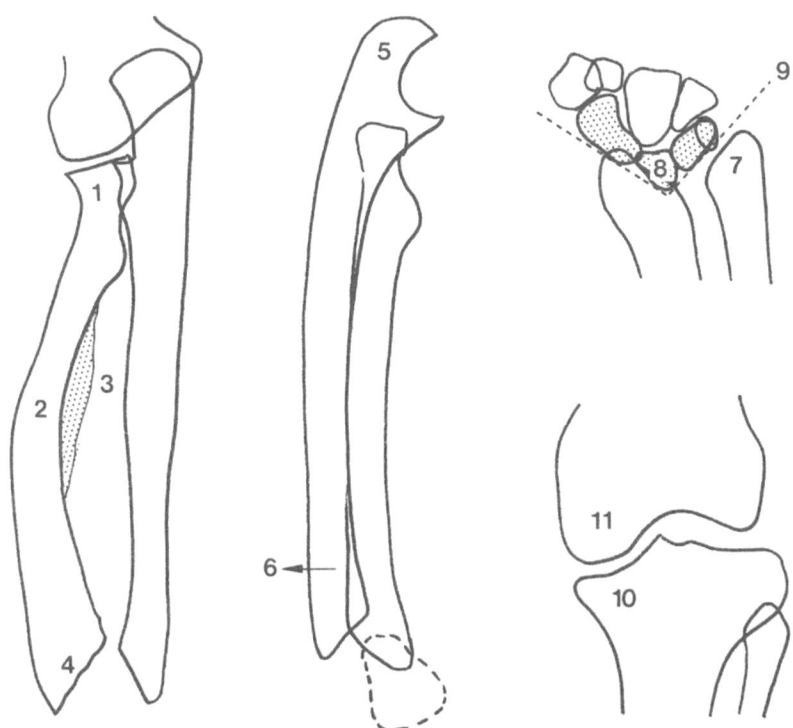

Dieses 16jährige Mädchen leidet an derselben entstellenden Verformung der Unterarme und Handgelenke. Sämtliche für die Deformität typischen radiologischen Zeichen sind hier zu sehen:

- abgeflachtes und leicht hypoplastisches Caput radii (*1*)
- diaphysäre Außenkrümmung des Radius (*2*)
- Betonung des Margo interosseus radii (*3*)
- untere Schrägstellung des Radius (*4*)
- plumpes Olecranon (*5*)
- Luxation der distalen Ulna nach hinten und innen (*6*) mit Deformation (*7*)
- spitzwinklige Handwurzel, deren Spitze vom Os lunatum gebildet wird (*8*). Der Carpalwinkel ist auf 102° reduziert (*9*)

Als einzige weitere Skelettanomalie liegt ein bilaterales Genu varum vor. Ursache hierfür ist eine Hypoplasie der inneren Facies articularis tibiae (*10*), die durch eine Hypertrophie des inneren Condylus femoris (*11*) ausgeglichen wird.

Bei diesen röntgenologischen Anomalien kommt nur eine Diagnose in Frage: die *Dyschondroosteose von Léri-Weill*. Laut Maroteaux sind Dyschondroosteose und Madelung'sche Deformität keine verschiedenen Krankheiten. Die Madelung'sche Deformität, die nur Unterarm und Carpus betrifft, ist vielmehr Bestandteil der Dyschondroosteose. Ähnliche röntgenologische Veränderungen werden auch bei anderen Mißbildungen wie dem Turner-Syndrom und den multiplen Exostosen gefunden.

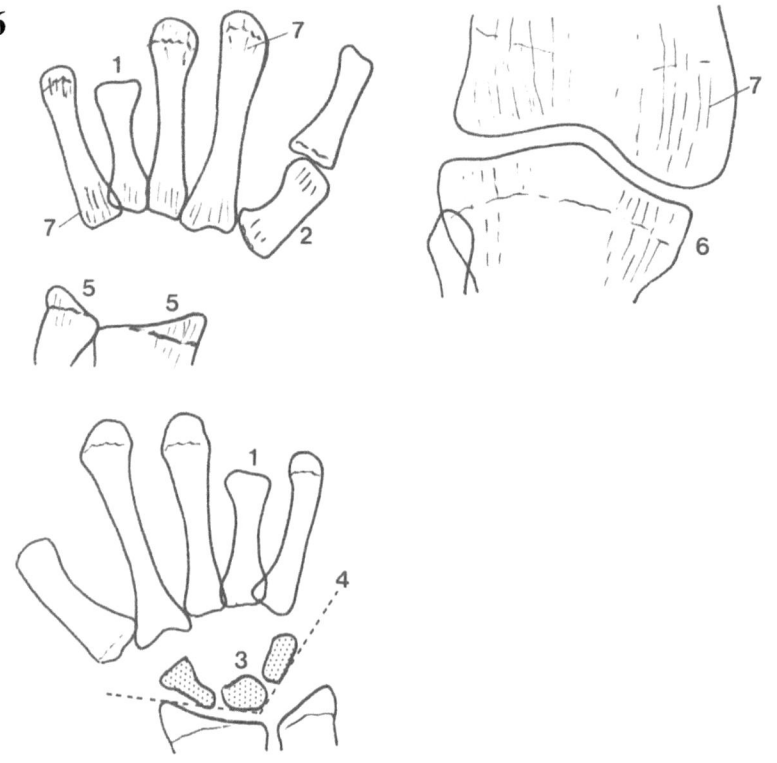

Bei diesem 16jährigen Mädchen können mehrere Anomalien beobachtet werden:

- Brachymetacarpie IV beidseits (*1*) und Brachymetacarpie I links (*2*)
- spitzwinkliger Carpus, dessen Spitze vom Os lunatum gebildet wird (*3*) und ein auf 115° reduzierter Carpalwinkel (*4*)
- untere Schrägstellung von Radius und Ulna (*5*)
- Brachymetatarsie III und IV
- Hypoplasie der medialen Facies articularis tibiae (*6*), kompensiert durch eine Asymmetrie der Kondylen des Os femoris
- retardiertes Knochenalter, das auf 13 Jahre geschätzt werden kann
- grobe in Längsrichtung verlaufende Streifenstruktur der Knochenbälkchen im Bereich der Epiphysen, besonders deutlich am Knie (*7*), weniger ausgeprägt an den Händen

Die Kombination Brachymetacarpie IV + Hypoplasie der medialen Facies articularis tibiae ist typisch für das *Turner-Syndrom*. Es handelt sich dabei um eine Chromosomenaberration X. mit 44 Autosomen, aber nur einem einzigen X-Chromosom.

Die Brachymetacarpie I (*1*) und IV (*2*) ist leicht zu erkennen. Die untere radioulnare Schrägstellung (*3*), der auf 114° reduzierte Carpalwinkel (*4*) sowie die spitzwinklige Stellung der ersten Handwurzelknochenreihe sind weniger deutlich ausgeprägt.

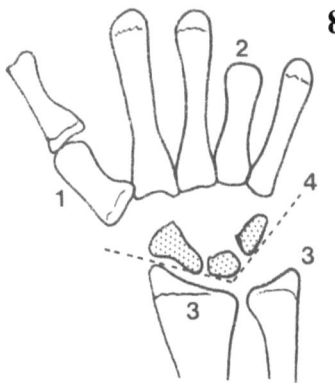

87

Es handelt sich hier ebenfalls um ein *Turner-Syndrom*. Bei dieser Chromosomenaberration besteht eine Agenesie der Eierstöcke und dadurch eine verminderte Hormonproduktion, die sich in der Pubertät durch unterentwickelte sekundäre Geschlechtsmerkmale, verminderte Körpergröße, Rückstand des Knochenalters und kleine Sella turcica äußert.

Ferner bestehen verschiedene Fehlbildungen, von denen die Brachymetacarpie IV (Archibald-Zeichen) und die Hypoplasie der medialen Facies articularis tibiae (Kosowicz-Zeichen) besonders typisch sind. Das Turner-Syndrom kommt relativ häufig vor. Genau so häufig sind unvollständige Formen und andere Chromosomenvarianten mit diskreten röntgenologischen Veränderungen.

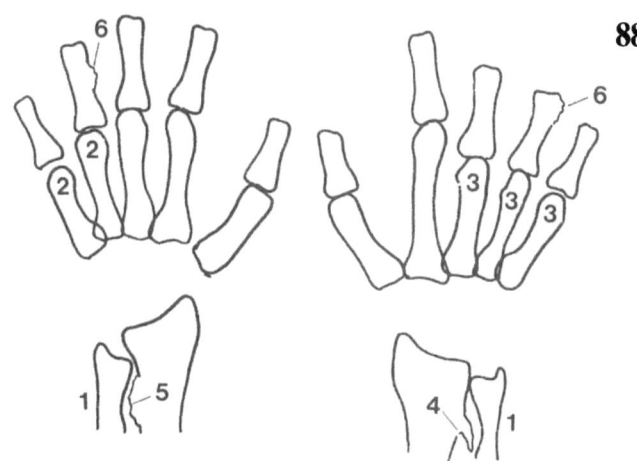

88

3 unterschiedliche Anomalien fallen hier auf:
- eine bilaterale Verkürzung der Ulna (*1*)
- eine Verkürzung mehrerer Metacarpalien [IV und V rechts (*2*), III, IV und V links (*3*)]
- multiple Exostosen, einige gestielt (*4*), andere breitaufsitzend (*5*), zum Teil kaum sichtbar (*6*)

Das gemeinsame Vorkommen von Exostosen + Brachymetacarpien läßt auf die Diagnose: *multiple Exostosen* schließen.

Diese autosomal dominant vererbliche Osteochondrodysplasie betrifft vor allem Männer und geht normalerweise mit verminderter Körpergröße, metaphysären Exostosen der Röhrenknochen und paraartikulären Schwellungen einher. Veränderungen an Schulterblättern, Becken und Rippen sowie Deformierungen der Handwurzel sind ebenfalls häufig. Regelmäßig besteht eine Verkürzung der Ulna mit daraus resultierender sekundärer Ulnarkrümmung der Hand. Dieses Bild weicht deutlich von der Madelung'schen Deformität ab. Die Exostosen treten bei Kindern und Jugendlichen auf. Der Verlauf ist progressiv. Phalangeale Exostosen sind häufig, wenn auch oft nicht sehr ausgeprägt.

89 Bei den folgenden Fällen wollen wir uns mit den *Brachydaktylien*, insbesondere den Brachymetacarpien, beschäftigen. Beim Beispiel 89 haben Sie sicher die isolierte bilaterale Verkürzung des Metacarpale IV bemerkt.

Das Wort Brachydaktylie bezeichnet lediglich eine abnorme, ungenügende Länge eines Fingers, ohne Hinweis, welcher Knochen betroffen ist. Eine präzisere Benennung erlaubt die genaue Identifizierung: Brachymetacarpie, wenn es sich um ein Os metacarpale handelt, Brachybasophalangie, Brachymesophalangie oder Brachytelephalangie, wenn es um Grund-, Mittel- oder Endphalanx geht.

An der Hand sind die Brachydaktylien die häufigste und die von den Patienten am besten tolerierte Mißbildung. Es ist jedoch unmöglich, ganz exakt festzustellen, wie oft Brachydaktylien auftreten, denn oft sind die Anomalien diskret oder benötigen keine ärztliche Untersuchung. Ätiologisch gesehen unterscheidet man die erworbenen und die angeborenen Brachydaktylien. Bei erworbenen Formen ist die Diagnose meist aufgrund der Krankengeschichte und der Röntgenbilder unproblematischer als bei angeborenen Formen.

90 Bei diesem Patienten erkennt man deutlich eine *angeborene Brachymetacarpie* V auf der einen Seite und IV und V auf der anderen Seite. Bei den allgemeinen Brachydaktylien kommt es am häufigsten zu Veränderungen der Metacarpalien.

Folgende 3 Situationen treten auf:
- die Mißbildung kann isoliert vorkommen, was meistens der Fall ist
- sie kann deutlich ausgeprägt und mit verschiedenen mehr oder weniger komplexen Fehlbildungssyndromen kombiniert sein
- sie kann zuerst verkannt und später im Zusammenhang mit verschiedenen Mißbildungssyndromen, bei denen sie bekanntlich vorkommt, gesucht werden; ihre röntgenologische Feststellung untermauert dann die Diagnose des Mißbildungssyndroms

Es gibt verschiedene mehr oder weniger komplexe Klassifikationen, aber keine erlaubt es, einfach, rasch und logisch alle angetroffenen Veränderungen einzuordnen.

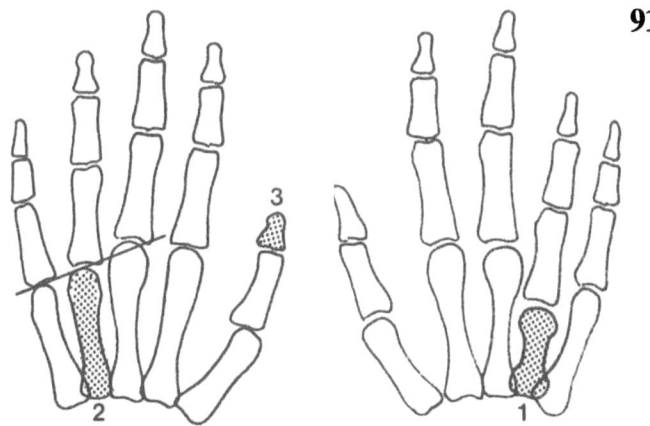

Bei diesem 15jährigen Mädchen liegen ganz offensichtlich mehrere Anomalien vor:

- eine ausgeprägte einseitige Brachymetacarpie IV (*1*)
- eine wesentlich diskretere Brachymetacarpie IV auf der anderen Seite (*2*). Ihre Diagnose wird eindeutig, wenn man die Tangente an den Metacarpalköpfchen V und IV zieht
- eine Brachytelephalangie des Daumens (*3*)

Metacarpale IV, die *Endphalanx des Daumens* und die *Mittelphalanx des 5. Fingers* sind bevorzugte Lokalisationen der angeborenen Verkürzungen. Die Grundphalangen sind nur ausnahmsweise betroffen und nur in Kombination mit anderen Lokalisationen und Fehlbildungen. Dagegen sind die Mittelphalangen häufig betroffen, die Endphalangen, außer dem Daumen, seltener. Gleichzeitige Veränderungen im Bereich der Füße sind ziemlich selten, oft nicht gut sichtbar und stellen nur ein ästhetisches Problem dar.

Die Erkrankung ist hier symmetrisch ausgebildet:
- Brachymetacarpie V
- Brachytelephalangie des Daumens

Rechts- und linksseitig symmetrische Veränderungen sind häufig, bei jedoch unterschiedlichem Ausprägungsgrad.

Die *Brachytelephalangie des Daumens* kommt oft familiär gehäuft vor mit bevorzugtem Befall des weiblichen Geschlechts (z. B. Mutter/Tochter). Wenn die Anomalie unilateral ist, so wird in derselben Familie immer dieselbe Seite befallen.

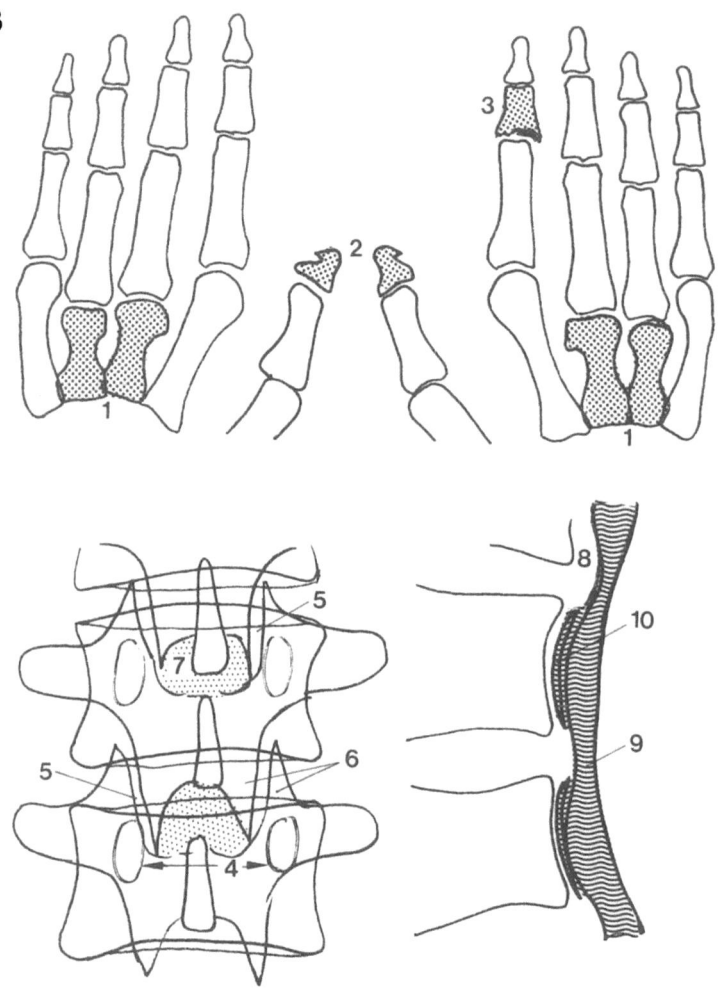

Die Brachydaktylien können mit verschiedenen Mißbildungssyndromen kombiniert sein. Bei diesem Patienten sind die Fehlbildungen der Hände vielfältig und fast symmetrisch:

- bilaterale Brachymetacarpie III und IV (*1*). Dadurch entsteht eine ähnliche Länge der 4 letzten Finger
- bilaterale Brachytelephalangie des Daumens (*2*)
- Brachymesophalangie des 2. Fingers links. Diese Phalanx ist kurz und breit, mit Deformierung und Unregelmäßigkeit des proximalen Bereiches, was eine frühere Zapfenepiphyse andeutet (*3*).

Ferner hat dieser Patient ähnliche Veränderungen an beiden Füßen mit multiplen Brachydaktylien. Im Bereich der Lendenwirbelsäule finden sich weitere typische Anomalien:

– keine Zunahme des Interpedikularabstandes von cranial nach caudal (*4*)
– hintere Gelenkspalten in der Sagittalebene sichtbar (*5*)
– Hypertrophie der Gelenkfortsätze (*6*)
– Verkleinerung der Zwischenbogenräume (*7, in grau*)
– Verengung der Foramina intervertebralia durch Verkürzung der Pedikel und Hypertrophie der Gelenkfortsätze (*8*)
– Verkleinerung des a. p. Durchmessers des Duralsackes (*9*) mit retrocorporaler Stauung des Kontrastmittels bei der Myelographie (*10*)

Es handelt sich hier also um eine Kombination von angeborener lumbaler Kanalstenose + multiplen Brachydaktylien, was einer *cheirolumbalen Dysostose* entspricht.

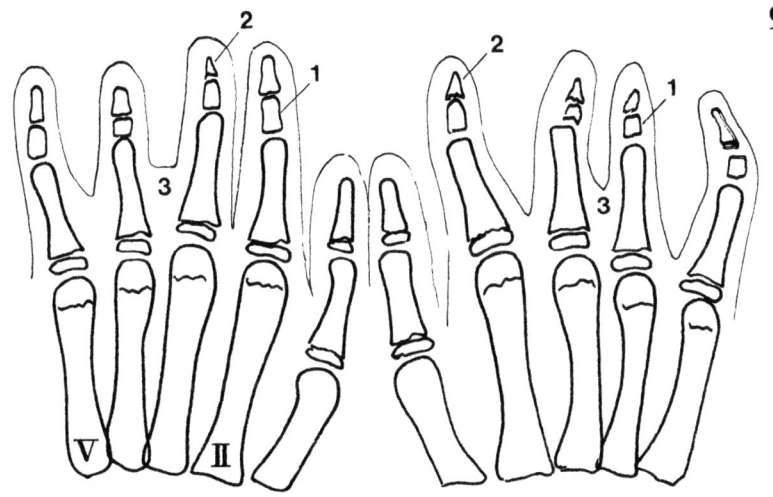

An den Händen dieses 15jährigen Jugendlichen bemerken wir:

– eine Brachymesophalangie des 2. und 5. Fingers beidseits (*1*)
– eine Brachytelephalangie des 2., 3. und 4. Fingers beidseits (*2*)
– verschiedene Deformierungen der Finger aufgrund der oben genannten Veränderungen
– eine Syndaktylie der Weichteile mehrerer Finger beidseits (*3*)

Bei diesem Patienten sind komplexe Mißbildungen des Schädels ausschlaggebend für die Diagnose eines *oro-facio-digitalen Syndroms*.

Die eindrucksvollen Fehlbildungen der Hände sind nur ein Bestandteil einer komplexen Dysostose.

95 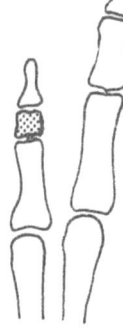 Bei diesem 49jährigen Mann liegt eine bilaterale Brachymesophalangie des 5. Fingers vor. Die Anomalie ist auf beiden Seiten identisch. Weitere pathologische Veränderungen bestehen nicht.

Anomalien der Mittelphalanx des 5. Fingers sind häufig:
- entweder eine einfache Verkürzung
- oder eine ungleiche Verkürzung, auch *Klinodaktylie* genannt, die radial stärker ausgeprägt ist als ulnar, wodurch eine Inklination des 5. in Richtung des 4. Fingers entsteht. Man findet diese Anomalie häufig bei der *Trisomie 21*.

96 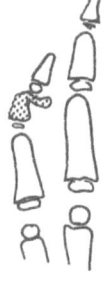 Hierbei handelt es sich um eine bilaterale, auffällig geformte *Brachyklinodaktylie* des 5. Fingers mit vollständiger Luxation des Caput phalangis.

97 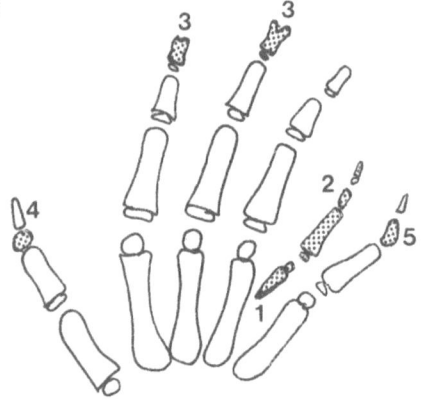 Bei diesem Kind mit 6 Fingern liegt eine *Polydaktylie* vor. Der 6. Finger befindet sich zwischen dem 4. und 5. und besteht aus:

- einem rudimentär angelegten Os metacarpale (*1*)
- insgesamt hypoplastischen Phalangen (*2*)

An derselben Hand finden sich außerdem noch folgende Mißbildungen:
- angedeutete Aufspaltung der Endphalanx des 2. und 3. Fingers (*3*)
- im Vergleich zu den übrigen Knochen vergrößerte Epiphyse der Endphalanx des Daumens (*4*)
- Klinodaktylie der Mittelphalanx des 5. Fingers (*5*)

Bei diesem Kind besteht ebenfalls eine *Polydaktylie*. Auch hier befindet sich der 6. Finger zwischen dem 4. und 5. Seine Morphologie ist weitgehend normal, aber alle Knochenteile sind leicht hypoplastisch *(1)*. Bei der deutlich hypoplastischen Mittelphalanx des letzten Fingers liegt auch hier eine Brachyklinodaktylie vor *(2)*.

In beiden Fällen, 97 und 98, treten die Polydaktylie und die anderen kleinen Anomalien der Hand isoliert auf. Dies ist meistens

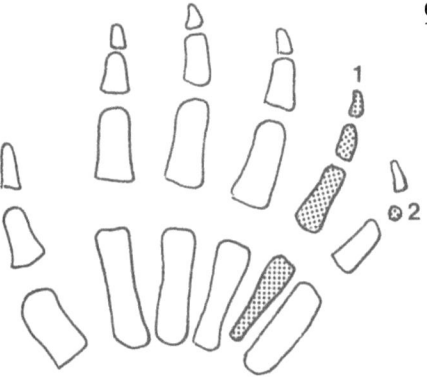

der Fall. Eine Polydaktylie kann jedoch auch Bestandteil verschiedener mehr oder weniger komplexer Mißbildungssyndrome sein.

Die Polydaktylie besteht normalerweise nur aus einem überzähligen Finger, selten aus 2. Man unterscheidet 3 Formen:
- Verdoppelung des Daumens, präaxiale Polydaktylie genannt
- Verdoppelung des 5. Fingers, postaxiale Polydaktylie genannt
- überzähliger Finger im Bereich der 3 mittleren Finger (Fall 97 und 98)

Der überzählige Finger, gleich wo er sich befindet, ist fast immer deutlich fehlgebildet, von der nur rudimentären Anlage eines Fingers ohne Knochen bis zu einem weitgehend vollständigen Finger. Die Verdoppelung kann im Bereich der Metacarpalien, der Phalangen oder der Endphalanx liegen. Der überzählige Finger ist entweder gut von den anderen getrennt oder mehr oder weniger mit ihnen verschmolzen. Die Polydaktylie ist dann mit einer Syndaktylie kombiniert.

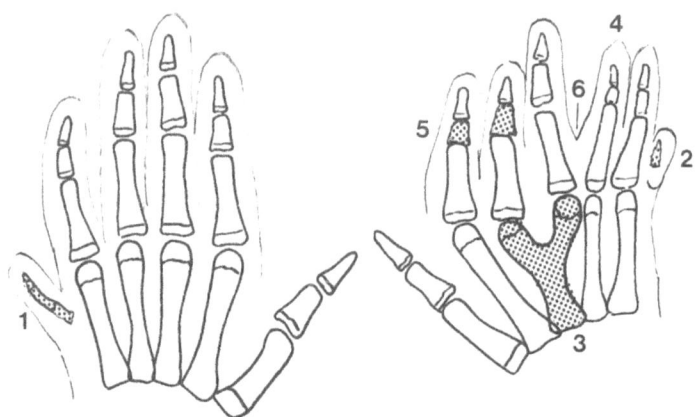

Diese ungewöhnliche Polydaktylie gehört zu einer komplizierten Mißbildung, dem *Laurence-Moon-Bardet-Biedl-Syndrom*.

An den Händen bemerkt man:
- eine rudimentäre postaxiale Polydaktylie rechts im Bereich des Metacarpale V *(1)*
- eine rudimentäre postaxiale Polydaktylie im Bereich der Grundphalanx des 5. linken Fingers *(2)*
- ein zwiegespaltenes Metacarpale III links *(3)*
- eine Hypoplasie aller Teile des 4. linken Fingers, dessen Gesamtlänge nicht größer als die des 5. Fingers ist *(4)*
- eine scheinbare Verkürzung der Mittelphalanx des 2. und 3. Fingers links *(5)*. Die Ursache hierfür könnte aber auch die leichte Flexion dieser 2 Finger sein
- eine Syndaktylie mit zum Teil zusammengewachsenen Weichteilen an fast allen Fingern der linken Hand *(6)*

Ferner leidet dieses Kind an einer Retinopathia pigmentosa und an einem psychomotorischen Rückstand, was ebenfalls für die Diagnose eines Laurence-Moon-Bardet-Biedl-Syndroms spricht.

Bei einer Polydaktylie muß man noch an andere Syndrome denken, zum Beispiel an das Ullrich-Feichtiger-Syndrom, die akrofaciale Dysostose von Weyers, die Trisomie 13 usw. Sie sind alle selten kompliziert und dadurch schwer zu erkennen. Die Polydaktylie ist dabei nur eine Komponente.

Hier noch die Hand eines Kindes mit multiplen Mißbildungen:

- Verdoppelung des Daumens, also präaxialer Polydaktylie (*1*)
- Triphalangie des Daumens, mit einem intermediären Knochen, zwischen Grund- und Endphalanx (*2*)
- Beugekontraktur des proximalen Interphalangealgelenkes des 5. Fingers, Kamptodaktylie genannt (*3*). Die Kamptodaktylie darf nicht mit der Klinodaktylie des 5. Fingers verwechselt werden. Bei der Klinodaktylie besteht eine asymmetrische Länge der Mittelphalanx, wodurch eine Verkrümmung jedoch keine Flexion des Fingers hervorgerufen wird (Fall 96, 97)

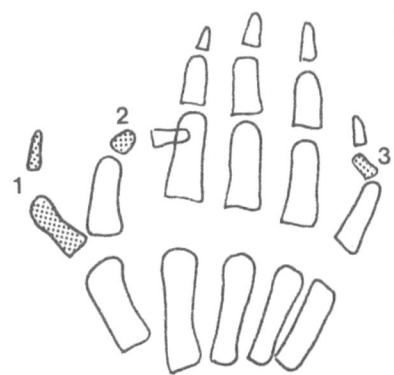

100

Die *Triphalangie des Daumens* und die *Kamptodaktylie* werden bei verschiedenen Mißbildungssyndromen vorgefunden (Holt-Oram-Syndrom, oro-facio-digitales Syndrom, Trisomie 13 usw.). Die Diagnose ist immer schwierig, denn die anderen Veränderungen bei diesen Syndromen können ganz unterschiedlich stark ausgeprägt sein bzw. manchmal auch gänzlich fehlen.

Folgende Fehlbildungen sind auf dieser Abbildung zu sehen:

- eine postaxiale *Polydaktylie* an der Grundphalanx des 5. Fingers (*1*). Dieser überzählige Finger hat nur ein rudimentär angelegtes Skelett
- eine *Syndaktylie* des 3. und 4. Fingers (*2*). Die Finger sind zum Teil zusammengewachsen, bei separaten Skeletten. Da die anderen Finger für die Röntgenaufnahme gespreizt wurden, fällt die Syndaktylie hier ganz besonders auf.

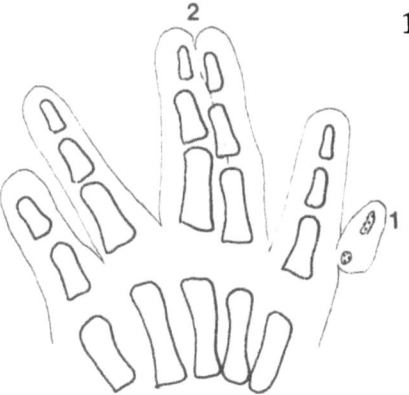

101

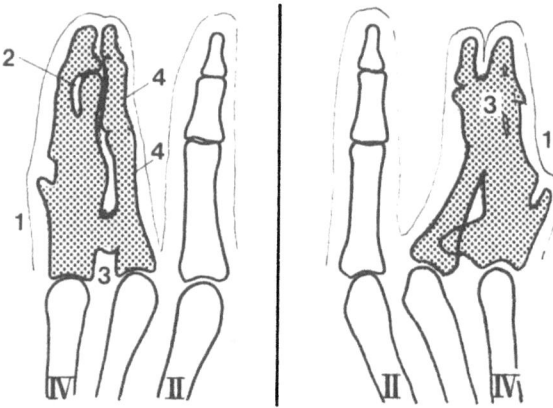

Die Veränderungen sind hier bilateral und betreffen den 3. und 4. Finger:
- die Phalangen des 4. Fingers sind hypertrophisch, zusammengewachsen, mit rudimentär angelegten Gelenken (*1*)
- ein andeutungsweise zwiegespaltener distaler Teil des 4. Fingers (*2*)
- knöcherne Brücken in Richtung des 3. Fingers (*3*)
- schmale Phalangen des 3. Fingers (*4*)
- eine vollständige Verwachsung der Weichteile der 2 Finger

Es handelt sich hierbei in erster Linie um eine *Syndaktylie*. Die Syndaktylie, d. h. das Zusammenwachsen von 2 oder mehreren Fingern, betrifft gewöhnlich die mittleren Finger (2., 3., 4.). Die Fehlbildung kann uni- oder bilateral, isoliert oder zusammen mit anderen Mißbildungen auftreten. Eine gleichzeitige Deformierung der Zehen ist selten und verursacht keine ästhetischen Probleme. Bei dieser Fehlbildung kann man 3 Typen unterscheiden:

- einfache Schwimmhaut oder Synechie
- zusammengewachsene Weichteile der Finger, bei getrennten Knochen und intakten Gelenken
- mehr oder weniger komplexe knöcherne Verschmelzung, meist mit Sehnen-, Gefäß- und Nervenanomalien, was eine chirurgische Korrektur erschwert

Die Mißbildung kann unabhängig vom Typ eher proximal der interdigitalen Kommisur oder distal oder, wie in diesem Fall 102, komplex auf der ganzen Fingerachse vorkommen.

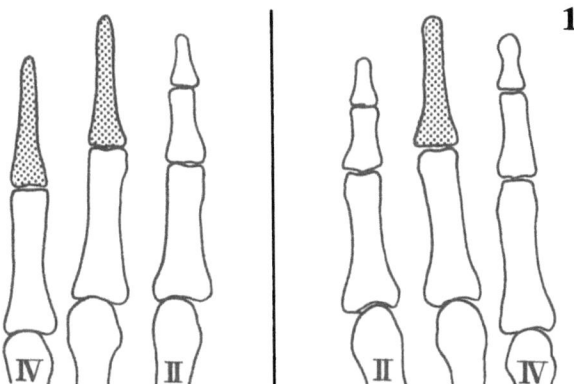

103

Diese autosomal vererbte Krankheit wird oft nicht erkannt, da sie nur zu einer geringgradigen funktionellen Beeinträchtigung führt.

Je nach Grad der Verschmelzung unterscheidet man zwei Arten der Symphalangie:
- vollständige Symphalangie ohne Gelenkspalt mit einem einzigen gemeinsamen Markraum (Fall 103)
- unvollständige Symphalangie unterschiedlicher Ausprägung von einem Gelenkspaltrest bis hin zu einer Verschmelzung der Epiphysen mit separaten Markräumen. Bei allen Formen ist die Diagnose leicht zu stellen, da im Bereich der Hand die Beugefalte fehlt und das Gelenk klinisch steif ist

Je nach Topographie unterscheidet man:
- die distale Symphalangie, die meist isoliert auftritt (Fall 103)
- die proximale Symphalangie, die häufig zusammen mit anderen Fehlbildungen der Hand (Brachydaktylie usw.), mit anderen Synostosen (Carpus, Tarsus, Stapes am Fenestrum vestibuli) oder mit komplexen Mißbildungssyndromen (diastrophischer Zwergwuchs, Apert-Syndrom usw.) vorkommt

Bemerkenswert ist, daß der Daumen nie betroffen wird.

Die Anomalie, die Sie hier erkennen sollten, ist beidseits gleich ausgeprägt. Es handelt sich um eine *Synostose zwischen Os trapezoideum und Os capitatum.*

104

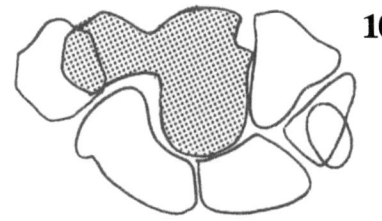

105

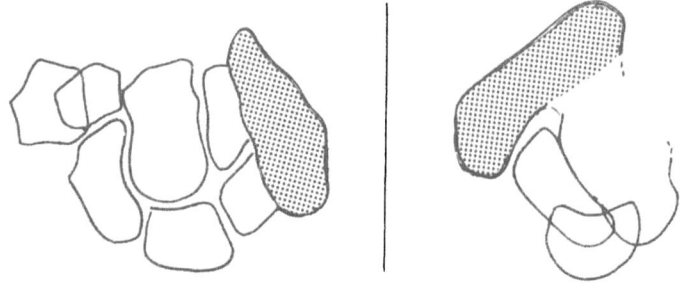

Hier läßt sich die *Synostose zwischen Os pisiforme und Os hamatum* relativ leicht diagnostizieren.

Die *Synostosen der Handwurzel* werden nicht sehr häufig festgestellt. Da sie keine funktionellen Beschwerden verursachen, wird jedoch die tatsächliche Häufigkeit ihres Auftretens sicherlich unterschätzt. Die Bezeichnung „Synostose der Handwurzel", die am ehesten den radiologischen Befund umschreibt, ist wahrscheinlich nicht ganz angemessen, da es sich physiopathologisch gesehen im Anfangsstadium um eine Störung der Segmentierung des primären Carpalknorpels handelt.

Man unterscheidet 2 Gruppen:
- die transversalen Synostosen, die 2 Knochen derselben Reihe betreffen (Fall 104). Diese Veränderung tritt meist isoliert, manchmal auch bilateral auf. Am häufigsten werden Os lunatum-triquetrum befallen, seltener Os capitatum-hamatum und Os trapezium-trapezoideum (aufgrund von Überlagerungen nur schwer zu diagnostizieren)
- die longitudinalen Synostosen: Verschmelzen eines Knochens der proximalen Reihe mit einem Knochen der distalen Reihe (Fall 105). Die häufigste Anomalie ist hierbei ein Os scaphoideum-trapezium. Die longitudinalen Synostosen kommen nicht so oft wie die transversalen vor und können mit anderen Mißbildungssyndromen kombiniert sein (Ellis-Van Creveld-Syndrom, Arthrogrypose, Verschmelzung des Tarsus usw.)

Verschmelzungen im Bereich des Carpus, die mehr als 2 Knochen betreffen, sind äußerst selten und fast immer symptomatisch für multiple Mißbildungen.

An der Hand können ganz *verschiedene Kombinationen von Mißbildungen* auftreten.

Bei diesem Kind beobachtet man:
- eine Syndaktylie des 2. und 3. Fingers (*1*)
- eine Aplasie der Endphalanx des 2., 3. und 4. Fingers
- eine Symphalangie am 3. Finger (*2*)
- am 2. Finger einen epiphysären Kern in der Endphalanx, nahe der Grundphalanx. Hieraus wird sich später eine partielle Symphalangie entwickeln (*3*). Da dieses Gelenk aufgrund der Syndaktylie und der benachbarten Symphalangie nicht funktionsfähig ist, wird diese Entwicklung noch begünstigt
- eine Brachyklinodaktylie des 5. Fingers (*4*)

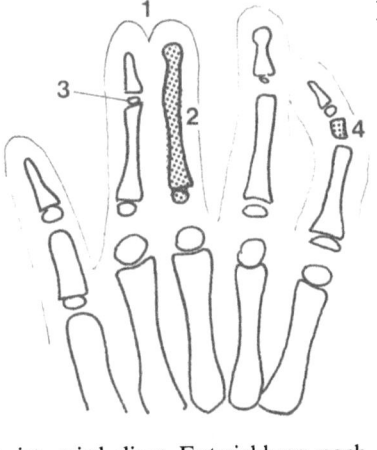

Bei diesem Kind liegt eine transversale und distale Agenesie vor:
- Agenesie der Endphalanx des Daumens
- Agenesie bzw. starke Hypoplasie der Mittel- und Endphalangen der anderen Finger (*1*)
- abnorme Verbreiterung der Grundphalanx des Daumens und des Zeigefingers (*2*)

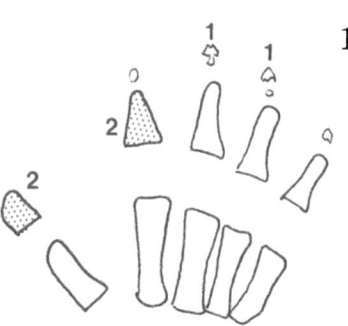

Die Fälle 106 und 107 stellen distale Varianten der *terminalen Aplasien* dar. Hier sind es *Aphalangien*. Die Adaktylie (Fehlen der Finger) sowie die Acheirie (das Fehlen der Hand) sind die ausgeprägtesten Formen dieser terminalen Aplasien.

Nicht alle phalangealen oder digitalen *Hypoplasien* sind angeboren. Bei diesem 5jährigen Kind ist die im Vergleich zur normalen Seite deutlich ausgeprägte Hypotrophie des Daumens Folge einer *frühkindlichen Enzephalopathie*.

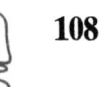

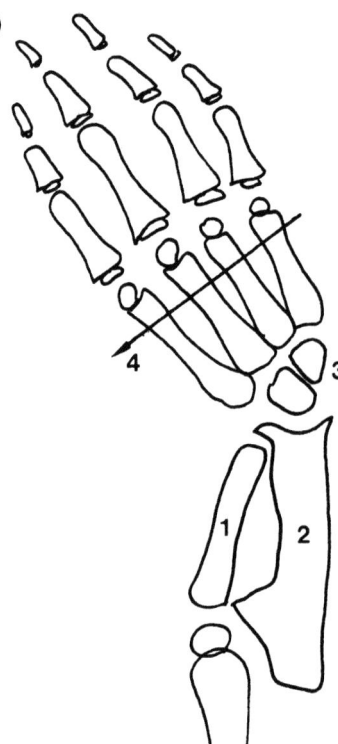

109 Bei diesem 8jährigen Kind besteht eine komplexe Mißbildung der oberen Extremität mit:

- Hypoplasie von Radius (*1*) und Ulna (*2*) mit Luxation des Ellenbogens
- Nur 2 Handwurzelknochen [wahrscheinlich das Os capitatum und Os hamatum (*3*)] sind vorhanden
- Der Daumen fehlt.
- Inklination der Hand nach radial, radiale Klumphand genannt (*4*)

Bei der Geburt lagen bei diesem Kind außerdem noch eine Ösophagusatresie sowie weitere Mißbildungen außerhalb des Skelettsystems vor.

Die Aplasie von Daumen und radialem Anteil des Carpus sowie die ausgeprägte Hypoplasie des Radius erlauben eine Zuordnung dieser Mißbildung zur Gruppe der *Aplasien der Knochen der Radialachse*. Man kennt ebenfalls Aplasien der Knochen der ulnaren und medialen Achsen. Alle diese Veränderungen gehören zu den *longitudinalen Aplasien*.

Die Aplasie des Daumens ist Bestandteil einiger Syndrome, wie z. B. Werner-Syndrom oder Holt-Oram-Syndrom.

Hier ein 3jähriges Kind mit hypertrophischem Mittelfinger mit folgenden radiologischen Befunden:
- das Os metacarpale ist kaum verändert (*1*)
- die Phalangen sind insgesamt vergrößert, wobei diese Vergrößerung mehr in der Breite als in der Länge (*2*) ausgeprägt ist
- die Tuberositas der Endphalanx ist besonders auffällig verbreitert (*3*)
- das Knochenalter ist im Vergleich zu den anderen Fingern mäßig beschleunigt und die epiphysären Knochenkerne sind weiterentwickelt. Der Kern der Endphalanx ist bereits vorhanden, während er in den benachbarten Fingern noch fehlt (*4*)
- die Weichteile des Fingers sind ebenfalls hypertrophisch (*5*)

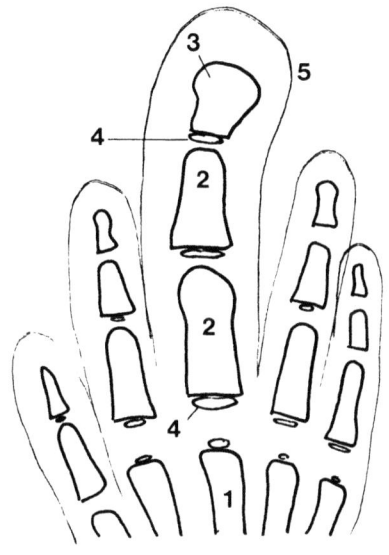

110

Es handelt sich hier um eine *Makrodaktylie*, d.h. um eine Hypertrophie von Skelett und Weichteilen an einem oder mehreren Fingern.

Bei diesem 3 Monate alten Kind besteht ebenfalls eine Makrodaktylie des 3. Fingers. Es liegen die gleichen radiologischen Veränderungen wie beim vorangegangenen Fall vor. **111**

Die *Makrodaktylie* ist angeboren, nicht vererblich und eine der seltensten Mißbildungen der Hand, die praktisch immer isoliert auftritt. An den Zehen kommt sie noch seltener vor.
Man unterscheidet zwei Arten:
- die statische Makrodaktylie: der Finger ist von Geburt an vergrößert, wächst aber harmonisch mit den übrigen Fingern
- die progressive Makrodaktylie: das Wachstum verläuft beschleunigt und der Finger wird im Vergleich zu den übrigen Fingern immer größer. Im Fall 110 ist das Knochenalter des hypertrophischen Fingers gegenüber dem übrigen Skelett weiter fortgeschritten, so daß mit einem zunehmend harmonischen leicht beschleunigten Wachstum gerechnet werden kann

Bei allen Fällen von Makrodaktylie kommt das Wachstum des pathologischen Fingers mit dem allgemeinen Wachstumsende des Skelettes ebenfalls zum Stillstand. Am häufigsten sind von diesem Krankheitsbild der 2. und 3. Finger, hingegen niemals der Daumen, betroffen. Die gleichzeitige Erkrankung von 2 Fingern ist häufiger (50%) als die Veränderung eines einzigen Fingers (35%). Hinsichtlich der Pathogenese der Makrodaktylie werden unterschiedliche Hypothesen diskutiert. Es handelt sich auf jeden Fall um eine angeborene Dysplasie neuroektodermalen Ursprungs und somit um eine Phakomatose. Der bevorzugte Befall des 2. und 3. Fingers deuten auf eine Beteiligung des N. medianus hin. Als Ätiologie kommt am ehesten eine *Neurofibromatose von Recklinghausen* in Betracht.

112

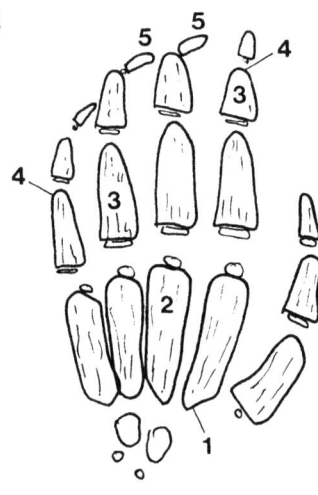

An den Händen dieses 6jährigen Kindes lassen sich erkennen:

- proximal spitz zulaufende Metacarpalien, besonders deutlich an II und III *(1)*
- eine Erweiterung des Markraumes und eine Verdünnung der Corticalis der Metacarpalien *(2)* und der Phalangen, wodurch letztere verkürzt und trapezförmig aussehen *(3)*
- distal abgerundete Grund- und Mittelphalangen *(4)*
- eine Hypoplasie der Endphalangen mit krallenartiger Deformierung *(5)*
- ein retardiertes Knochenalter

Andere Skelettanomalien (Auftreibung der Rippen, Skaphocephalus durch frühzeitigen Verschluß der Sutura sagittalis und vordere/obere Aplasie eines Wirbelkörpers am thoracolumbalen Übergang) und Anomalien außerhalb des Skelettes (faciale Dysmorphie, Makroglossie und psychomotorischer Rückstand), verbunden mit charakteristischen Veränderungen der Hände, erlauben die Diagnose eines *Morbus Pfaundler-Hurler* [*Mucopolysaccharidose I*].

113

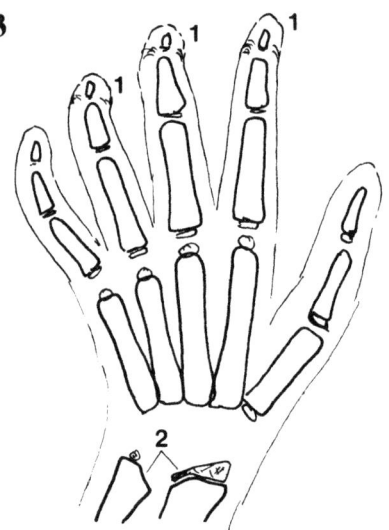

Folgende zwei beidseits identische Anomalien sind die einzigen Skelettveränderungen bei diesem 8jährigen Kind:

- eine krallenartige Deformierung der Endphalangen *(1)*
- eine untere radioulnäre Schrägstellung *(2)*

In Kombination mit verminderter Körpergröße und Maculae corneae lassen diese charakteristischen Anomalien der Hände auf die Diagnose eines *Morbus Ullrich-Scheie* (*Mucopolysaccharidose V*) schließen.

Die zur Zeit ca. zehn verschiedenen bekannten Mucopolysaccharidosen gehen mit erblichen Defekten des Metabolismus der Mucopolysaccharide einher. Diese enzymatischen Störungen sind für die enchondralen Wachstumsstörungen verantwortlich.

Bei diesem 32jährigen Mann mit hypophysärer Insuffizienz sollte anhand der Röntgenaufnahmen das Knochenalter bestimmt werden. Die Epiphysenfugen sind noch offen. Das Röntgenbild zeigt ferner:

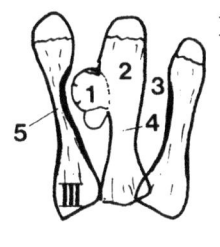

114

- eine zweigeteilte, zystische Vorwölbung auf dem radialen Rand der Diaphyse von Metacarpale IV, mit angedeuteter knöcherner Abgrenzung (*1*)
- eine keulenförmige Deformierung der distalen Diaphyse dieses Metacarpale (*2*)
- eine sehr dünne Corticalis (*3*)
- eine Rarefizierung der Knochenstruktur im Bereich des Markraums (*4*)
- eine Verdünnung des Metacarpale III, mit reaktiver Corticalisverdickung (*5*)

Es handelt sich offensichtlich um eine *gutartige tumoröse Erkrankung*. Der Gesamteindruck der radiologischen Zeichen und die Corticalisveränderung kennzeichnen eine schon längere Entwicklung. Anhand des Röntgenbildes kommen 2 Differentialdiagnosen in Frage:

- das Chondrom
- das Osteochondrom oder Knochen-Knorpel-Exostose

Das Osteochondrom befindet sich selten an der Hand (eher am Humerus und am Femur), seine Kontur ist unregelmäßiger und sein Zentrum dichter und heterogener. Es handelt sich hier also um ein Chondrom.

Hier sehen wir identische Veränderungen, wenn auch nicht so ausgeprägt, die vor allem im corticalen und subcorticalen Bereich des Metacarpale IV lokalisiert sind. Außerdem bemerkt man:

115

- eine kleine Auftreibung der Corticalis (*1*)
- eine centromedulläre Verbreiterung (*2*)

Das *Chondrom* ist die *häufigste Geschwulst der Hand*. Es tritt bei beiden Geschlechtern gleich häufig auf, in jedem Alter, aber vorzugsweise beim Jugendlichen. Zur Röntgenuntersuchung kommt es entweder aufgrund einer langsam progredienten, schmerzlosen Schwellung oder einer zufälligen Untersuchung im Verlauf eines Traumas.

Am häufigsten ist das Chondrom an den Metacarpalien, Grund- und Mittelphalangen lokalisiert, viel seltener am Daumen und nur ausnahmsweise an den Endphalangen und an der Handwurzel. Betroffen ist üblicherweise die *Diaphyse,* entweder im mittleren Teil oder nahe der Metaphyse.

116 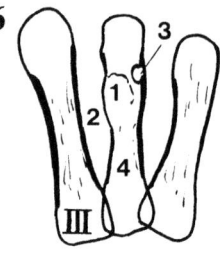 Auf diesem Metacarpale IV sehen wir:
- einen Defekt (*1*) im äußeren Randbereich der Diaphyse. Seine Grenzen sind verwischt, auf den Schichtaufnahmen erscheinen sie etwas schärfer
- eine Verdünnung und eine diskrete spindelförmige Auftreibung der Corticalis (*2*)
- einen Mikrodefekt auf dem ulnaren Rand der metaphysären Region (*3*), mit einer kleinen medialen Corticalisveränderung. Dieser zweite Defekt scheint unabhängig von der Hauptveränderung
- eine Rarefizierung der Knochenbälkchen des diaphysären Markraumes (*4*)

Nur eine Diagnose kommt in Frage: *Chondrom*. Radiologisch gesehen kann man 2 Sorten von Chondromen des Handskeletts unterscheiden:

- das *Enchondrom* (Fall 116). Der Defekt ist intraossär, rundlich oder polyzyklisch, mit mehr oder weniger scharfen Rändern. Septen sind eher selten. Intratumorale Verkalkungen sind ungewöhnlich. Der innere Rand der Corticalis ist verdünnt und aufgetrieben
- das *paracorticale Chondrom* (Fall 114, 115) entwickelt sich sub- oder intraperiostal. Die Corticalis kann:
von innen nach außen aufgetrieben sein, wenn sich das Chondrom in oder direkt unter der Corticalis entwickelt hat
von außen nach innen arrodiert sein, mit einem osteosklerotischen Rand auf der Seite des Markraumes, wenn das Chondrom sich subperiostal entwickelt hat

117 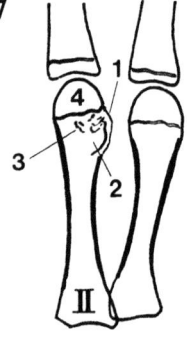 Die Diagnose eines *Chondroms* der Hand ist meistens leicht, in vielen Fällen jedoch auch schwieriger zu stellen. Bei diesem 16jährigen Mädchen ohne lokale klinische Befunde sind die röntgenologischen Veränderungen des Metacarpale II noch ziemlich diskret:

- kleine corticale parametaphysäre Auftreibung (*1*)
- parametaphysärer Defekt mit unscharfen Konturen (*2*)
- kleine Verdichtung im Bereich des Defektes (*3*)
- normale Epiphyse und Epiphysenfuge (*4*). Solange die Epiphysenfuge besteht, bleibt die Epiphyse verschont.

Im Gegensatz zu dem vorhergehenden Fall ist hier die Diagnose *Enchondrom* offensichtlich: **118**

- diaphysärer Defekt mit alternierend regelmäßigen und verwischten Konturen im mittleren Bereich der Phalanx, die distal verbreitert ist (*1*)
- trabekelförmiges Aussehen des Defektes im Zusammenhang mit den partiellen Septen
- rundliche Auftreibung der Corticalis und Arrosionen ihres Innenrandes (*2*)

Die Entwicklung der Chondrome verläuft *sehr langsam* und vermutlich bleiben die meisten von einem bestimmten Stadium ab unverändert. Oft weisen Röntgenaufnahmen im Abstand von 2 oder 3 Jahren keine Veränderungen auf.

Durch den Entwicklungsstillstand bedingt trifft man meist nur mittelgroße Chondrome an. Das paracorticale Chondrom wird in der Regel früh erkannt, da es als mechanisches Hindernis die Beweglichkeit der Finger beeinträchtigt. Als einzige Komplikation kann eine Fraktur auftreten. Dies ist allerdings, selbst bei sehr großen Chondromen, ziemlich selten.

Dieses paracorticale *Chondrom* der Grundphalanx des 4. Fingers zeigt: **119**

- einen gut abgrenzbaren knöchernen Auswuchs am äußeren palmaren Rand der distalen Diaphyse (*1*)
- eine oberflächliche scharfe Begrenzung (*2*). Die Weichteile sind normal
- eine etwas dichtere Abgrenzung gegenüber dem Knochen (*3*).

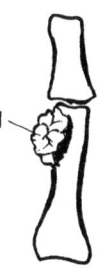
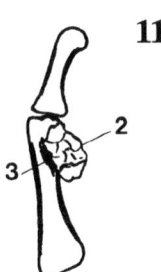

Dieses *Enchondrom* der Mittelphalanx des 2. Fingers ist ebenfalls typisch (siehe Fall 118): **120**

- diaphysärer basaler Defekt mit regelmäßiger Kontur mit angedeuteten Septen (*1*)
- leichte lokal begrenzte Auftreibung der Corticalis mit internen subcorticalen Erosionen (*2*)

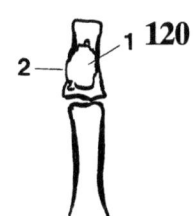

121

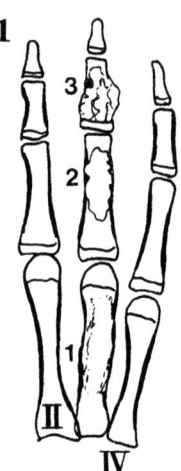

Alle Veränderungen befinden sich am 3. Finger:
- centrodiaphysäres Enchondrom des Metacarpale mit Verformung der Diaphyse, subcorticalen Erosionen und unscharfen Konturen der Ränder *(1)*
- centrodiaphysäres Enchondrom der Grundphalanx, mit mehreren partiellen Septen, diskreter Verdickung der Diaphyse und subcorticalen Erosionen *(2)*
- großes Enchondrom der Mittelphalanx, mit Aussparung der Randbereiche. Verwischte Konturen und Auftreibung der Corticalis *(3)*

Gewöhnlich tritt das Chondrom isoliert auf. Sobald man multiple Herde antrifft, muß man, besonders bei unilateraler Lokalisation, an eine *Chondromatose oder Morbus Ollier* denken.

Beim Morbus Ollier, früher Dyschondroplasie genannt, treten multiple, meist unilaterale Enchondrome auf, die auch häufig im Bereich von Becken, Schulterblättern und Röhrenknochen der Extremitäten lokalisiert sind. Die klinische Relevanz dieser Veränderungen ist unterschiedlich. Manche Patienten haben nur wenige und gut verträgliche Herde. Bei ausgeprägteren Formen besteht gleichzeitig eine Verkürzung der betroffenen Gliedmaßen. Das Risiko einer sarkomatösen Entartung ist mit ungefähr 30% relativ groß, betrifft aber meistens die proximal und axial lokalisierten Chondrome (Schulterblatt, Wirbel usw.). Die Meinungen über die Pathogenese sind unterschiedlich. Zur Diskussion stehen: Embryopathie, rezessiv erbliche Krankheit, nicht übertragbare Genmutation.

122

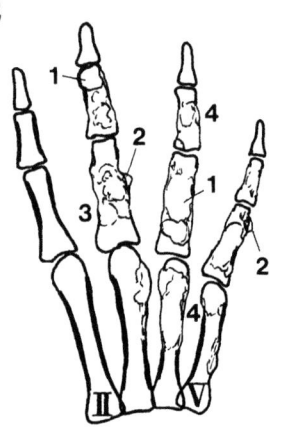

Bei diesem 44jährigen Handwerker, der wegen einer Verletzung der Hand untersucht wurde, stellt man als Zufallsbefund mehrere chondromatöse Veränderungen fest. Die 2 ersten Finger und die Endphalangen sind nicht betroffen. An den anderen Fingern unterscheidet man 4 Arten von Veränderungen:

- intraossäre Defekte *(1)*
- para- und intracorticale Defekte *(2)*
- Dystrophie mit Verdichtungen und Mikrodefekten, besonders im Bereich der Grundphalangen *(3)*
- eine unregelmäßige Deformierung der Corticalis, wodurch Verformungen der Diaphysen entstehen *(4)*

3 Differentialdiagnosen kommen in Frage:
- *die fibröse Dysplasie:* Multiple knöcherne Herde, Verformungen der Diaphysen sowie das gleichzeitige Auftreten von Defekten und osteosklerotischen Zonen im Bereich der betroffenen Knochen sprechen für diese erste Diagnose
- *das Maffuci-Syndrom:* Bei dieser angeborenen Anomalie mesodermalen Ursprungs treten besonders in den Phalangen sowohl intra- als auch extraossäre chondromatöse Veränderungen auf sowie angiomatöse Geschwulste mit Phlebolithen. Das Risiko der malignen Entartung der Chondrome beträgt 20%. Durch Auftreten und rasche Vermehrung der Herde während der Wachstumsperiode wird die Diagnose meist relativ früh gestellt
- *die Chondromatose von Ollier:* Um dieses Krankheitsbild handelt es sich bei diesem Patienten. Das übrige Skelett war normal.

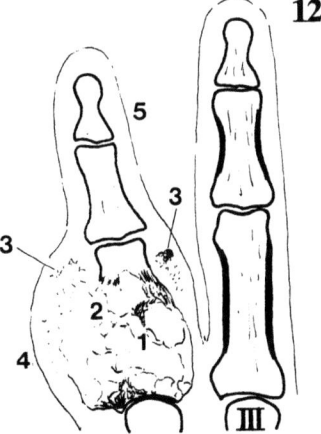

123

Bei diesem 42jährigen Mann trat eine schnelle, in wenigen Wochen wachsende Schwellung an der Basis des Zeigefingers auf. Das Röntgenbild ist beunruhigend:

- großer Tumor, der fast auf die gesamte Phalanx ausgedehnt ist *(1)*, mit mehreren Defekten, Auftreibungen und partiellen Septen
- umfangreiche Corticalisdefekte *(2)*
- die Weichteile *(3)* sind durch feine neugebildete Knochenbälkchen typisch maligne verändert
- beträchtliche Schwellung der Weichteile *(4)*
- intaktes Metacarpophalangealgelenk
- Demineralisation des ganzen Fingers *(5)*

Alle diese Röntgenbefunde sprechen eindeutig für einen malignen Prozeß. Aufgrund seiner Häufigkeit muß man differentialdiagnostisch als erstes an ein *Chondrosarkom* denken.

124 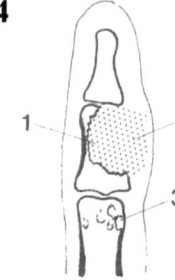 Diese Geschwulst der Mittelphalanx des 2. Fingers ist ebenfalls eindeutig maligne:

– Zerstörung eines Großteils der Phalanx, mit unregelmäßigen und verwischten Konturen (*1*)
– Verdickung der benachbarten Weichteile (*2*)
– kleine osteolytische Veränderungen im Köpfchen der Grundphalanx (*3*)

Dieser 48jährige Mann leidet an einem Bronchialkarzinom, mit mehreren sekundären osteolytischen Skelettveränderungen. Die Diagnose lautet hier eindeutig: *Metastase*.

Metastatische Prozesse im Bereich der Hände sind *außergewöhnlich*, selbst bei Tumoren mit häufigen metastatischem Knotenbefall wie Mammakarzinomen. Lediglich beim Bronchialkarzinom kommt es gelegentlich zu Knochenmetastasen im Bereich der Hände.

125 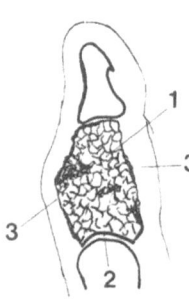 Seit ungefähr 5 Jahren ist bei diesem 45jährigen Mann eine Schwellung des Daumens bekannt. Aufgrund des Röntgenbildes allein läßt sich zwar nicht mit letzter Sicherheit entscheiden, ob es sich um einen benignen Prozeß handelt, aber folgende Zeichen sprechen dafür:

– ein Defekt mit multiplen Septen, der auf die ganze Grundphalanx des Daumens (*1*) ausgedehnt ist
– lediglich der basale subchondrale Knochen ist verschont (*2*)
– zum Teil etwas unregelmäßige Deformierung und Auftreibung der Corticalis (*3*), aber ohne Arrosion und ohne Ausdehnung in die Weichteile. Der Knochen ist insgesamt deformiert

Wir wissen, daß das Chondrom üblicherweise nicht *am* Daumen auftritt, die Epiphyse erhalten bleibt und daß intratumorale Septen ziemlich selten sind. Da sich aufgrund der Röntgenzeichen keine eindeutige Diagnose stellen läßt, müssen noch histologische Untersuchungen zu Hilfe genommen werden. Die Diagnose lautete: *Enchondrom*.

126 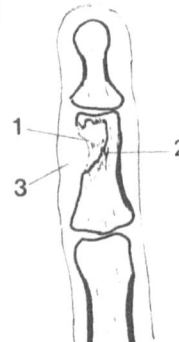 Dieser 31jährige Mann wurde vor 5 Jahren an einer kleinen Weichteilgeschwulst ohne knöcherne Mitbeteiligung operiert. Bei diesem lokalen Rezidiv besteht jetzt auch eine knöcherne Veränderung:

– ein leicht unregelmäßiger Defekt des ulnaren und palmaren Randes der distalen Mittelphalanx (2. Finger) (*1*)
– geringgradige osteosklerotische Reaktion in der Umgebung des Defektes (*2*)
– Verdickung der benachbarten Weichteile (*3*)

Die endgültige Diagnose lautet: *Riesenzelltumor sehnigen Ursprungs* (Sehnenscheide des M. flexor).

Seit 6 Monaten klagt dieser 29jährige Mann über eine Schwellung des mittleren Teiles des 4. Fingers. Folgende Veränderungen sind zu beachten:
- umfangreiche Osteolyse auf dem gesamten ulnaren und palmaren Rand der Diaphyse (*1*)
- unregelmäßige Grenzen zwischen der osteolytischen Zone und dem normalen Knochen (*2*)
- Spikulae an den Randzonen der Osteolyseherde (*3*)
- Mikroverkalkungen im Zentrum der osteolytischen Zone und in den Weichteilen (*4*)
- Verdickung der benachbarten Weichteile (*5*)

Es handelte sich hierbei um einen *Riesenzelltumor sehnigen oder aponeurotischen Ursprungs* (Sehnenscheide des M. flexor).

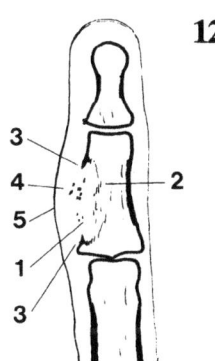

Hier noch eine Grundphalanx des 4. Fingers mit einer massiven knöchernen Destruktion (*1*). Die Grenzen des osteolytischen Herdes, der auch in Richtung der Basis, bis zum Gelenk (*3*), reicht, sind relativ deutlich (*2*).

In diesem Fall lautete die Diagnose: *Fibrohistozytom der Sehnenscheiden.*

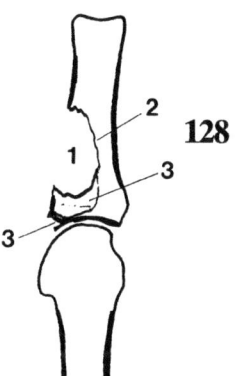

Bei dieser 26jährigen Patientin besteht eine schmerzlose Schwellung der palmaren Seite des 3. Fingers im Bereich der ersten Phalanx. Eine erste Röntgenaufnahme, die vor 6 Jahren aus demselben Grund stattfand, war damals unauffällig; es erfolgte demnach auch keine Therapie. Heute, 6 Jahre später, ist die Schwellung etwas größer, aber immer noch schmerzlos.

Der Tumor weist in seinen Randzonen regelmäßige Verkalkungen auf (*1*). Eine knöcherne Reaktion fehlt. Die Phalanx ist jedoch in der Höhe der Verkalkung geringgradig deformiert (*2*). Die histologische Untersuchung ergab einen *gutartigen Sehnentumor* mit knorpeliger Metaplasie. In Anbetracht seiner Lokalisation geht er von der Sehnenscheide des M. flexor aus.

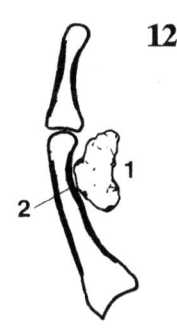

Die Sehnenscheidentumoren, insbesondere die *Riesenzelltumoren der Sehnenscheide des M. flexor,* sind relativ häufig. Die knöchernen Veränderungen sind immer sekundär, erfolgen erst spät und sind nicht obligatorisch (Fall 129). Die Knochenläsion ist destruktiv mit oder ohne Verkalkungen und können sowohl gut- (Fall 126) als auch bösartig (Fall 127, 128) sein. Die Krankheit verläuft immer relativ langsam. Dieser Tumor hier ist gutartig, es treten aber häufig Rezidive auf.

130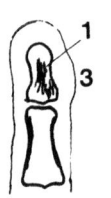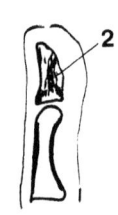

Dieses 16jährige Mädchen klagt über Schmerzen und eine kleine Schwellung an der Spitze des 3. Fingers: Die Läsionen dieser Endphalanx sind relativ schwer zu analysieren:

– Veränderung der Knochenstruktur, mit alternierenden schlecht abgegrenzten osteosklerotischen Herden und Mikrodefekten (*1*)
– kleine Auftreibung des palmaren Randes des Knochens (*2*)
– keine periostale Reaktion
– kleine Verdickung der Weichteile (*3*)

Die Schmerzen sprechen für die Verdachtsdiagnose eines Glomustumors oder eines Osteoidosteoms. Die Röntgenaufnahme erlaubt keine endgültige Diagnose, nur die Aussage, daß es sich um einen gutartigen Prozeß handelt. Die endgültige Enddiagnose lautete: *Osteoidosteom*.

Außer den Chondromen sind echte primäre knöcherne Tumoren der Hand, insbesondere der Handwurzel, sehr selten.

131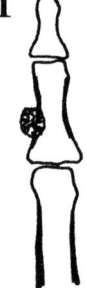

Seit einem Jahr ist bei dieser 55jährigen Frau eine kleine Schwellung des inneren Randes der Mitte des 3. Fingers bekannt. Das Röntgenbild zeigt folgende Befunde:

– eine rundliche, 6 mm große, leicht heterogene Verkalkung mit unregelmäßigen Konturen in den vorderen/inneren Weichteilen des Fingers
– keine knöcherne Reaktion der Umgebung bei unauffälliger benachbarter Phalanx

Nur durch die Exstirpation des Tumors ließ sich die Diagnose einer *verkalkten Epidermoidzyste* sichern.

Die *„verkalkten Tumoren"* in den Fingerweichteilen treten isoliert auf, im Gegensatz zu den Kalkablagerungen (Thibierge-Weissenbach-Syndrom usw.) und zu den Phlebolithen (Hämangiom). Sie verkalken erst nach mehreren Jahren und bleiben dann unverändert. Als Ätiologie kommen in Frage: Epidermoidzysten (Fall 131), Sehnen- und aponeurotische Tumoren (Fall 129), Xanthome und paraartikuläres Chondrom.

Diese 67jährige Frau war wegen rheumatoider Polyarthritis ohne Befall der Hände in Behandlung. Bei der Röntgenuntersuchung fiel eine wenn auch schmerzlose, so doch pathologische Veränderung der Endphalanx des 3. Fingers auf:

- rundlicher, homogener Defekt, mit scharfen und leicht osteosklerotischen Randkonturen an der inneren dorsalen Randzone der Phalanx (*1*)
- kleine laterale Arrosion der Tuberositas (*2*)

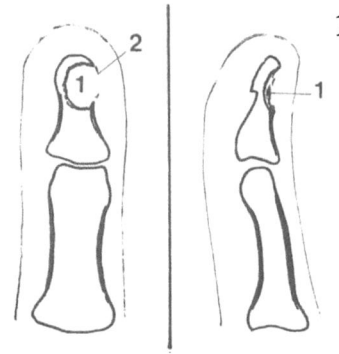

132

Es handelt sich um eine *Epidermoidzyste,* hervorgerufen durch eine traumatische Epidermisversenkung (Nadelstiche). Es dauerte mehrere Jahre, bis sie sich ausgebildet hatte. Somit handelt es sich also um keine echte „Geschwulst".

Diese 58jährige Frau klagt seit 15 Jahren über Schmerzen an der Spitze des 3. Fingers, die durch Berührung und Kälte ausgelöst bzw. verschärft werden.

Die röntgenologischen Veränderungen sind diskret, aber charakteristisch:

- laterale Usur auf dem radialen Rand der Endphalanx mit regelmäßigen Konturen und osteosklerotischer Reaktion der Corticalis (*1*)
- kleiner kaum sichtbarer Rundherd in den Weichteilen im Bereich der Usur (*2*)

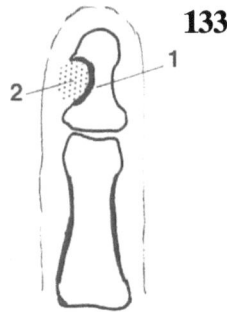

133

Schmerzen bei Temperaturschwankungen in Kombination mit zentralen oder randständigen knöchernen Arrosionen im Röntgenbild sind typisch für einen *periungualen Glomustumor.*

134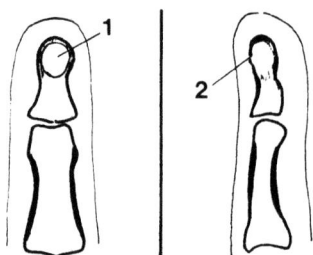

Dieser Jugendliche leidet ebenfalls an intermittierenden durch Kälte und Druck ausgelösten Schmerzen der Zeigefingerspitze.

Der Defekt in der Mitte der Tuberositas (*1*) der Endphalanx ist typisch für einen *Glomustumor*. Die kleine Unterbrechung auf dem dorsalen Rand der Corticalis (*2*) hat keine besondere Bedeutung. Die Weichteile sind unauffällig.

Die *Epidermoidzyste* und der *Glomustumor oder Hämangioperizytom* sind vorzugsweise im Bereich der Endphalanx lokalisiert.

Die Epidermoidzyste entsteht durch Versprengung von Epidermisgewebe in den Knochen. Da die Veränderung anfangs intraossär ist, zeigt die Röntgenaufnahme einen rundlichen Defekt mit deutlicher, leicht osteosklerotischen Konturen. Die Corticalis bleibt zunächst intakt, wird dann aufgetrieben und danach schnell arrodiert. Die Läsion breitet sich anschließend in die Weichteile aus. Da die Epidermoidzyste *schmerzlos* ist, erfolgt ihre Diagnose meist erst in diesem Stadium.

Der Glomustumor oder das Hämangioperizytom ist Folge einer hyperplastischen Entwicklung und der Vermehrung der verschiedenen Bestandteile des normalen Glomus. Der Glomus ist eine dermo-epidermische arteriovenöse Anastomose. Er spielt die Rolle eines direkten Shuntes, der die Regulierung der lokalen Temperatur erlaubt. Die Glomen sind im Bereich von Vallum unguis und Toruli tactiles zahlreich. Ein konstantes Symptom des Glomustumors ist der Schmerz. Das Röntgenbild hängt von der Lokalisation des Tumors ab: intraossärer Defekt in der Tuberositas (Fall 134), Asymmetrie der partiell arrodierten Tuberositas, eine Usur auf dem lateralen Rand der Phalanx mit regelmäßiger und osteosklerotischer Kontur (Fall 133).

Das Röntgenbild von Epidermoidzyste und Glomustumor kann also identisch sein. Ein entscheidendes differentialdiagnostisches Kriterium stellt jedoch das Auftreten von Schmerzen dar. Vervollständigt man die radiologische Untersuchung durch eine Ateriographie, dann zeigt sich beim Glomustumor eine Kalibervergrößerung der kollateralen Arterie und eine lokalisierte Hypervaskularisation mit frühzeitiger Venendarstellung.

Diese 55jährige Patientin wurde wegen diffuser arthrotischer Schmerzen im Bereich der Hand untersucht. Seit der Kindheit besteht eine Schwellung der Mittelphalanx des 2. Fingers, die als Folge eines Traumas gedeutet wurde.

Röntgenologisch sehen wir das Bild einer rundlichen geschichteten Verkalkung in der Corticalis an der Basis der Phalanx (*1*). An der Grenze zum Markraum hat sich teilweise ein osteosklerotischer Randsaum (*2*) gebildet.

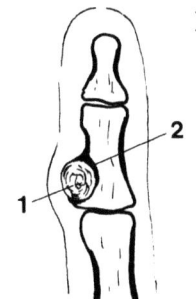

135

2 Diagnosen kommen hier in Frage:
- *Epidermoidzyste:* Ursache kann sowohl Einschluß von Epidermis in die Weichteile mit späterer Verkalkung sein (Fall 131) als auch eine Verlagerung von Epidermis in den Knochen selbst mit Bildung eines intraossären Defektes (Fall 132)
- *paracorticales Chondrom,* mit intraperiostaler Entwicklung. Dies ist die wahrscheinlichere Diagnose.

Bei dieser 23jährigen Frau beobachtet man eine harte Schwellung am ulnaren Rand der Hand. Diese Schwellung ist seit Jahren bekannt und unverändert.

136

Das Röntgenbild zeigt:
- einen knöchernen Auswuchs mit regelmäßigem Rand und breitem Ansatz im mittleren Teil des ulnaren Randes des Metacarpale V (*1*)
- innerhalb dieses Auswuchses eine Struktur, die identisch mit der Spongiosa der benachbarten Diaphyse ist (*2*)
- eine Erweiterung des distalen Teiles der Diaphyse mit Corticalesverschmälerung (*3*)

Die Diagnose einer *Knochen-Knorpel-Exostose*, auch solitäres Osteochondrom genannt, ist hier eindeutig.

Eine besondere Form stellt die subunguale Exostose dar, die von der Tuberositas der Endphalanx ausgeht. Sie bleibt meist klein, ohne Progredienz und kann als Normvariante angesehen werden.

137

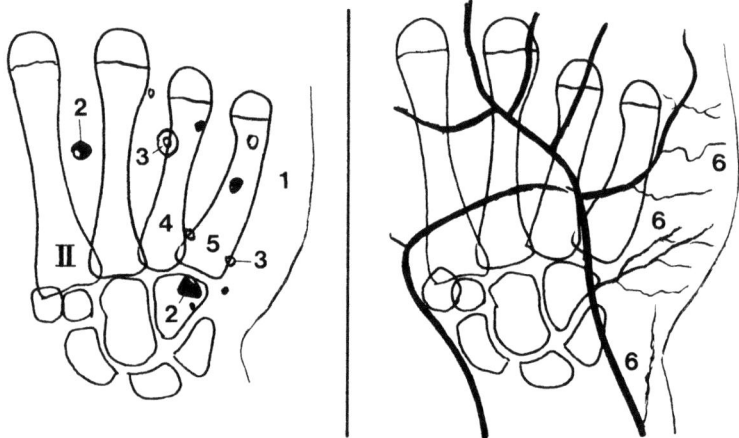

Bei diesem 10jährigen Jungen besteht eine weiche nicht progrediente Schwellung der Hand.

Auf der ersten Röntgenaufnahme sehen wir:
- eine Weichteilverdickung, insbesondere auf der ulnaren Seite der Hand *(1)*
- mehrere Verkalkungen in den Weichteilen: unterschiedlich groß, einige sind sehr dicht *(2)*, andere sind zentral weniger dicht als im Randbereich *(3)*. Es handelt sich hierbei ganz offensichtlich um *Phlebolithen*
- eine Brachymetacarpie IV *(4)*
- eine Verkrümmung von Metacarpale V mit abnormer Erweiterung des proximalen Anteiles seiner Diaphyse *(5)*. Diese knöcherne Veränderungen können als trophische Störungen angesehen werden.

Die Arteriographie bestätigt die Diagnose eines *Hämangioms:*
- *gutartige Neovaskularisation, besonders der Weichteile des Hypothenars, von der A. ulnaris ausgehend (6)*

Die Phlebolithen sind typisch für die Erkrankung und erlauben schon vor der Arteriographie eine Diagnose.

Hier mehrere Fälle mit kleinen *paraartikulären Verknöcherungen oder Verkalkungen*. Diese Veränderungen treten an verschiedenen Stellen auf und es werden verschiedene Ätiologien diskutiert. An den Fingern finden sich außer den Sesamenbeinen keine akzessorischen Knochen. Demnach kommen folgende Diagnosen in Frage:

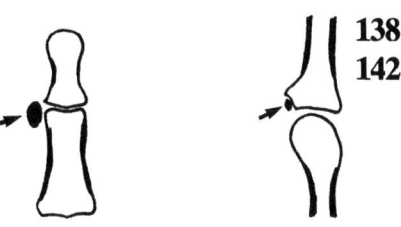

138.
142

1. *ein Morbus Thiemann* (Fall 139, 140, 141) also eine Wachstumsosteochondrose. Die Verkalkung kann entweder in einer Usur an der Basis der Phalanx (Fall 139, 141) oder frei neben dem Gelenk liegen
2. *ein traumatischer Abriß* (Fall 142). Ist er frisch, so erkennt man gewöhnlich die Fraktur gut (siehe Fall 28). Ein älterer Abriß ist schwierig nachzuweisen. Der Fall 142 ist interessant, weil die Röntgenaufnahme unter Belastung in Zwangsabduktion gemacht wurde, wodurch eine Subluxation der Grundphalanx des Daumens (*1*), bedingt durch ligamentäre Erschlaffung oder Abriß, deutlich wird. In diesem Fall läßt sich das abgerissene Knochenfragment medial paraartikulär isoliert darstellen (*2*). Wir erinnern nochmals an die Risiken einer Röntgenaufnahme unter Belastung: sehnenligamentäre Interposition (oder Stener-Effekt) und Dislokation einer verkannten Fraktur

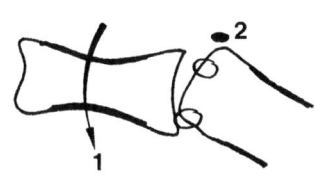

3. *eine Periarthritis* mit Hydroxylapatitablagerung (Fall 138). Diese Erkrankung tritt auch bei anderen Gelenken, insbesondere dem Schultergelenk, häufig auf
4. *ein paraartikuläres Chondrom*. Es ist selten und befindet sich an dem Ansatz von Gelenkkapsel oder Sehnenscheiden. Die Verkalkungen oder Verknöcherungen treten gewöhnlich multipel auf
5. eine verkalkte *Epidermoidzyste*. Eine paraartikuläre Lokalisation kommt jedoch selten vor (Fall 131)

Die meisten Anhaltspunkte sprechen für eine der 3 ersten Diagnosen. Unter Berücksichtigung der Begleitumstände, die zur Röntgenuntersuchung führten, kann man diese Diagnosen voneinander abgrenzen:

– präzise traumatische Anamnese = knöcherner Abriß
– Schmerzen, wenn auch nur intermittierend = Periarthritis
– Zufallsbefund auf einer Röntgenaufnahme = Folge eines Morbus Thiemann.

143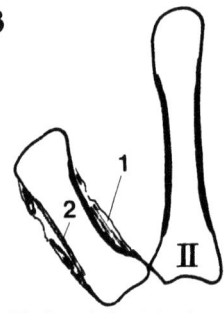

Dieser Patient wurde nach einem gewöhnlichen Trauma untersucht. Es gibt keine Auffälligkeiten in der Anamnese. Die röntgenologischen Veränderungen des Metacarpale I stehen nicht in Zusammenhang mit dem aktuellen Untersuchungsgrund:

- eine periostale Reaktion rings um die Diaphyse (*1*)
- kleine Unregelmäßigkeiten der Corticalis am radialen Rand (*2*)
- ansonsten keine abnormen Veränderungen des Knochens

Es handelt sich dennoch um eine nicht tumorale *ältere ausgeheilte Läsion*. 2 Differentialdiagnosen kommen in Frage:

- eine Osteomyelitis: eine diskrete Form kann lediglich eine einfache periosteale Reaktion hinterlassen; eine fortgeschrittenere Form geht mit Veränderungen des Knochens selbst einher (Sequestration usw.)
- eine Tuberkulose: Spina ventosa genannt. Sie führt gewöhnlich zu einer umfangreicheren und unregelmäßigeren hyperostotischen Reaktion im Bereich der Diaphyse.

144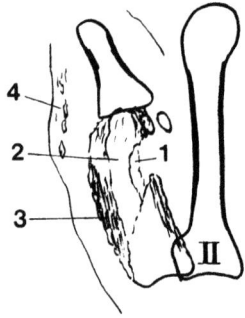

Die Erkrankung dieses Metacarpale I ist hier wesentlich schwerwiegender:

- breite Osteolyse von Diaphyse und Metacarpalköpfchen (*1*)
- Sequestration des mittleren Teiles des Knochens (*2*)
- dicke periosteale knöcherne Neubildung (*3*)
- intakte Sesambeine
- Verdickung der Weichteile mit einigen heterogenen Aufhellungen in der Nähe des Metacarpophalangealgelenkes, die einem Weichteilabszeß entsprechen (*4*)

Es handelt sich hier eindeutig um eine *Osteomyelitis* des Metacarpale I. Die Patientin litt seit 3 Wochen an einer nicht ausreichend behandelten Infektion des Daumens, die später durch eine Staphylokokkensepsis kompliziert wurde.

An diesem Finger fällt auf: **145**
- eine beträchtliche Weichteilschwellung an der Grund- und Mittelphalanx (*1*)
- eine Rarefizierung des Knochens im basalen Teil der Mittelphalanx (*2*). Der subchondrale Knochen bleibt jedoch erhalten. Es besteht keine Mitbeteiligung des Gelenkes
- eine ausgedehnte Corticalisunterbrechung in der Peripherie des Knochens (*3*), in Höhe der Rarefizierung der Knochenstruktur

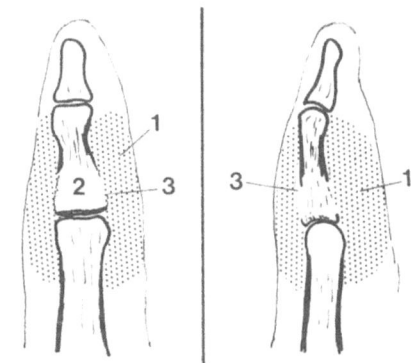

Diese röntgenologischen Zeichen lassen auf eine *Osteitis* schließen. Diese Diagnose wird durch eine septische Stichverletzung in der Anamnese bestätigt.

Dieser 17jähriger Jugendliche klagt über eine Bewegungseinschränkung der Handwurzel. Die klinische Untersuchung ist unauffällig. Auf der Röntgenaufnahme sieht man: **146**

- einen großen Defekt im Bereich des Os capitatum (*1*)
- einen bandförmigen osteosklerotischen Randsaum um den Defekt (*2*) mit kleinen angedeuteten Septen
- keine Unterbrechung der Corticalis

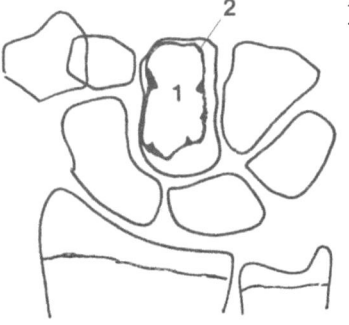

Tumore und Pseudotumore der Handwurzel sind besonders selten. Bei einem großen tumorähnlichen Defekt eines Handwurzelknochens kann man bei gutartigem Aspekt an ein Chondrom oder bei Zeichen der Malignität an ein Ewing-Sarkom denken.

Bei einem großen Defekt, im Bereich von Os capitatum und hamatum, sollte auch an die Diagnose einer *villonodulären Synovitis* gedacht werden. Sie betrifft oft Jugendliche. Der Defekt kann 2 benachbarte Knochen befallen, z. B. Os hamatum und Triquetrum. Corticalisunterbrechungen können auf Schichtaufnahmen deutlich dargestellt werden.

147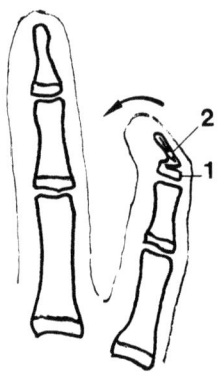

Zum Abschluß noch eine *Rarität:*

Hier handelt es sich um die *Kirner-Anomalie.* Die Ätiologie dieser seltenen Kirner-Deformierung ist unbekannt. Das Röntgenbild ist immer das gleiche: normale Epiphyse (*1*), die oft am Wachstumsende von der Diaphyse getrennt bleibt; in palmare Richtung verkrümmte hypoplastische Diaphyse (*2*). Diese meist bilaterale Anomalie betrifft nur die Endphalanx des 5. Fingers. Sie ist nur ästhetisch problematisch, führt jedoch zu keiner funktionellen Beeinträchtigung und steht nicht in Zusammenhang mit der Dupuytren-Krankheit (Beugekontraktur infolge Schrumpfung der Aponeurosis palmaris).

Sachverzeichnis

Achondroplasie 166
Akromegalie 164, 165
Aphalangie 183
Arthrose 137–139
Artropathia psoriatica 151–153

Bennett'sche Fraktur 127
Brachydaktylie 172, 174, 176
Brachymetacarpie 170, 172
Brachyphalangie 173

Carpalfusion 150
Carpalinstabilität 132
Carpaltunnel 121
Carpalwinkel 121, 169, 170
Cheirolumbare Dysostose 174
Chondrokalzinose 140, 142
Chondrom 187
Chondromatose 190
Chondrosarkom 191
CRST-Syndrom 156

Dermatomyositis 155
Dyschondroosteosis 169
Dysplasia polyepiphysaria 167

Enchondrom 188, 189, 192
Enzephalopathie im Kindesalter 183
Epidermoidzyste 194, 195
Exostose 197

Fibrohistozytom 193
Fibröse Dysplasie 191
Fluorose 161
Fraktur
 Capitatum 126
 Hamatum 129
 Hamulus 128

Fraktur
 longitudinale 131
 Metacarpus 126, 127, 130
 Multangulum majus 127
 Os naviculare 126
 Phalanx 130
 Pisiforme 128

Gicht 145, 146
Glomustumor 195, 196

Hämangiom 198
Hämangioperizytom 196
Hurler-Syndrom 186
Hydroxyapatit-Rheumatismus 144
Hyperparathyreoidismus
 primär 158, 159
 sekundär 157

Juxtacorticales Chondrom 188, 189, 197

Kamptodaktylie 179
Kirner'sche Deformität 202
Klinodaktylie 176
Kortikalisdicke 120

Laurence-Moon-Biedl-Syndrom 178
Longitudinale Aplasie 184
Lunatummalazie 135
Lupus erythematodes 154
Luxation
 Lunatum 134
 Metacarpo-phalangeale 132
 Multangulum majus 127
 Retrolunatum 133, 134

Madelung'sche Deformität 168

Maffucci-Syndrom 191
Makrodaktylie 185
Membrana interossea 161
Messungen 119
Metastase 192
Morbus Paget 160
Morbus Recklinghausen 185
Mucopolysaccharidosen 186
Multiple Exostosen 171

Nekrose 135

Ollier'sche Erkrankung 190
Oro-facio-digital-Syndrom 175
Osteitis 201
Osteoidosteom 194
Osteomyelitis 200
Osteopoikilie 162
Osteosklerose 125

Paraartikuläres Chondrom 199
Periarthritis 199
Phlebolithen 198
Polyarthritis im Kindesalter 149
Polydaktylie 176, 177, 179
Pseudoepiphyse 125
Psoriasis 151–153
Pulmonale Osteoarthropathie 163

Rheumatische Polyarthritis 146, 148, 150
Rheumatoide Synovitis 146
Riesenzelltumor der Sehnenscheide 192

Scapholunare Subluxation 133
Seronegative Polyarthritis 154
Sesambein 124
Sklerodermie 156
Spina ventosa 200
Sudeck-Syndrom 136
Symphalangie 181
Syndaktylie 179, 180

Terminale Aplasie 183
Thibierge-Weissenbach 156
Thiemann 199
Traumatischer Abriß 131
Triphalangie des Daumens 179
Tuberkulose 200
Turner-Syndrom 170, 171

Ullrich-Scheie-Syndrom 186

Verkalkung 141, 199
Villonoduläre Synovitis 201

Zapfenepiphyse 125, 167

MIX
Papier aus verantwortungsvollen Quellen
Paper from responsible sources
FSC® C105338

If you have any concerns about our products,
you can contact us on
ProductSafety@springernature.com

In case Publisher is established outside the EU,
the EU authorized representative is:
**Springer Nature Customer Service Center GmbH
Europaplatz 3, 69115 Heidelberg, Germany**

Printed by Libri Plureos GmbH
in Hamburg, Germany